고혈압, 생활습관을 바꾸면 낫는다!

혈압을 낮추는 밥상

본문일러스트 : たけぐち ちかふみ(다케구치 치카후미) / ふじさわ みか(후지사와 미카) / たかはし よしえ(다카하시 요시에) / わたなべ ゆたか(와타나베 유타카)

촬영 : あかさか みつお(아카사카 미츠오) / 주부의벗 사진실

고혈압,
생활습관을 바꾸면
낫는다!

혈압을 낮추는 밥상

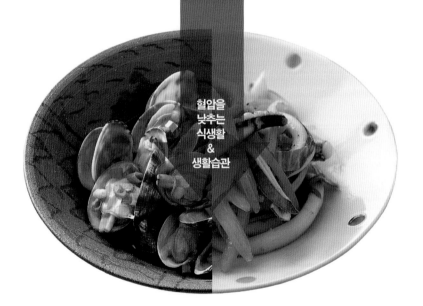

혈압을
낮추는
식생활
&
생활습관

지음 주부의벗사

감수 아타라시 케이치로(일본 황실시의, 의학박사)
백태선(의학박사&한의학박사)
양현숙(건국대학교병원 심장혈관내과)

옮김 윤혜림

전나무숲

고혈압은 40대 이후 중년층에서 가장 높은 비중을 차지하는 생활습관병이다. 국민건강보험공단 건강보험정책연구원에서 '건강보험 진료비 지급 자료'를 토대로 분석한 결과, 고혈압 환자 수는 2005년 400만 명에서 2009년에는 529만 명으로 연평균 7.2%씩 증가했으며, 30세 이상의 성인 중 30%가 고혈압을 앓고 있는 것으로 나타났다. 현재 치료를 받지 않는 사람까지 더하면 그 수는 훨씬 늘어난다. 그리고 대다수 사람들은 혈압약을 먹는 것으로 고혈압이 개선된다고 믿고 고혈압의 위험성에 대해서는 간과해버리는가 하면, '어느 날 갑자기 합병증으로 쓰러지는 건 아닐까?' 하는 두려움을 안고 살아간다.

고혈압이 정말 무서운 이유는 고혈압이라는 증상 자체보다 그로 인해 발생하는 합병증 때문에 죽음에 이르거나 심각한 후유증을 겪게 되기 때문이다. 고혈압은 뇌출혈, 심장병, 신장병 등의 합병증을 초래하여 가장 높은 치사율을 보이는 주요 원인질환이다. 고혈압 합병증 중에서도 목숨을 앗아갈 만큼 위험한 것이 뇌출혈, 심장병, 지주막하출혈, 뇌경색증이다. 2009년 한국인의 사망 원인을 살펴보면 1위는 암이고, 2위는 뇌혈관질환, 3위는 심장질환으로 뇌혈관질환과 심장질환으로 인한 사망률을 합하면 19.6%나 된다. 이들 뇌혈관질환과 심장질환은 해당 장기의 혈관에 장애가 생겨 발생하는데 고혈압은 그러한 장애를 일으키는 주된 원인이 된다.

한편으로 다행인 점은 고혈압 환자의 90%가 '원인이 명확하지 않은' 일차성 고혈압을 앓고 있다는 사실이다. 일차성 고혈압은 유전적 요인에 잘못된 식생활과 생활습관이 겹쳐 일어난다. 유전적 요인은 어쩔 수 없다고 하더라도 잘못된 식사와 운동 부족, 혈압을 높이는 생활습관 같은 후천적인 요인은 노력으로 얼마든지 개선할 수 있다. 소소하지만 꾸준한 노력으로 혈압 상승 요인을 없애나가면 고혈압을 치유할 수 있고 치명적인 합병증도 피할 수 있다.

"혈압약을 먹고 있으니 괜찮다"라고 말하는 이들도 있다. 그러나 혈압약을 장기간 복용하면 부작용이 생길 수밖에 없고, 그 부작용으로 인한 또 다른 문제를 겪을 확률도 높아진다. 그래서 이 책에서는 독자들이 고혈압 합병증에 대한 막연한 두려움에서 벗어나도록 바른 지식과 정확한 정보는 물론, 식습관과 생활습관 개선을 통해 혈압의 급격한 상승을 막고 고혈압을 치유할 수 있는 다양한 방법을 제시했다.

우선 고혈압의 대표적인 합병증과 특징적인 증상, 뇌출혈을 예방하는 생활법을 설명하고, 응급 상황에 신속하고 효과적으로 대처하는 방법을 알려준다. 그리고 혈압을 좀 더 효율적이고 적극적으로 관리할 수 있도록 고혈압의 원인과 증상, 치료 방법과 치료제의 올바른 사용법을 설명했다. 아울러 고혈압 위험인자를 줄이거나 없애기 위한 생활요법과 구체적인 실천 요령을 소개했다. 마지막으로 고혈압의 원인이자 치료에 매우 중요한 역할을 하는 식습관을 바로잡기 위해 염분 섭취를 줄이는 다양한 요령을 제시하고, 혈압 저하에 효과적인 식품과 영양소, 저염식 식단을 실었다.

이 책에서 제시하는 내용은 고혈압을 치유하고 합병증을 예방하는 생활법이지만 '평생 건강법'의 하나로 삼아도 손색이 없다. 그러니 꾸준히 실천하여 혈압을 조절하면서 지금보다 더 건강하고 활기차게 생활해나가기를 바란다.

고혈압은 이제 누구나 알고 있을 정도로 많이 알려져 있고 또한 환자가 많은 질병이다. 그리고 어딜 가나 자신의 혈압을 쉽게 잴 수 있게 되어 혈압이 약간만 높아도 병원을 찾는 사람들이 많은 것도 사실이다.

혈압은 증상이 없어 평소 신경을 많이 쓰지 않기 때문에 합병증을 불러와 위험한 것이지, 사실상 관리하는 방법이 어렵거나 까다롭지 않다. 생활습관을 개선하고, 운동을 꾸준히 하고, 스트레스를 적절히 해소하고, 염도를 낮춘 음식을 먹으면 된다. 그래도 혈압이 관리되지 않으면 혈압약을 처방받아 복용하면 혈압을 낮추는 데 도움을 받을 수 있다.

고혈압 환자를 진료하다 보면 점점 혈압약의 강도를 높이는 경우가 있고, 어떤 경우에는 혈압약의 강도를 낮추기도 한다. 심지어는 혈압약 없이도 혈압이 정상화되는 경우도 가끔 본다. 이들은 대부분 고혈압에 대해서 열심히 공부하고 그 공부를 바탕으로 해서 실천하는 사람들로, 관리만 잘하면 고혈압은 평생 가는 질병이 아니라는 생각이 들게 한다.

이들이 실천한 고혈압 개선 방법은 저염식, 유산소운동, 정신적으로 스트레스 안 받기 등과 같은 기본적인 치료 방침들이다. 특히 고혈압 환자들에게 가장 중요한 것이 식사인데, 사실 의사인 나도 어떤 음식을 어떻게 먹어야 할 것인가에 대해서 자세히 알려주기는 쉽지 않아 저염식에 대해 이야기할 때는 "짜게 먹던 것을 조금 더 싱겁게 먹어라"는 이야기밖에는 하지 못한다.

일부 고혈압 환자들은 혈압약에 대한 잘못된 지식을 가지고 있다. 그들은 대부분 혈압약의 부작용에 대한 두려움을 가지고 있거나, 병원의 고혈압 치료 방식에 대해 오해를 하고 있다. 한 예로, "혈압약은 한번 먹으면 평생을 먹어야 하기 때문에 먹더라도 최대한 늦게 먹어야 한다"는 식의 오해이다.

하지만 어떤 질병이든 의사와 환자가 치료 동맹자가 되어 함께 병을 치료해야 한다. 그래야 완치율이 높아진다. 그러려면 잘못된 정보를 바로잡고 수동적 태도에서 벗어나 능동적인 자세로 자신의 병을 바라보아야 하는데, 그러기 위해서는 질병에 대한 많은 정보를 알아야 한다.

그런 의미에서 이 책은 고혈압 환자들을 능동적으로 바꿔주고 잘못된 정보들까지 바로잡아주는 좋은 가이드다. 고혈압에 대한 다양한 지식을 제공하고, 고혈압 환자가 집에서 할 수 있는 여러 가지 치유법들에 대해 자세히 서술하고 있다. 또한 단순히 원론적인 내용을 넘어서 고혈압 환자들이 실제 생활에서 활용할 수 있는 저염식 요리법까지 제공하고 있다. 그 외에도 의사가 몰라서 이야기하지 못하는 내용은 물론, 바빠서 말해주지 못하는 내용들까지 가득 들어 있어 고혈압을 가진 사람에게는 무척이나 유용하다. 고혈압 환자들에게 이 책을 사서 여기에 있는 내용을 숙지하고 일상생활에 활용하라고 권하고 싶을 정도이다.

많은 독자들이 이 책을 통해서 고혈압에 대한 올바른 정보를 얻고, 생활습관 개선을 통해 고혈압을 극복하기를 진심으로 바란다.

의학박사&한의학박사, 예풍의원한의원 원장 **백 태 선**

Part 1　# 고혈압이 무서운 이유

Part 2 **불안감을 덜어줄 고혈압 상식**

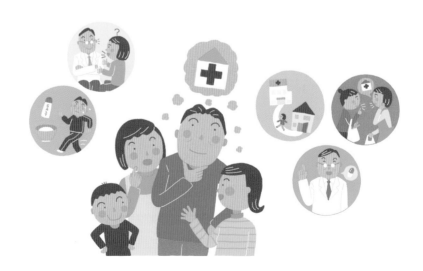

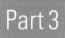

Part 3 합병증 예방 & 상황별 혈압 관리법

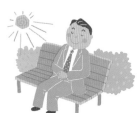

Part 4 혈압을 낮추는 생활습관

먹는 것만 바꿔도 혈압이 낮아진다 3

Part 7 혈압을 낮추는 식품 & 레시피

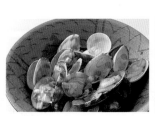
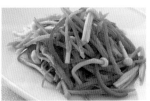
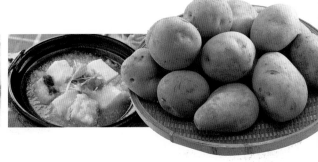

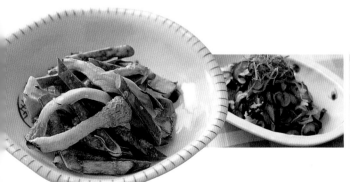
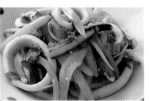
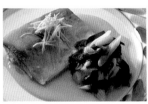

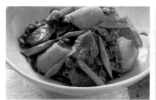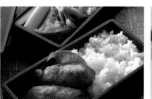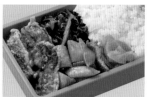

Part 8

먹는 것만 바꿔도 혈압이 낮아진다 4

혈압을 낮추는 저염식단

Part 1

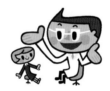

고혈압이
무서운 이유

지금 내 혈관에서
무슨 일이
일어나고 있을까?

혈압이 오르는 원인

혈압이 높을 때 내 혈액과 혈관은 어떤 상태일까? 혈압이 오르는 원인은 크게 두 가지다. 하나는 혈액이 혈관을 쉽게 통과하지 못하기 때문이고, 다른 하나는 혈액의 양이 늘어났기 때문이다. 다음은 혈액이 혈관을 쉽게 통과하지 못해 혈압이 높아지는 경우다.

- 추위나 긴장으로 인해 교감신경이 활성화되었을 때 (이럴 때는 혈관이 수축되어 혈액이 지나는 길이 좁아진다.)
- 몸속에서 혈관을 수축시키는 물질이 작용할 때
- 혈관벽의 동맥경화성 변화 또는 콜레스테롤이 쌓여 있을 때
- 혈액의 수분이 감소했을 때 (탈수)
- 활성산소가 늘어나 적혈구끼리 서로 달라붙거나 뭉쳐 있을 때 (걸쭉하고 탁한 혈액)

이런 경우에 심장은 온몸 구석구석까지 혈액이 도달할 수 있도록 혈관의 저항보다 더 큰 힘으로 혈액을 뿜어내야 하기 때문에 혈압이 높아진다.

다음과 같은 경우에는 심장이 한번에 많은 양의 혈액을 내보내 혈관 내 혈액의 양이 늘어나고 이 때문에 혈압이 높아진다.

- 살이 쪘을 때 (살이 찌면 그만큼 혈액도 많이 필요해져 혈액의 양이 늘어난다.)
- 염분을 과도하게 섭취했을 때 (염분을 많이 섭취하면 우리 몸은 염분 농도를 낮추기 위해 혈관으로 더 많은 양의 수분을 보내고, 그에 따라 혈액의 양이 늘어난다.)
- 계단 오르기나 달리기 같은 힘든 운동을 할 때 (운동을 하면 근육이 다량의 산소를 필요로 해 단시간에 많은 양의 혈액을 공급해야 한다. 이 때문에 근육으로 가는 혈관이 확장되어 혈액의 양이 늘어난다. 건강한 사람은 운동 후 혈압이 회복된다.)

뚜렷한 자각증상 없이 서서히 진행되는 침묵의 살인자

혈압이 높으면 혈관은 계속 강한 힘을 받게 되므로 상처가 나고 헐어서 약해진다. 이 때문에 본래는 고무처럼 유연하고 탄력 있던 혈관이 점점 딱딱해진다. 이것이 동맥경화증이다. 혈관에 동맥경화증이 일어나면 심근경색증이나 뇌졸중 같은 치명적인 합병증이 발생하기 쉽다.

일반적으로 고혈압은 뚜렷한 증상이 없다. 그래서 더 무서운 질병이다. 자신도 모르는 사이에 동맥경화증이 진행되다 중증 고혈압으로 악화되고, 심각한 합병증이 일어나 어느 날 갑자기 뇌출혈과 같은 생과 사를 가르는 응급 상황이 발생하기 때문이다. 이처럼 서서히 조용하게 문제를 일으킨다는 뜻에서 고혈압을 '침묵의 살인자'라 부르기도 한다.

고혈압은 별다른 자각증상이 없어 모르고 지나치기 쉬우므로 예방과 조기 발견이 더욱 절실하다. 특히 비만하거나 운동이 부족하고 스트레스를 잘 느끼는 사람, 짠 음식을 즐기고 음주가 잦은 사람, 고혈압의 가족력이 있는 사람은 평소에 고혈압의 위험인자를 피하고 혈압과 혈관의 건강 상태를 정기적으로 확인해야 한다.

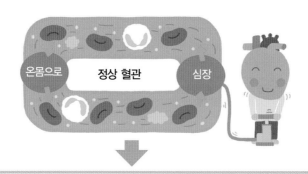

정상 혈관 | 온몸으로 | 심장

혈액이 혈관을
쉽게 통과하지
못한다

- 추위나 긴장 등으로 교
  감신경이 활성화되어
  혈관이 수축되었을 때
- 혈관벽에 콜레스테롤이
  쌓였을 때
- 혈액의 수분이 감소하
  거나 활성산소가 늘어
  나 걸쭉한 상태일 때

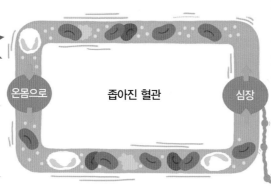

좁아진 혈관 | 온몸으로 | 심장

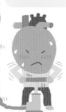

"혈관의 저항이 강해
졌군. 평소처럼 온몸
으로 혈액을 보내려
면 혈압을 올리는 수
밖에 없지."

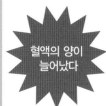

혈액의 양이
늘어났다

- 심한 비만일 때
- 염분을 과다 섭취했을 때
- 격렬한 운동을 할 때

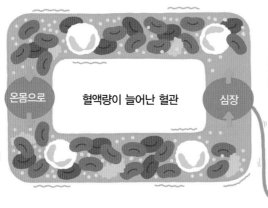

혈액량이 늘어난 혈관 | 온몸으로 | 심장

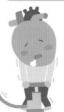

"혈관이 부풀어 오
르는군. 이 많은 양
의 혈액을 내보내
려면 혈압을 올려
야 해."

고혈압 · 동맥경화증 · 심장질환 · 뇌혈관질환 · 신장질환 · 안과질환

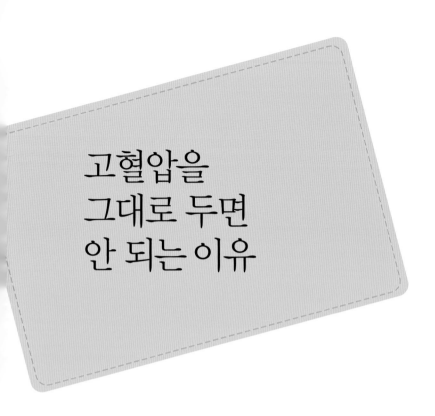

고혈압을
그대로 두면
안 되는 이유

고혈압이 악화되면 심장이나 뇌 등 중요한 장기가 손상된다

고혈압의 합병증은 혈관 손상이다. 이는 다시 고혈압 자체에 의한 합병증, 고혈압에 의하여 이차적으로 동맥경화가 촉진되어 일어나는 합병증으로 나눌 수 있다. 전자에는 악성고혈압·심부전·뇌출혈·대동맥질환 등이 있으며, 후자에는 관상동맥질환·뇌경색·말초혈관질환 등이 있다.

고혈압 합병증 중에서도 목숨을 앗아갈 만큼 위험한 것이 심근경색증, 뇌출혈, 지주막하출혈, 뇌경색증이다.

심근경색증은 과거에 협심증을 앓은 사람에게 일어나기도 하지만 협심증 없이 바로 일어나기도 한다. 급작스럽게 견딜 수 없을 만큼 극심한 흉통, 식은땀을 동반한 증상이 발생하는데, 손상된 심근으로 인한 펌프 장애 또는 부정맥으로 인한 쇼크나 급사의 위험이 높다. 급성 심근경색이 일어나면 최대한 빨리 병원에 가서 일차적 관동맥조영술 및 시술, 수술 또는 혈전용해제 등의 치료를 받아야 한다. 협심증은 흉통의 지속 시간이 대개 5분 이내이고, 흉통이 30분 이상 지속되면 심근경색의 가능성이 있으므로 한시라도 빨리 전문의를 찾아야 한다.

뇌출혈과 지주막하출혈도 갑자기 일어난다. 처치가 늦거나 출혈이 심하면 사망할 수 있고 생명을 건졌더라도 후유증이 생기는 경우가 적지 않다. 뇌경색증은 갑자기 쓰러져서 그대로 사망하는 경우는 많지 않지만 앞서 말한 다른 고혈압 합병증과 마찬가지로 신속히 처치를 받아야 한다.

고혈압이 원인으로 서서히 진행되는 심각한 질환으로 심장비대증과 신부전증을 들 수 있다. 심장비대증이 악화되면 심장 기능 저하로 심부전증이 되어 생명을 잃을 수도 있다. 신부전증이 심해지면 체내 노폐물이 제대로 배설되지 못해 요독증이 일어나는데 이때는 인공투석을 받아야 한다.

고혈압이 오래 지속되면 망막에 고혈압성 망막증이 발생하고 이러한 증상이 심해지면 안저출혈도 일어난다. 안저출혈이 심하면 실명에 이를 수도 있다.

이 같은 고혈압 합병증에 적절하고 신속하게 대처하려면 고혈압 환자 본인뿐만 아니라 가족도 합병증의 특징과 구체적인 발작 증세를 미리 잘 알고 있어야 한다.

 뇌출혈: 팔다리에 경련이 일어나고 의식을 잃는다

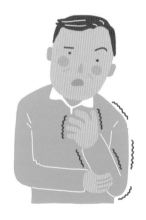

동맥경화증이 생겨 약해진 뇌의 세동맥이 고혈압으로 인해 파열되어 일어난다. 이때 출혈액이 뇌세포를 압박하기 때문에 갑자기 의식을 잃거나 두통이나 구토가 나고 팔다리에 경련이 일어난다. 뇌출혈로 대뇌가 손상되면 그 후유증으로 손상된 뇌의 반대쪽 몸에 근력 저하나 마비 증상이 나타날 수 있다.

 지주막하출혈: 갑자기 극심한 두통과 구역질·구토가 난다

뇌 속의 동맥에 생긴 꽈리 모양의 동맥류가 동맥경화증이나 고혈압으로 인해 파열되어 뇌를 싸고 있는 지주막과 연막 사이(지주막하강)에 출혈이 된 상태다. 갑자기 극심한 두통(특히 후두부)과 구역질·구토가 나고 의식을 잃기도 한다. 상태에 따라 긴급 수술로 재출혈을 막을 수 있으

나, 수술이 불가능하여 뇌동맥류가 그대로 남게 될 경우 재출혈이 일어나면 사망할 수 있다.

 뇌경색증: 반신마비, 구음 장애, 시야결손 등이 나타난다

뇌동맥에 생긴 혈전이 혈관을 막아 뇌로 가는 혈액량이 감소되어 뇌세포가 괴사하는 질환이다. 주로 밤중에 일어나며, 반신 또는 신체 일부가 마비되거나 갑자기 발음이 어눌해지는 구음 장애가 나타나고, 시야의 일부가 흐릿해지거나 보이지 않게 된다.

 심장비대증 · 심부전증: 가슴 두근거림, 숨참, 부종, 호흡곤란

고혈압이 오래 지속되면 심장이 받는 부담이 커져 심장의 벽이 두꺼워지고 심장이 커진다. 이것이 심장비대증이다. 이 상태가 악화되면 심장근육의 펌프 기능이 저하되어 심부전증이 되고, 심하면 심장이식 수술을 받아야 하는 경우도 생긴다.

 협심증: 가슴을 짓누르는 듯한 압박감이나 쥐어짜는 듯한 느낌

동맥경화증이나 혈전증으로 인해 관상동맥의 내강이 좁아지면 심장으로 가는 혈류량이 감소하여 심장근육이 허혈 상태에 빠진다. 이를 협심증이라고 한다. 주로 왼쪽 가슴이나 가슴 전체에서 통증이 일어나며 가슴에서 어깨나 팔로 통증이 퍼지기도 한다. 약물 치료로 발작을 막거나 증상을 호전시킬 수 있지만 수술이 필요한 경우도 있다.

 심근경색증: 극심한 가슴 통증, 호흡곤란

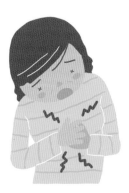

관상동맥의 혈류 장애가 장시간 지속되어 심장근육의 조직과 세포가 괴사하는 병이 심근경색증이다. 극심한 가슴 통증과 호흡곤란이 오래 지속되며 협심증 치료제로도 가라앉지 않는다. 생명이 위험한 긴급 상황이므로 증상이 나타나면 즉시 구급차를 불러 병원으로 옮겨야 한다.

신부전증: 요독증(단백뇨, 혈뇨, 전신 무력감, 부종)이 생긴다

고혈압이 오래 지속되면 신장의 세동맥에 동맥경화증이 일어나 신장의 기능이 떨어지는 신경화증이 발생한다. 이 상태가 신부전증으로 악화되면 노폐물(요독)이 제대로 배설되지 못하고 체내에 쌓여 다양한 증상을 나타내는 요독증이 생긴다. 요독증이 더 진행되면 심부전증 등이 발생할 수 있으므로 인공투석을 받아야 한다.

 안저출혈: 사물이 왜곡되어 보이거나 색이 흐리게 보인다

안저는 동공을 통해 안구의 안쪽을 들여다보았을 때 보이는 부분으로, 빛을 감지한다. 동맥경화증과 고혈압이 겹쳐 일어나면 안저의 동맥이 파열되어 출혈이 생긴다. 이로 인해 사물이 왜곡되어 보이거나 색이 흐리게 보이는 등 시력장애가 생긴다. 안저출혈을 그대로 두면 실명에 이를 수도 있다.

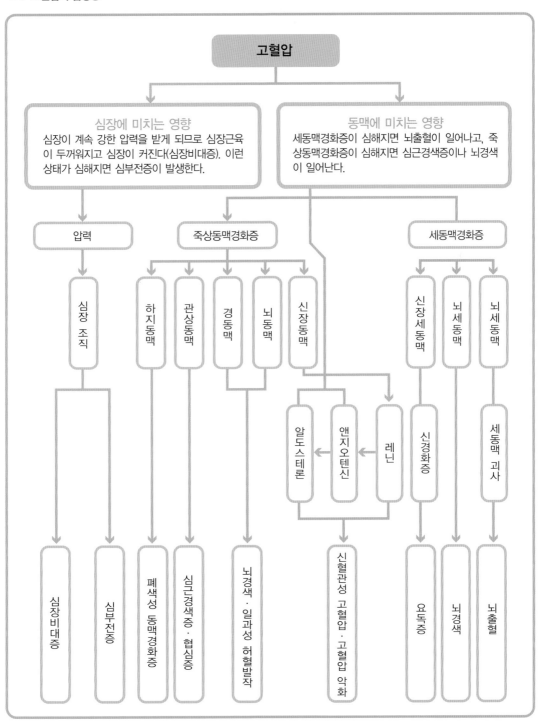

고혈압

심장에 미치는 영향
심장이 계속 강한 압력을 받게 되므로 심장근육이 두꺼워지고 심장이 커진다(심장비대증). 이런 상태가 심해지면 심부전증이 발생한다.

동맥에 미치는 영향
세동맥경화증이 심해지면 뇌출혈이 일어나고, 죽상동맥경화증이 심해지면 심근경색증이나 뇌경색이 일어난다.

압력

죽상동맥경화증

세동맥경화증

심장 조직

하지동맥

관상동맥

경동맥

뇌동맥

신장동맥

신장세동맥

뇌세동맥

뇌세동맥

알도스테론

앤지오텐신

레닌

신경화증

세동맥 괴사

심장비대증

심부전증

폐색성 동맥경화증

심근경색증·협심증

뇌경색·일과성 허혈발작

신혈관성 고혈압·고혈압 악화

요독증

뇌경색

뇌출혈

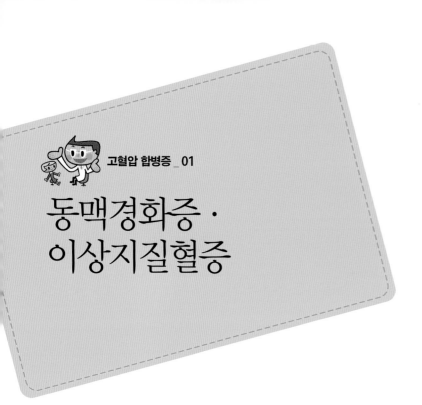

동맥경화증 · 이상지질혈증

세동맥경화증과 죽상동맥경화증

동맥경화증은 혈관의 중간층에 퇴행성 변화가 일어나서 섬유화가 진행되고 혈관의 탄성이 줄어드는 혈관의 노화 현상이므로 나이가 들수록 점점 더 진행된다. 하지만 고혈압이 있으면 그 속도가 빨라지고 증세도 심해진다. 반대로 동맥경화증이 있으면 고혈압도 악화된다.

동맥경화증에는 크게 세동맥경화증과 죽상동맥경화증이 있다. 그중 세동맥경화증은 고혈압과 관련이 깊다. 혈관벽이 지속적으로 높은 압력을 받아 세동맥벽이 두꺼워지고 딱딱해지는 것(경화)이 세동맥경화증인데, 뇌에서 세동맥경화증이 진행되어 세동맥이 괴사하면 뇌출혈이 일어난다.

죽상동맥경화증은 혈관의 가장 안쪽 막(내피)에 콜레스테롤 침착이 일어나고 혈관 내피세포의 증식이 일어나 혈관이 좁아지거나 막히게 되어 말초로의 혈류 장애를 일으키는 질환을 말한다. 관상동맥, 경동맥, 뇌동맥 같은 굵은 혈관에 주로 일어나며, 죽상동맥경화증으로 유발되는 대표적인 질병은 심근경색증, 뇌경색

●● 세동맥경화

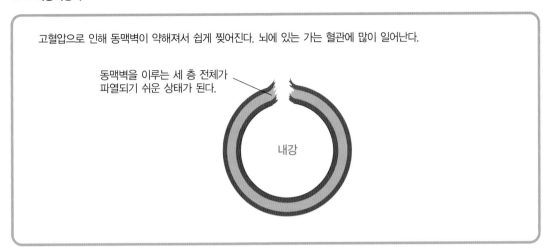

고혈압으로 인해 동맥벽이 약해져서 쉽게 찢어진다. 뇌에 있는 가는 혈관에 많이 일어난다.

동맥벽을 이루는 세 층 전체가
파열되기 쉬운 상태가 된다.

내강

●● 동맥의 내막이 두꺼워지는 죽상경화증

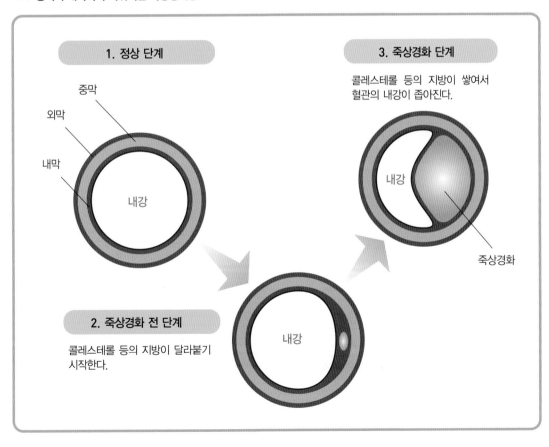

1. 정상 단계

중막

외막

내막

내강

3. 죽상경화 단계

콜레스테롤 등의 지방이 쌓여서
혈관의 내강이 좁아진다.

내강

죽상경화

2. 죽상경화 전 단계

콜레스테롤 등의 지방이 달라붙기
시작한다.

내강

증, 신혈관성 고혈압 등이 있다(동맥과 동맥경화증에 대한 좀 더 자세한 설명은 60~63쪽 참조).

동맥경화증을 촉진하는 이상지질혈증

혈액에 함유된 주요 지방은 중성지방과 콜레스테롤이다. 이들은 지방 상태로는 혈액에 용해되지 않기 때문에 혈액과 잘 융합되도록 단백질과 결합하여 지단백이라는 형태로 혈액 속을 흘러 다닌다.

지단백에는 다섯 종류가 있는데, 그중 하나인 LDL(저밀도지질단백)은 콜레스테롤을 간에서 몸의 말초로 운반한다. LDL콜레스테롤은 동맥벽에 침착하기 쉬워 흔히 몸에 유해한 콜레스테롤로 불린다. 또 다른 지단백인 HDL(고밀도지질단백)은 몸에 남은 콜레스테롤을 회수하여 간으로 운반한다. 간으로 운반된 콜레스테롤은 담즙산으로 전환되어 대변으로 배출되기 때문에 HDL콜레스테롤은 몸에 유익한 콜레스테롤로 불린다.

> **혈압 케어+**
>
> ## 이상적인 콜레스테롤 수치
>
> 콜레스테롤이라고 하면 무조건 몸에 해로운 것이라 생각하기 쉽지만 사실 콜레스테롤은 성호르몬이나 부신피질호르몬, 담즙의 원료가 되기 때문에 인체에 꼭 필요한 물질이다. 문제는 건강에 유익한 HDL콜레스테롤과 유해한 LDL콜레스테롤의 불균형에 있다. 총콜레스테롤 수치가 240mg/dℓ 이상, LDL콜레스테롤 수치가 160mg/dℓ 이상, HDL콜레스테롤 수치가 40mg/dℓ 미만이면 심근경색증 같은 합병증이 발생할 위험이 높아 약물을 복용해야 한다.
>
> LDL콜레스테롤 목표 수치는 개인의 심혈관 위험 정도에 따라 다르게 책정된다. 예를 들어 심장혈관질환 환자는 LDL콜레스테롤을 100mg/dℓ 미만으로 낮추어야 한다.

혈액에 중성지방이나 콜레스테롤이 필요 이상으로 많은 상태를 이상지질혈증이라고 한다. 이상지질혈증이 되면 지방이 동맥벽 안쪽에 쌓인다. 다시 말해 이상지질혈증은 동맥경화증의 주된 원인인 것이다. 따라서 동맥경화증을 예방하거나 치료하려면 무엇보다 이상지질혈증이 되지 않도록 해야 한다.

LDL콜레스테롤을 늘리는 요인은 체질을 비롯해 고지방 고열량 식사, 운동 부족 등의 잘못된 생활습관이다. 지금부터라도 식습관을 바꾸고 적당한 강도의 운동을 해서 이상지질혈증을 막거나 개선하도록 한다.

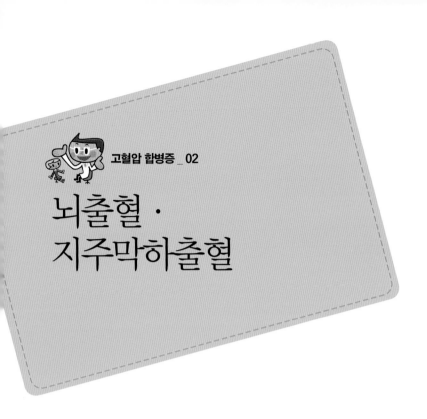

뇌출혈 ·
지주막하출혈

뇌세동맥이 고혈압으로 인해 파열되어 일어나는 뇌출혈

뇌졸중에는 뇌출혈, 지주막하출혈, 뇌경색증 등이 있다. 그중에서 고혈압과 가장 관계가 깊은 것이 뇌출혈이다. 뇌출혈은 대부분 동맥경화증이 생긴 뇌세동맥이 파열되어 일어나는데, 그 원인은 고혈압과 노화다.

뇌출혈은 대뇌반구에서 조금 안쪽에 있는 피각부나 시상과 같이 뇌의 표면에 가까운 피질 아래에서 주로 발생하지만, 소뇌 등에서 일어나는 경우도 있다.

출혈 부위와 출혈량에 따라 다르지만 뇌출혈은 특별한 전조증상 없이 갑자기 의식을 잃거나 격렬한 두통이나 현기증, 구토가 나는 경우가 많다. 손발이나 전신의 경련, 신체 한쪽이 움직이지 않는 반신마비(편측마비)가 나타나기도 한다. 출혈이 뇌실(뇌 속에 액체가 차 있는 빈 공간)로 퍼지면(뇌실내출혈) 출혈을 억제하지 못해 출혈량이 늘어나고 이로 인해 뇌는 더 큰 압박을 받게 된다.

뇌출혈 진단에서는 CT나 MRI 검사로 출혈 부위와 출혈량을 알 수 있다. 출혈 부위에 따라 수술로 혈종을 제거하거나 지혈제나 혈압강하제 같은 내과적 치료를

한다. 경과는 다양하게 나타나지만 의식장애가 가벼운 경우라면 사망률은 높지
않다. 그러나 반신마비 같은 후유증이 남는 경우가 적지 않다.

뇌동맥류가 파열되어 일어나는 지주막하출혈

뇌와 척수를 싸고 있는 뇌척수막은 경질막, 지주막(거미막), 연막이라고 하는 세
종류의 막으로 이루어져 있다. 지주막과 연막 사이에는 뇌척수액이 차 있는데, 이
공간을 지주막하강(지주막하 공간)이라고 한다.

이 지주막하 공간에 출혈이 일어나는 질환을 지주막하출혈이라고 한다. 지주
막하출혈은 뇌동맥류*의 파열이나 뇌동맥 기형이 원인이 되어 발생한다.

지주막하출혈이 발생하면 갑자기 극심한 두통(특히 후두부 두통)이 일어나고 목
이 뻣뻣해지며 다리에 쥐가 나고 구역질이나 구토가 난다. 출혈량이 많으면 의식
이 급속히 저하되지만 발작 후 며칠이 지나서 의식을 잃는 경우도 있다.

지주막하출혈은 CT검사나 혈관조영술로 상태를 보고, 가능한 경우에는 수술
로 치료한다. 수술로 재출혈을 막으면 이후에는 평소와 마찬가지로 일상생활을
할 수 있다. 그러나 수술이 곤란하여 뇌동맥류를 제거하지 못하면 재출혈이 일어
나는 경우가 적지 않다.

최근에는 뇌검사에서 뇌동맥류가 발견되면 파열을 예방하는 수술을 한다. 수
술 여부는 뇌동맥류의 크기에 따라 결정한다. 지름 1cm 이하의 뇌동맥류는 파열
될 위험이 매우 낮다는 보고도 있으나 어느 정도의 크기부터 예방적 수술이 필요
한지는 아직 명확하지 않다.

* 뇌동맥의 일부가 혹처럼
  불룩해진 것

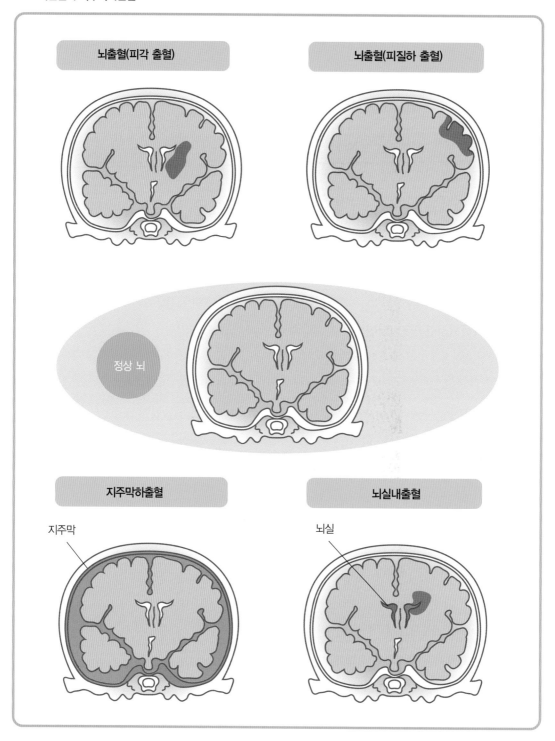

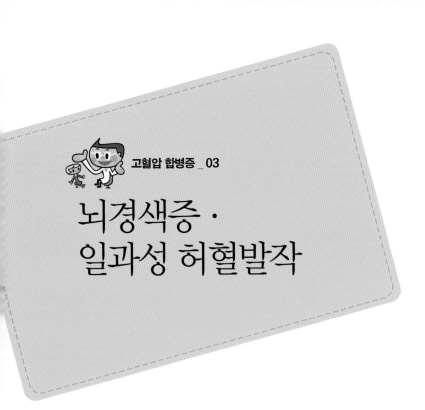

고혈압 합병증 _ 03

뇌경색증 ·
일과성 허혈발작

뇌의 혈류 장애로 일어나는 뇌경색증

뇌에 혈액을 공급하는 뇌동맥에 동맥경화증을 비롯한 다양한 원인으로 혈전(혈관 속에서 피가 굳어서 된 덩어리)이 생기고, 이것이 혈관을 막아 혈류가 차단되면 뇌로 가는 혈액량이 감소하여 뇌세포가 괴사한다. 이것이 뇌경색증이다.

뇌경색증은 발생 기전에 따라 세 가지로 나뉜다. 하나는 '혈전성 뇌경색증'이다. 뇌에 있는 비교적 굵은 동맥에 콜레스테롤이 침착하여 죽종(atheroma)이 형성되는 죽상동맥경화가 일어나고 그곳에 혈소판이 엉겨 붙어 뇌 혈전이 생기는데, 이것이 혈관을 막아 뇌혈류를 차단한다. 이것이 뇌경색증의 가장 흔한 원인이다.

또 하나는 '심인성 뇌경색증'이다. 심장에서 생성된 혈전이 혈류를 따라 이동하다가 뇌동맥을 막아 뇌경색을 일으키는 것이다. 심인성 뇌경색증은 고혈압과 직접적인 관련은 없으나, 고혈압성 심장에 동반될 수 있는 심방세동이라는 부정맥은 심인성 뇌경색증과 연관될 수 있다.

나머지 하나는 '열공성 뇌경색증'이다. 고혈압으로 인해 뇌세동맥의 벽이 두꺼워져서 혈액의 흐름이 원활하지 못해 일어난다. 미세한 혈관에 혈류 장애가 많이 일어나면 뇌가 전체적으로 제 기능을 하지 못하게 되어 혈관성 치매를 유발한다.

뇌경색증이 발생했을 때의 치료는 시간과의 싸움이다. 통상 발생 후 3시간 이내라면 혈관을 뚫어주는 주사액(혈전용해제)을 정맥주사하면 뇌경색이 풀린다. 만약 3~6시간 사이라면 뇌동맥 촬영술로 막힌 부위를 찾아내 가는 도관을 막힌 부위까지 접근시켜 뚫어주는 방법을 쓸 수 있다. 그러나 이 시간을 놓치면 오히려 출혈의 위험이 더 크므로 혈전용해제는 사용하기 어렵다.

뇌경색을 진단할 때는 뇌혈관 CT, MRI, 혈관조영술 등으로 폐색된 혈관의 위치와 뇌의 상태를 파악한다. 그런 다음 혈전성 뇌경색증에는 항혈소판요법을 실시하고, 심인성 뇌경색증에는 헤파린(정맥주사)이나 와파린(경구 복용) 등을 이용한 항응고요법을 적용한다. 뇌경색증 치료 후에는 적극적으로 재활치료를 하고, 식사나 일상생활에서 주의 사항을 잘 지켜 재발을 막아야 한다.

뇌경색 증상이 나타났다가 24시간 이내에 사라지는 일과성 허혈발작

동맥경화가 생긴 부위에 일시적으로 혈류 장애가 일어나면 갑자기 발음이 어눌해지고 타인의 말을 알아듣지 못하며, 반신 또는 신체 일부가 마비되거나 힘이 빠져 쥐고 있던 물건을 떨어뜨리는 등의 증상이 나타난다. 이 같은 뇌경색 증상이 나타났다가 24시간 이내에 완전히 사라지는 것을 일과성 허혈발작이라고 한다.

일과성 허혈발작은 뇌경색증의 전조증상으로 볼 수 있으므로 위와 같은 증상이 한 번이라도 일어나면 무시하지 말고 반드시 의사의 진찰을 받아야 한다. 뇌경색으로 괴사한 뇌 조직은 회복되지 않지만 일과성 허혈발작 단계에서 적절한 치료를 받고 식습관과 생활습관을 개선하면 뇌경색증을 예방할 수 있다.

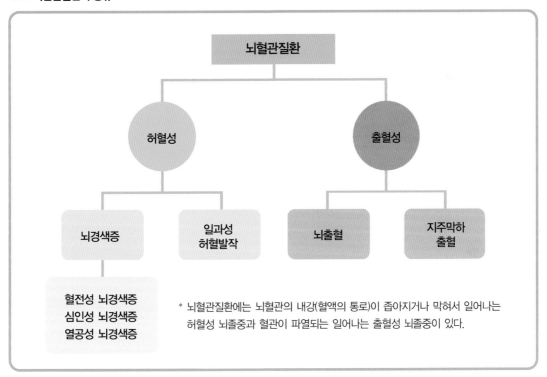

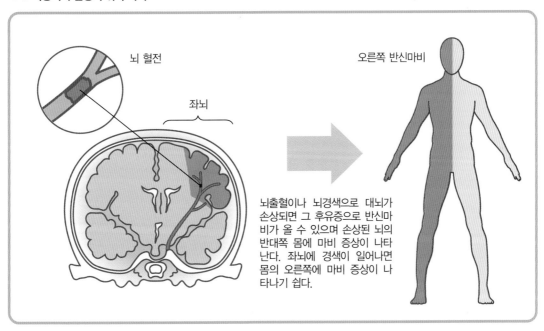

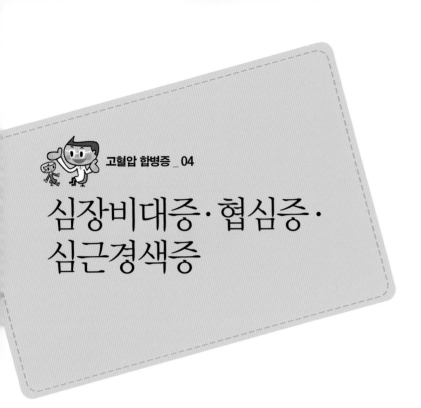

심장비대증·협심증·심근경색증

심장비대증이 지속되면 심장 기능 저하로 심부전증으로 발전한다

고혈압이 지속되거나 동맥경화증이 진행되면 심장은 더욱 세차게 혈액을 뿜어내야 한다. 심장은 이런 부담을 조금이라도 덜고자 심장의 벽을 이루고 있는 근육이 두꺼워진다. 특히 혈액을 내보내는 좌심실의 벽이 두꺼워진다. 이것이 심장비대증이다.

심장의 벽이 두꺼워지고 심장이 커져도 심장에 산소와 영양분을 운반하는 동맥은 굵어지지 않기 때문에 공급 능력이 따라가지 못한다. 이로 인해 심장근육은 산소와 영양분이 부족하여 기능이 떨어지고 결국 심부전증이 된다.

심부전증이 발생하면 폐에 물이 차서 숨이 차게 되는데, 차츰 진행되면 밤에 자다가 호흡곤란으로 일어나게 되거나, 숨이 차서 반듯하게 누워 있을 수 없게 된다. 심부전증은 급성, 만성으로 나타나는데 적절한 치료를 하지 않으면 생명이 위험할 수 있다.

가슴을 짓누르는 듯한 압박감이나 쥐어짜는 듯한 느낌이 드는 협심증

심장에 혈액을 공급하는 관상동맥의 내강이 좁아지거나 비정상적인 혈관 수축(연축)이 일어나면 심장근육으로 가는 혈액이 부족해진다. 이로 인해 심장근육에 공급되는 산소와 영양분이 급격히 줄어들어 나타나는 병이 허혈성 심장질환이다.

허혈성 심장질환에는 협심증과 심근경색증이 있다. 협심증은 혈류 장애가 부분적·일시적으로 일어난 상태로, 운동을 하거나 흥분했을 때 일어나는 안정형 협심증과 가만히 있을 때도 가슴에 통증이 느껴지는 불안정형 협심증이 있다. 불안정형 협심증은 심근경색증의 전 단계이므로 특별한 주의가 필요하다.

협심증의 증상은 주로 왼쪽 가슴이나 가슴 전체에서 일어나는데, 가슴을 짓누르는 듯한 압박감이나 쥐어짜는 듯한 느낌이 든다. 드물게 오른쪽 가슴에 나타나기도 하고 가슴에서 왼팔이나 왼쪽 어깨로 통증이 퍼지기도 한다. 이 같은 증상이 나타나면 곧바로 전문의를 찾아 진찰을 받고 약물 치료와 동시에 고혈압이나 동맥경화증에 대한 치료도 받아야 한다.

관상동맥의 혈류 장애로 심장근육의 조직과 세포가 괴사하는 심근경색증

관상동맥의 혈류 장애가 장시간 지속되면 심장의 전체 또는 일부분에 산소와 영양분의 공급이 급격히 줄어든다. 이로 인해 심장근육의 조직과 세포가 괴사하는 병을 심근경색증이라고 한다. 극심한 가슴 통증과 호흡곤란이 오래 지속되며, 사망하는 경우도 드물지 않다.

협심증에서 나타나는 가슴 통증은 대개 5분 이내로 가라앉지만 급성 심근경색증에서는 30분 이상 지속된다. 가슴 통증 외에 호흡곤란이 오며 구역질이나 구토가 나고 얼굴이 창백해진다. 심근경색증으로 인한 가슴 통증은 협심증 치료제로도 가라앉지 않으므로 곧바로 구급차로 CCU(관상동맥질환 집중치료실)가 있는 병원으로 옮겨야 한다. CCU가 있는 병원이 가까이에 없으면 ICU(집중치료실)가 있는 병원으로라도 가야 한다.

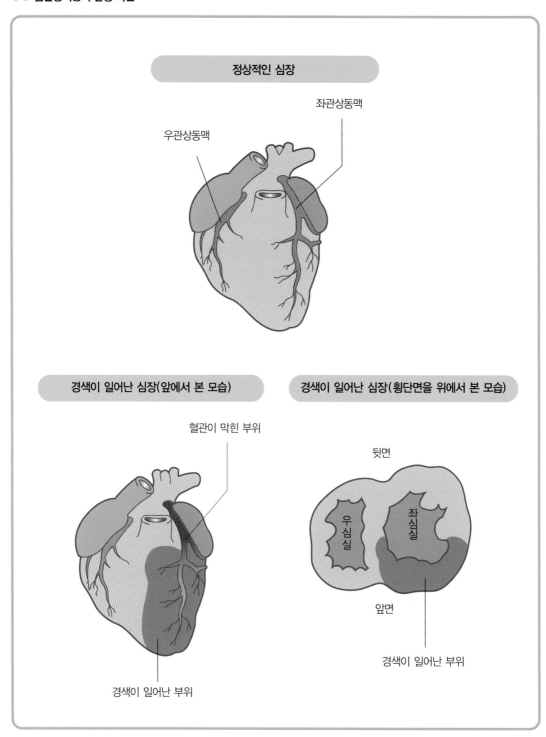

정상적인 심장

좌관상동맥

우관상동맥

경색이 일어난 심장(앞에서 본 모습)

혈관이 막힌 부위

경색이 일어난 부위

경색이 일어난 심장(횡단면을 위에서 본 모습)

뒷면

우심실

좌심실

앞면

경색이 일어난 부위

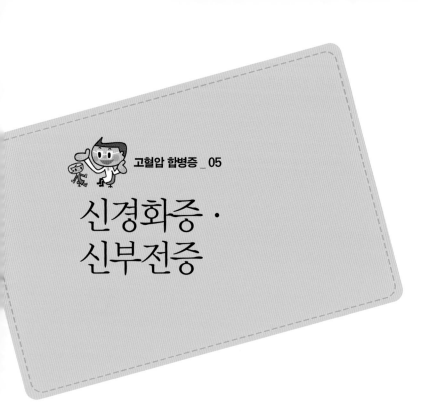

신경화증 · 신부전증

고혈압으로 인한 신장 세동맥의 동맥경화증이 신경화증을 일으킨다

신장은 우리 몸에서 불필요한 수분과 노폐물을 소변으로 배출하고 혈중 전해질의 균형과 pH를 조절하는 일을 한다. 고혈압이 지속되면 신장의 세동맥에도 동맥경화증이 일어나 신장의 기능이 떨어진다. 그로 인해 발생하는 대표적인 신장질환이 신경화증이다. 신경화증을 그대로 두어 악화되면 결국 신부전증이 된다.

신경화증은 느리게 진행되기 때문에 초기에는 소변검사에서도 이상이 발견되지 않거나 가벼운 혈뇨나 단백뇨 정도만 발견된다. 그러나 신장 기능이 점점 더 떨어져서 몸에 노폐물이 쌓이면 전신 무력감이나 식욕부진 등이 나타난다.

신장은 본래 혈압과 매우 관계가 깊은 장기다. 신장질환이 있으면 혈압 조절이 잘되지 않아 고혈압이 되기 쉽고 고혈압이 있으면 신경화증이 악화되는 악순환에 빠지게 된다. 따라서 신경화증을 치료하려면 무엇보다 혈압을 철저하게 조절해야 한다.

만성 신부전증 환자는 혈압을 조절과 원인질환을 꾸준히 치료해야 한다

신부전증은 신장 기능이 크게 저하된 상태로 소변량의 감소, 부종, 전신 무력감, 식욕부진, 부정맥, 폐수종, 심부전증 등의 심각한 증상이 나타난다. 신부전증에는 급성과 만성이 있다. 급성 신부전증은 다량의 출혈, 탈수, 신혈관 질환, 심부전증, 요로폐색 등으로 인해 일시적으로 일어난다. 원인질환이나 증상을 치료하면 신장 기능은 원래대로 회복된다.

반면 신경화증, 당뇨병성 신장질환, 만성 신염 등의 질병이 원인이 되어 발생하는 만성 신부전증은 수개월에서 수년에 걸쳐 천천히 진행된다. 만성 신부전증 환자는 식사요법과 약물요법 등으로 혈압을 조절하고 원인질환을 계속 치료해야 한다.

혈압 케어+ 인공투석

신장에 이상이 생겨 제 기능을 하지 못할 때 신장의 역할을 대행하는 장치를 이용해 혈액의 노폐물을 제거해 깨끗한 혈액으로 만든 뒤 다시 체내에 공급하는 방법이 인공투석이다. 인공투석에는 '혈액투석'과 '복막투석'이 있다. 혈액을 일단 몸 밖으로 내보내어 인공신장에서 노폐물과 수분을 제거한 다음 깨끗해진 혈액을 다시 몸속으로 돌려보내는 방식이 '혈액투석'이다. 1회에 4시간 정도 걸리며 주 3회 통원해야 한다.

'복막투석'은 복강에 관을 삽입하여 이 관을 통해 깨끗한 투석액을 주입하고, 다른 관을 통해 노폐물을 포함한 투석액을 나오게 하는 방식이다. 한 달에 1회 통원하면 되지만 하루 4회 정해진 시간에 자신이 투석액을 교환해야 하며, 복막염에 걸리기 쉬운 단점이 있다.

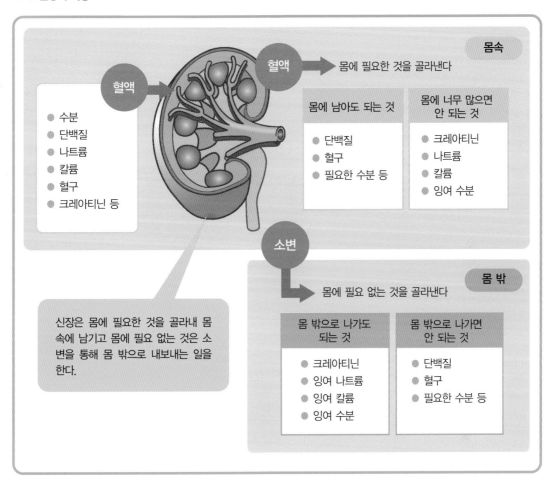

몸속

혈액 → 몸에 필요한 것을 골라낸다

혈액

수분
단백질
나트륨
칼륨
혈구
크레아티닌 등

몸에 남아도 되는 것	몸에 너무 많으면 안 되는 것
단백질 혈구 필요한 수분 등	크레아티닌 나트륨 칼륨 잉여 수분

신장은 몸에 필요한 것을 골라내 몸 속에 남기고 몸에 필요 없는 것은 소 변을 통해 몸 밖으로 내보내는 일을 한다.

소변

몸 밖

몸에 필요 없는 것을 골라낸다

몸 밖으로 나가도 되는 것	몸 밖으로 나가면 안 되는 것
크레아티닌 잉여 나트륨 잉여 칼륨 잉여 수분	단백질 혈구 필요한 수분 등

●● 만성 신부전증의 경과

1기	2기	3기	4기
신장의 기능이 떨어지고 있으나 자각증상은 거의 없다.	신장의 기능이 정상 시의 50% 이하로 떨어져서 다리의 부종이나 잦은 소변 등의 증상이 나타난다. 식사요법이나 약물로 치료가 가능한 단계다.	신장이 위축되어 빈혈, 전신 무력감, 식욕부진이 나타나며 다리의 경련이나 부종 같은 자각증상이 뚜렷해진다. 인공투석이 필요한 단계다.	신장의 기능이 현저하게 떨어져서 몸속에 노폐물이 쌓이는 요독증이 나타나고 부종이 심해진다. 신장의 기능을 대신하는 인공투석을 해야 한다.

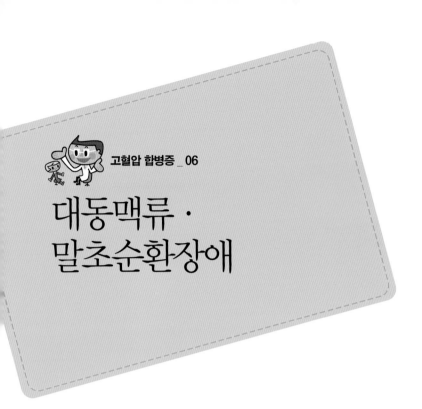

대동맥류 · 말초순환장애

대동맥류가 파열되면 큰 출혈로 쇼크 상태가 된다

동맥경화증 등으로 인해 대동맥의 벽이 약해져서 혈압에 견디지 못하고 그 부위가 꽈리 모양으로 불거져 나오는 것이 대동맥류다. 가슴에 생긴 대동맥류는 X선검사에서 우연히 발견되기도 한다. 복부의 대동맥류는 밖으로 부풀어 오른 것을 환자 스스로 발견하는 경우도 있다. 대동맥류의 벽이 갈라질 때 어깨, 등, 복부 등에 강한 통증이 오는데 그 때문에 대동맥류가 생긴 것을 알게 되기도 한다.

대동맥류가 파열되면 몸속에 큰 출혈이 일어나 쇼크에 빠지게 되므로 생명을 잃을 수도 있다. 따라서 파열하기 전에 발견하여 대동맥류를 제거하고 인공 혈관으로 대체하는 수술을 해야 한다.

고혈압은 박리성 대동맥류의 발생 위험을 높인다

동맥벽은 내막, 중막, 외막으로 이루어져 있으며 중막은 여러 겹으로 되어 있다. 동맥경화증 등으로 인해 내막이 약해지면 혈액이 흘러들어가 중막이 두 겹으로 갈라지면서 찢어지는데, 이것이 박리성 대동맥류다. 중년 이후에 많이 발생하지만 선천적으로 중막이 약한 경우에는 젊을 때도 일어난다. 고혈압은 박리성 대동맥류의 원인이 되거나 발생 위험을 높이는 것으로 알려져 있다.

박리성 대동맥류가 발생하면 박리가 일어난 부위에 따라 가슴이나 등, 허리, 복부 등에 극심한 통증을 느낀다. 이 같은 증상이 나타나면 곧바로 검사하여 박리가 일어난 부위를 찾아내고, 위급한 경우에는 바로 수술을 하고 그렇지 않으면 경과를 지켜보면서 인공 혈관으로 대체하는 등의 수술을 한다. 뇌, 심장, 신장 같은 장기로 가는 동맥에까지 박리가 미치면 생명이 위험할 수 있다.

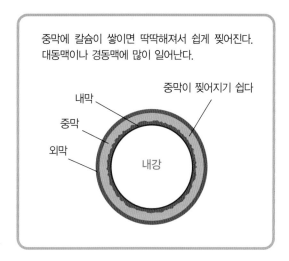

●● 중막경화

중막에 칼슘이 쌓이면 딱딱해져서 쉽게 찢어진다. 대동맥이나 경동맥에 많이 일어난다.

내막
중막
외막
내강
중막이 찢어지기 쉽다

팔다리의 주요 동맥이 막혀 일어나는 말초순환장애

말초순환장애란 팔다리의 주요 동맥이 동맥경화증으로 인해 막혀서 말초혈관의 혈액순환에 장애가 일어나는 질환이다. 특히 무릎에서 아래쪽으로 일어나기 쉽고 다리의 통증, 냉감, 간헐성 파행(다리가 아파서 쉬엄쉬엄 걷게 된다) 등의 증상이 나타난다. 또 환부가 보라색으로 변하거나 궤양이 생기기도 한다.

말초순환장애가 일어나면 혈소판응집억제제(아스피린 등)나 혈관확장제 등의 약물 치료를 하거나 동맥에 협착이 일어난 부위를 인공 혈관으로 대체하거나 다른 혈관을 연결하는 우회술을 한다. 최근에는 줄기세포를 이용해 새로운 혈관을 만드는 '혈관 신생'이 주목을 받고 있다.

말초순환장애를 치료하지 않고 그대로 두면 다리로 가는 혈류가 완전히 차단되어 다리에 괴저(인체의 조직과 세포가 부분적으로 죽는 것)가 발생할 수 있다.

●● **대동맥류가 발생하는 주요 부위**

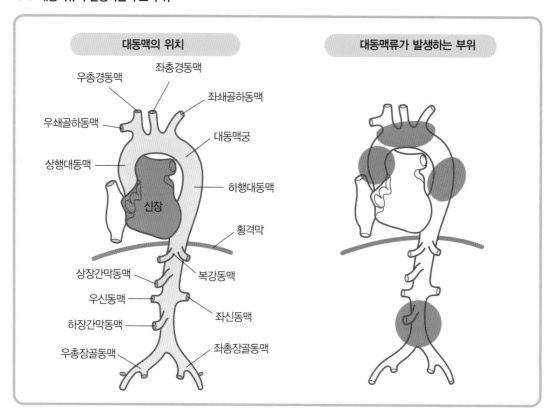

대동맥의 위치

좌총경동맥
우총경동맥
좌쇄골하동맥
우쇄골하동맥
대동맥궁
상행대동맥
하행대동맥
신장
횡격막
상장간막동맥
복강동맥
우신동맥
좌신동맥
하장간막동맥
우총장골동맥
좌총장골동맥

대동맥류가 발생하는 부위

●● **박리성 대동맥류의 유형(드베키 분류)** *

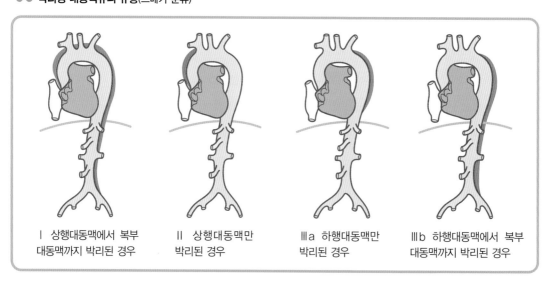

Ⅰ 상행대동맥에서 복부 대동맥까지 박리된 경우

Ⅱ 상행대동맥만 박리된 경우

Ⅲa 하행대동맥만 박리된 경우

Ⅲb 하행대동맥에서 복부 대동맥까지 박리된 경우

＊ 미국의 심장외과 전문의 마이클 드베키(Michael DeBakey)가 대동맥 박리를 병변의 해부학적 위치와 범위를 기준으로 분류한 것

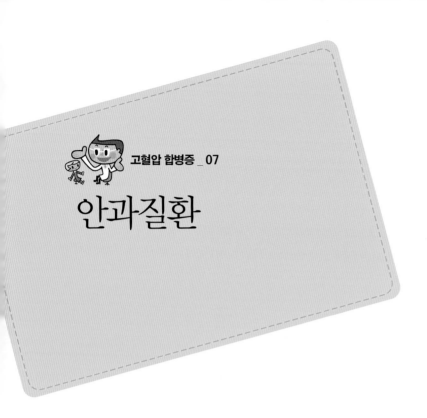

안과질환

'안저검사' 로 고혈압의 중증도를 확인한다

안저(망막)는 인체에서 유일하게 동맥을 직접 볼 수 있는 부위다. 고혈압이 되면 혈관이 손상되어 출혈이 일어나기 쉬운데, 이때 안저를 살펴보면 체내 다른 세 동맥의 상태를 비교적 쉽게 알 수 있다.

고혈압이 지속되면 망막의 혈관이 수축하거나 혈관의 교차 부위에 이상이 나타나는 등 안저에 여러 가지 변화가 일어난다. 안저검사로 알 수 있는 망막의 상태는 다음의 5단계로 분류한다.

- **0도(정상)**
- **1도(경증 고혈압):** 동맥이 조금 좁아지고 가벼운 동맥경화증이 생긴 상태
- **2도(중등증 고혈압):** 동맥이 더욱 좁아지고 동맥경화증이 생긴 상태
- **3도(중증 고혈압):** 2도에서 보이는 혈관의 변화 외에 출혈, 면화반(출혈의 흔적이나 동맥의 경색으로 인해 혈류가 끊어진 부분) 등이 보이는 상태

● **4도(악성 고혈압):** 3도에서 보이는 혈관의 변화 외에 안저의 유두(시신경이 모여 뇌로 들어가는 지점)의 경계가 불분명하고 울혈 유두(일종의 물집)가 나타난 상태

안저검사는 검사법이 까다롭고 암실에서 검사를 하기 때문에 일반 내과에서 시행하는 경우는 많지 않다. 대부분은 안저검사가 필요한 환자에게 안과에서 검진을 받도록 권한다.

시력장애를 일으키는 안과질환과 치료법

고혈압이 지속되면 망막에 출혈이 일어나고 솜털 같은 흰 반점이나 부종이 생기는 '고혈압성 망막증'이 발생한다. 고혈압성 망막증이 진행되면 시력장애가 오고 안저출혈도 일어난다. 안저출혈이 심하면 실명에 이를 수도 있다.

이 같은 안과질환의 원인은 망막 동맥에서 일어난 동맥경화증이다. 안저검사에서 망막동맥경화증이 확인되면 뇌나 심장, 신장 등 눈으로 직접 볼 수 없는 장기의 세동맥에도 마찬가지로 경화가 일어난 것으로 추정한다. 그런 경우 혈압을 철저하게 조절해서 동맥경화증의 위험인자를 제거해야 한다. 아직 동맥경화증이 일어나지 않은 상태라면 혈압을 낮추어서 안저 상태를 정상으로 회복시킬 수 있다.

고혈압이 악화되면 망막 속에 혈액이 흐르지 않는 부분이 생기는데, 그렇게 되면 그 부분으로 혈액을 보내기 위해 새로운 혈관이 만들어진다. 이런 신생 혈관은 약하기 때문에 쉽게 파열되어 출혈이 일어날 수 있다. 혈압이 어느 정도 안정된 상태라면 큰 문제가 없겠지만 당뇨병이 있으면 신생 혈관이 생기기 쉬우므로 주의가 필요하다.

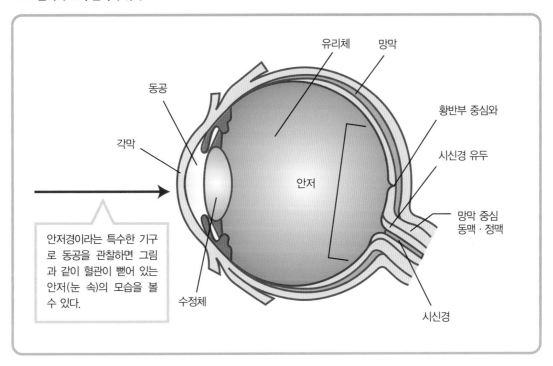

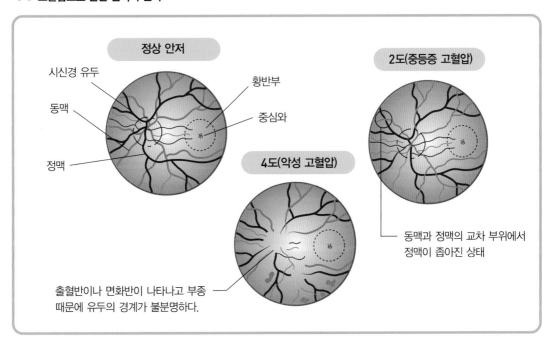

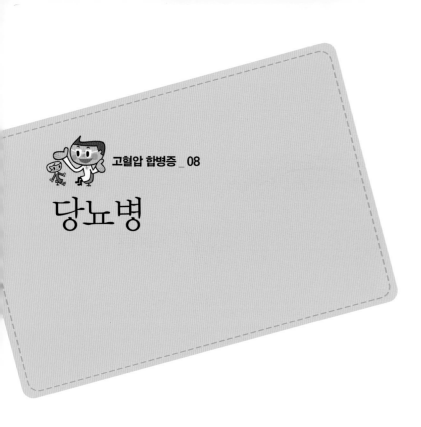

당뇨병

고혈압과 제2형 당뇨병의 관계

당뇨병은 인슐린이 정상적으로 분비되지 않거나 기능이 떨어져서 우리 몸이 혈중 포도당을 에너지로 충분히 이용하지 못해 혈당치가 높아지는 질환이다. 지나치게 높은 혈당은 우리 몸에 여러 가지 폐해를 일으킨다.

당뇨병에는 인슐린이 전혀 분비되지 않는 제1형과 인슐린이 적게 분비되거나 인슐린의 기능이 떨어지는 제2형의 두 종류가 있다. 당뇨병의 대부분을 차지하는 제2형 당뇨병은 고혈압과 관련이 깊고 실제로 제2형 당뇨병 환자는 고혈압 발생률이 높다고 알려져 있다. 당뇨병과 고혈압이 밀접한 관련이 있음을 보여주는 근거로는 다음과 같은 것이 있다.

● 혈당치가 높으면 혈액의 삼투압이 상승하고 이를 낮추기 위해 혈관으로 수분이 이동하기 때문에 혈류량이 증가한다.
● 혈당치가 높으면 신장에서 재흡수하는 나트륨의 양이 늘어나기 때문에 혈

류량이 증가한다.

● 당뇨병 환자는 혈압을 올리는 아드레날린이나 앤지오텐신 II (혈압 상승 작용
이 매우 강한 펩티드)에 대한 감수성이 높다.

그 밖에도 당뇨병이 있으면 신장질환이 잘 생기고 혈관도 딱딱해지기 쉬운 것
으로 알려져 있다.

생활습관을 개선하여 당뇨병과 고혈압의 공통 위험인자를 없앤다

고혈압과 당뇨병은 모두 유전적 요인에 환경 조건이 겹칠 때 일어나기 쉽다.
고혈압과 당뇨병이 함께 있으면 다른 한쪽이 악화되기 쉽고 심근경색증 같은 혈
관 질환의 발생 위험도 높아진다. 따라서 당뇨병을 예방·치료하는 것은 고혈압
을 예방·치료하는 데도 중요하다.

당뇨병과 고혈압의 공통 위험인자는 비만, 스트레스, 흡연, 운동 부족 등이다.
이러한 위험인자를 없애거나 줄여서 두 질환 모두 적극적으로 예방해야 한다.

●● **당뇨병과 고혈압의 공통 위험인자**

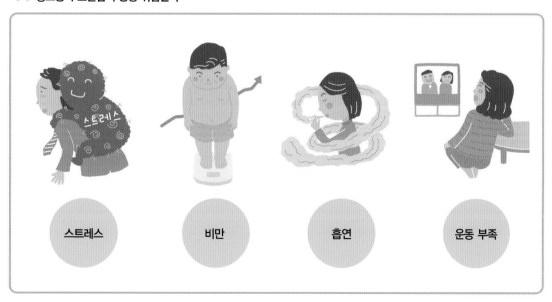

스트레스 비만 흡연 운동 부족

●● 내당능 장애* 수준과 뇌경색 · 허혈성 심장질환의 발생률

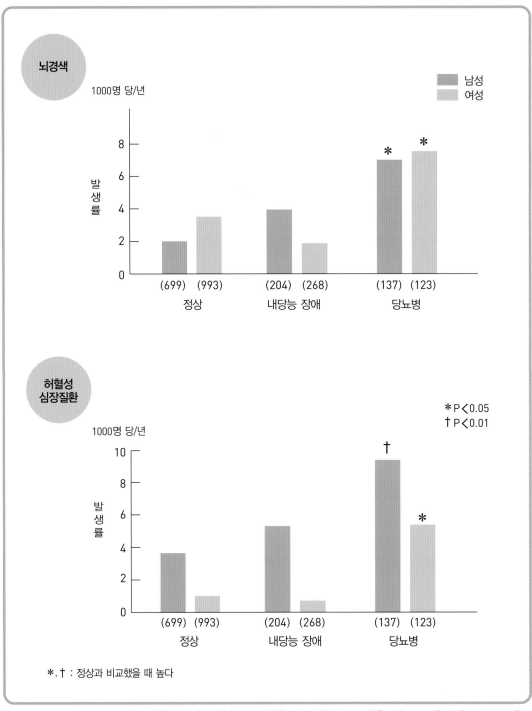

뇌경색

1000명 당/년

■ 남성
□ 여성

발생률

8 —
6 —
4 —
2 —
0 —

(699) (993)　　(204) (268)　　(137) (123)
　정상　　　　내당능 장애　　　당뇨병

허혈성 심장질환

＊P＜0.05
†P＜0.01

1000명 당/년

발생률

10 —
8 —
6 —
4 —
2 —
0 —

(699) (993)　　(204) (268)　　(137) (123)
　정상　　　　내당능 장애　　　당뇨병

＊,† : 정상과 비교했을 때 높다

[자료 인용] 후쿠오카현 히사야마초에 거주하는 40～70세 주민 2424명을 대상으로 조사한 결과(1988～1996년)

＊ 혈당이 정상치보다는 높지만 당뇨병으로 진단을 내릴 만큼 높지 않은 상태

1 의사나 영양사의 지도를 받아 자신의 하루 섭취 열량을 알아두고 이를 지킨다.

2 외식을 피하고 영양을 고루 갖춘 식사를 한다.

3 식이섬유, 비타민, 미네랄을 적극적으로 섭취한다.

4 하루 세끼를 정해진 시간에 규칙적으로 먹는다.

5 과식, 폭식을 삼가고 한 끼에 몰아서 먹지 않는다.

6 식사에 어느 정도 시간을 들여 꼭꼭 씹어가며 천천히 먹는다.

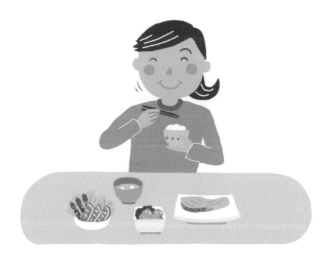

고혈압 합병증의 위험도 진단하기

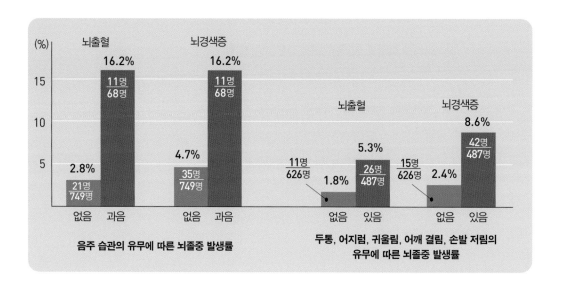

음주 습관의 유무에 따른 뇌졸중 발생률

두통, 어지럼, 귀울림, 어깨 결림, 손발 저림의
유무에 따른 뇌졸중 발생률

특정 원인질환이 없이 일어나는 일차성 고혈압은 생활습관에 따라 증상의 발현이나 진행 정도가 느려지거나, 반대로 빨라질 수도 있다. 다음 항목을 중심으로 고혈압 위험도를 진단해본다.

1. 두통, 어지럼, 어깨 결림, 손발 저림이 자주 일어나는가?

니혼의과대학의 데라시 아키로(寺彰郞) 교수의 연구에 따르면 평소에 이 같은 자각증상이 있는 사람은 그렇지 않은 사람보다 뇌출혈이나 뇌경색증 발생률이 높다고 한다.

2. 밤중에 화장실에 자주 가는가?

마찬가지로 데라시 교수의 연구 결과 밤중에 화장실에 자주 갈수록 뇌출혈과 뇌경색증 발생률이 높은 것으로 나타났다. 밤에 화장실에 가는 횟수가 0~1회인 그룹은 뇌출혈 발생률이 2.0%, 뇌경색증 발생률이 2.4%인 데 비해 2~3회인 그룹은 그보다 발생률이 더 높았다. 4회 이상인 그룹은 뇌출혈과 뇌경색증 발생률이 각각 20.0%와 26.7%로 매우 높았다.

3. 과음하는가?

소량의 알코올은 동맥경화증을 억제하고 심뇌혈관질환을 예방하는 역할을 한다. 그러나 평소에 술을 잘 마시지 않던 사람이 술을 마시면 혈압은 일시적으로 올랐다가 다시 정상으로 회복되지만 알코올의 대사산물이나 가벼운 탈수의 영향으로 맥박이 빨라지거나 부정맥이 나타날 수 있다. 데라시 교수의 연구에서도 과도한 음주는 뇌출혈이나 뇌경색증의 발생 위험을 높이는 것으로 나타났다.

4. 근면 성실한 성격으로 잠시라도 쉬면 불안하거나 마음이 편치 않은가?

스트레스를 제때 충분히 해소하지 못하면 심근경색증이나 뇌졸중이 일어나기 쉽다고 한다. 구루메대학의 다나카 마사토시(田中正敏) 교수는 두 그룹의 흰쥐에게 똑같이 스트레스를 주고 그중 한 그룹만 스트레스 해소법으로 나무젓가락을 씹게 했다. 그 결과 스트레스를 해소하지 못한 나머지 그룹만 혈압이 높아졌다.

이 밖에도 고혈압 위험도를 낮추려면 염분의 과다 섭취, 비만, 운동 부족, 흡연에도 주의해야 한다.

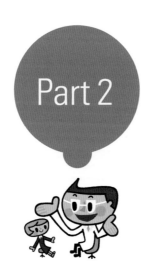

Part 2

불안감을 덜어줄
고혈압 상식

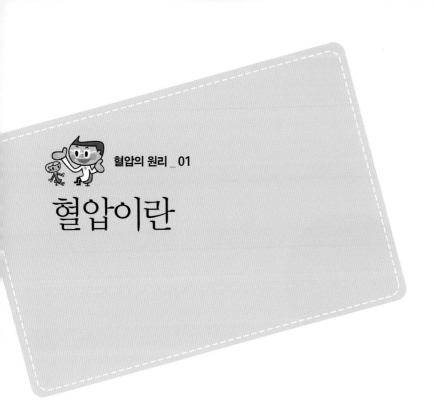

혈압이란

혈압이란 혈관벽에 작용하는 혈액의 압력이다

　혈액에는 산소, 영양소, 호르몬 등 우리 몸이 정상적으로 작동하는 데 필요한 물질이 들어 있다. 그 혈액을 몸 곳곳에 운반하기 위해 심장에서부터 손끝, 발끝에까지 혈관이 뻗어 있다.

　혈액은 중력의 영향을 받아 높은 곳에서 낮은 곳으로 흐르는 성질이 있다. 그래서 심장에서 다리 쪽으로는 쉽게 흐르지만 심장보다 높은 머리 같은 곳으로는 중력을 거슬러 가야 하므로 잘 흐르지 못한다. 그러나 누우면 중력의 영향이 줄어들기 때문에 혈액의 흐름이 원활해진다. 이런 이유로 어떤 자세에서도 인체의 어떤 부위로든 일정량의 혈액을 공급하기 위해 심장은 항상 압력을 가해 혈액을 밀어낸다.

　왼쪽 가슴에 손을 대보자. 심장이 규칙적으로 박동하는 것을 느낄 것이다. 바로 이 심장의 운동이 혈압을 만든다. 혈압, 즉 혈액이 혈관 안쪽에서 혈관벽을 미는 힘(압력)이 충분하지 않으면 혈액이 온몸을 순환할 수 없다. 반대로 그 힘이 너무 강하면 혈관이 상처를 입는다. 고혈압이란 혈액이 혈관벽에 미치는 압력이 기준치보다 높은 상태를 말한다.

혈액순환의 원리

심장에서 나온 혈액은 대동맥을 지나 머리와 상체, 하체로 뻗은 동맥으로 이동한다. 다시 소동맥, 세동맥으로 갈라지다 마지막으로 모세혈관으로 가서 온몸으로 운반된다.

모세혈관에 도달한 혈액은 몸의 각 부분에 산소와 영양소를 전달하고 이산화탄소와 노폐물을 받아 세동맥, 소정맥, 대정맥을 지나 심장으로 되돌아온다. 심장으로 돌아온 혈액은 폐로 가서 이산화탄소를 주고 산소를 받아 다시 심장으로 돌아온다. 우리가 살아 있는 동안 이러한 혈액의 순환은 쉼 없이 계속된다.

혈압은 보통 상완동맥에서 측정한 동맥 내 압력을 가리킨다

혈관에는 동맥과 정맥이 있다. 두 가지 다 심장에 가까울수록 굵고, 말단으로 갈수록 가늘다. 혈압의 세기는 동맥과 정맥이 다르고 혈관의 굵기에 따라서도 차이가 난다. 보통 혈압이라고 하면 동맥벽을 밀어 올리는 동맥 내 압력을 뜻할 때가 많다.

혈압은 위팔에 있는 상완동맥에서 잰다. 심장에 가까운 대동맥 시작 부위의 혈압이 반영되므로 심장의 상태를 알 수 있기 때문이다.

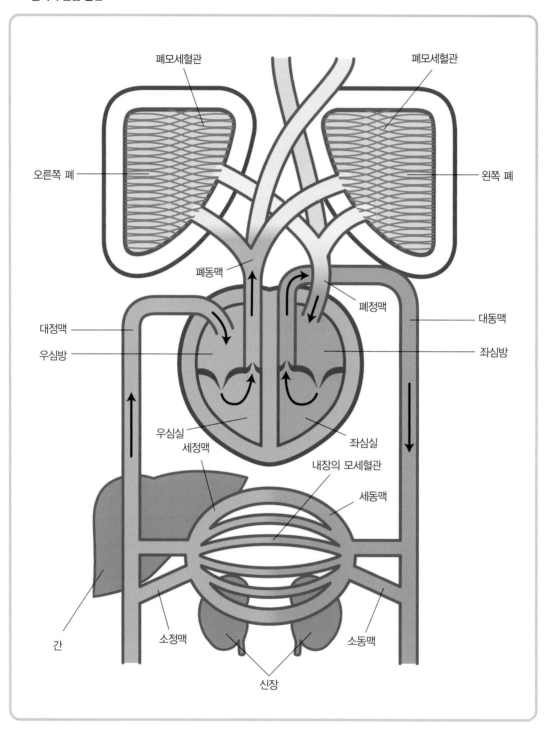

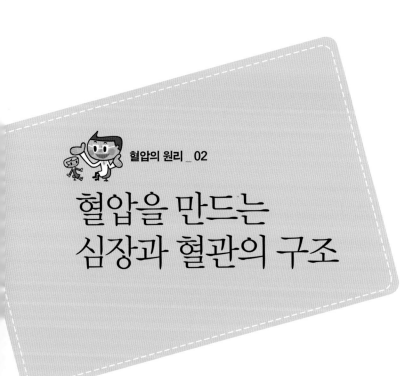

혈압을 만드는 심장과 혈관의 구조

심장이 수축하여 혈액을 밀어내는 힘이 혈압을 만든다

심장이 수축하면 좌심실에서 혈액이 밀려나온다. 이 혈액이 혈관으로 들어가면서 혈관벽을 힘차게 밀어 혈관을 넓힌다. 이때 혈관벽이 받는 압력이 '수축기 혈압'이다. 수축기 혈압은 '최고혈압' 또는 '최대혈압'이라고도 한다.

수축했던 심장이 이완되기 시작하면 정맥혈이 우심방으로 빨려들듯이 흘러들어온다. 심장이 수축할 때 높은 압력을 받아 확장된 혈관은 그 반작용으로 원래대로 돌아가려고 하기 때문에 탄력이 생겨 혈관벽에 걸리는 압력이 낮아진다. 이때 혈관벽이 받는 압력이 '이완기(확장기) 혈압'이다. 이완기 혈압은 '최저혈압' 또는 '최소혈압'이라고도 한다.

혈압의 단위는 'mmHg'다. 혈압을 표시할 때는 보통 '135/85mmHg'와 같이 수축기 혈압의 최대치와 이완기 혈압의 최대치를 나란히 나타낸다.

심장은 1분 동안 50~90회 박동하는데, 1분당 60~100회라고 보는 의견도 있다. 그에 따라 혈압도 수축기 혈압과 이완기 혈압이 번갈아 작용한다. 혈액을 온몸으로 보내는 심장의 펌프 운동은 주로 좌심실에서 일어난다. 그 때문에 좌심실의 벽이 가장 두껍다(약 10mm). 혈액을 폐로 보내는 우심실의 벽 두께는 약 5mm이고, 우심방·좌심방의 벽 두께는 2~3mm밖에 되지 않는다.

혈관의 신경도 혈압을 조절한다

심장이 내보내는 혈액의 양뿐만 아니라 혈관의 저항력도 혈압 조절에 관여한다. 혈관의 저항력은 혈관의 탄력과 혈관 내강의 넓이로 정해진다. 그래서 혈관의 탄력이 떨어지거나 좁아지면 혈압이 오른다. 특히 말초혈관의 저항력이 혈압 상승에 영향을 준다.

동맥벽은 안쪽부터 내막, 중막, 외막의 세 층으로 되어 있다. 중막은 주로 평활근 세포로 이루어져 있으며 여기에 교감신경의 말단이 있다. 외막에는 혈관벽이 늘어나는 정도를 감지하여 중추신경으로 전달하는 신경섬유가 있다. 그 정보에 따라 중추신경은 혈관을 수축 또는 확장시키라는 명령을 내린다.

동맥벽에는 혈압의 변화를 감지하는 수용체(receptor)가 몇 군데 있다. 수용체가 혈압의 높낮이를 감지하여 그 정보를 중추신경으로 전달하면 교감신경의 긴장이 약화 또는 강화되어 혈압이 조절된다.

또 경동맥에는 혈중 산소나 이산화탄소(탄산가스)의 농도를 감지하는 수용체가 있어 그에 관한 정보를 호흡중추나 순환중추로 전달한다. 그 내용에 따라 폐, 뇌, 심장 등은 호흡이나 심박수를 높이거나 낮추라는 명령을 받게 되는데, 이것도 혈압에 영향을 준다.

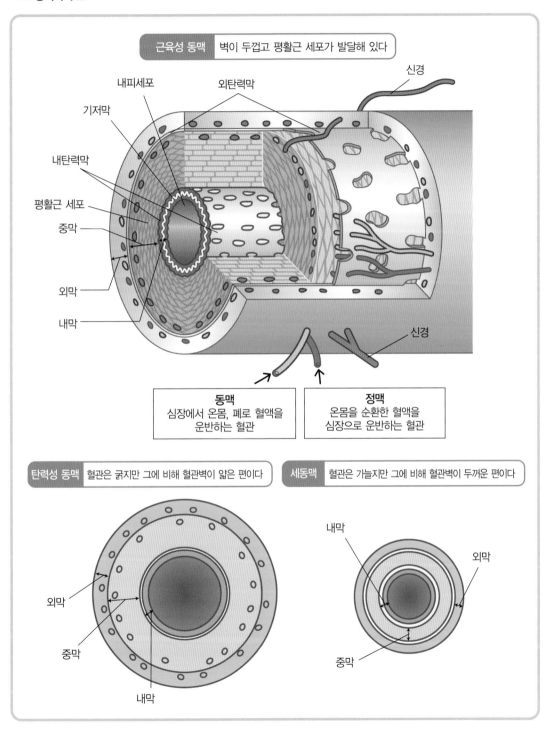

근육성 동맥 벽이 두껍고 평활근 세포가 발달해 있다

신경

내피세포
외탄력막

기저막

내탄력막

평활근 세포
중막

외막

내막

신경

동맥
심장에서 온몸, 폐로 혈액을
운반하는 혈관

정맥
온몸을 순환한 혈액을
심장으로 운반하는 혈관

탄력성 동맥 혈관은 굵지만 그에 비해 혈관벽이 얇은 편이다

세동맥 혈관은 가늘지만 그에 비해 혈관벽이 두꺼운 편이다

외막

중막

내막

내막

외막

중막

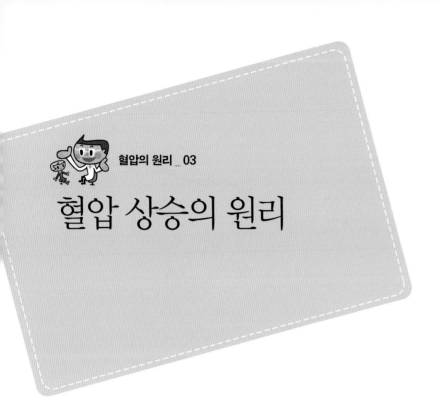

혈압의 원리 _ 03

혈압 상승의 원리

혈압을 조절하는 자율신경

혈압은 주로 심박출량(심장이 1분 동안 내보내는 혈액의 양)과 혈액의 흐름에 맞서는 말초혈관의 저항에 의해 결정된다.

운동을 하면 혈액이 많이 필요하므로 저절로 심박수가 증가하여 심박출량이 늘어나고, 잠잘 때는 혈액이 적어도 되므로 심박수가 감소하여 심박출량이 줄어든다. 이같이 인체 안팎의 환경에 따른 심박수의 자동적인 변화를 조절하는 것이 자율신경이다. 자율신경은 혈관의 확장과 수축도 조절한다. 교감신경이 긴장하면 심박출량이 늘어나고 말초혈관이 수축되어 혈압이 높아진다. 교감신경이 이완되면 그와 반대 상태가 되어 혈압이 낮아진다. 이처럼 교감신경은 혈압의 조절에 깊이 관여한다.

혈압은 하루에도 수시로 변한다. 건강한 사람은 운동할 때나 긴장했을 때 일시적으로 혈압이 올랐다가 잠시 후 정상으로 돌아온다. 그러나 이런 자연스러운 혈압의 변동과 관계없이 만성적으로 혈압이 높은 상태가 지속되기도 하는데, 이것이 바로 '고혈압'이다.

혈관벽이 약해지고 탄력이 떨어지면 혈압이 오른다

동맥은 원래 유연하고 탄력이 있지만 계속해서 강한 압력을 받으면 혈관벽에 상처가 생겨 딱딱한 고무호스처럼 변한다. 이것이 '동맥경화증'이다. 동맥경화증은 주로 가는 동맥(세동맥)에서 일어난다. 세동맥경화가 진행될수록 혈액이 잘 흐르지 못해 혈압이 높아지고, 혈압이 높아지면 세동맥경화가 심해지는 악순환에 빠진다. 세동맥경화는 나이가 들면서 진행되기 때문에 중년 이후에는 혈압이 높은 사람이 많다.

동맥에 일어나는 또 다른 큰 변화는 산화된 콜레스테롤이 혈관 내벽에 쌓이는 '죽상경화증'이다. 죽상경화증은 비교적 굵은 동맥에서 일어나며 뇌경색증이나 심근경색증의 원인이 된다. 위에서 말했듯이 말초혈관의 저항은 혈압을 결정하는 주된 요인인데, 동맥경화증은 바로 이 말초혈관의 저항을 극도로 높이는 위험한 질환이다.

●● **심장 및 혈관과 관련된 고혈압 위험인자**

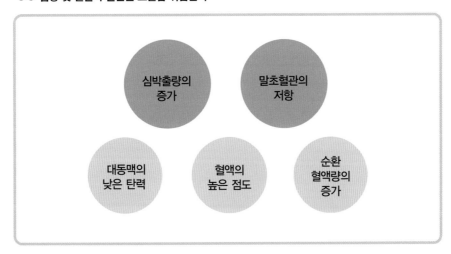

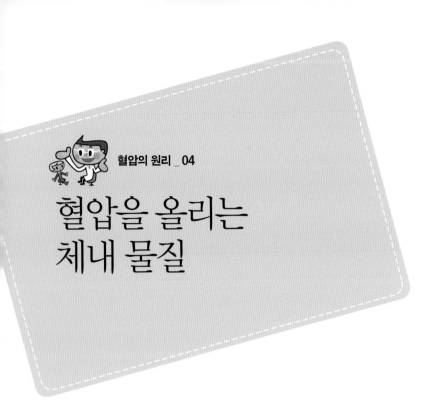

혈압을 올리는 체내 물질

자율신경 조절에 관여하는 여러 가지 호르몬

다양한 호르몬이 자율신경 조절에 관여한다. 예를 들어 몸을 격렬하게 움직이거나 스트레스를 받으면 교감신경이 활성화되는데, 이때 아드레날린과 노르아드레날린이라는 두 가지 호르몬의 분비량이 늘어난다. 이들 호르몬은 모두 부신수질에서 분비되며 혈압을 올리는 작용을 한다.

앤지오텐신Ⅱ는 혈압 상승 작용이 매우 강한 펩티드(두 개 이상의 아미노산이 사슬이나 고리 모양으로 결합된 화합물)다. 이 물질은 신장을 중심으로 한 '레닌-앤지오텐신-알도스테론계*'에서 생성된다. 66쪽 그림에서 보듯이 우리 몸에서는 내분비계(호르몬)와 자율신경계가 혈압 상승에 복합적으로 관여한다. 고혈압 치료제 중에는 몸속에서 생성되는 혈압 상승 물질의 기능을 방해하여 혈압을 낮추는 것도 있다.

한편 우리 몸속에서는 혈압을 낮추는 물질도 만들어진다. 이 물질이 혈압을 조절하거나 혈압 상승을 억제한다. 혈압을 높이거나 낮추는 체내 물질에 관해서는

* 인체에서 혈압을 올리고 염분과 수분을 축적시키는 시스템

다양한 연구가 이루어지고 있으나 몇 가지 물질은 아직 그 작용 원리가 완전히 밝혀지지 않았다.

혈압 상승과 신장의 밀접한 관계

신장은 혈액에서 불필요한 수분과 노폐물을 걸러내는 배설기관이지만 혈압과도 밀접한 관계가 있다. 신장의 동맥에 혈류 장애가 일어나면 레닌이라는 호르몬이 분비된다. 레닌의 작용으로 앤지오텐신Ⅱ가 생성되는데 이것이 심장박동을 빠르게 하고 말초혈관을 수축시켜 혈압을 높인다.

신장은 염분의 농도를 조절하는 기능도 한다. 염분(나트륨)을 많이 섭취하면 신장은 혈중 나트륨 농도를 일정하게 유지하기 위해 수분이 몸 밖으로 빠져나가지 못하게 한다. 다시 말해 체액량을 늘리려고 한다. 그 결과로 몸을 순환하는 혈액의 양이 늘어나 심박출량이 증가하므로 혈압이 오른다. 짠 것을 많이 먹으면 목이 말라 물을 자주 마시게 되는데 이런 경우에도 체액량이 늘어나 혈압이 오른다.

신장의 배설 기능은 유전과도 관련이 있기 때문에 염분을 많이 섭취해도 유전적으로 혈압이 잘 오르지 않는 사람도 있다. 이런 점에서 고혈압인 사람은 선천적으로 신장의 나트륨 배설 기능이 약하기 때문에 혈압을 올려서 나트륨을 배설하려는 보상 작용이 일어나 만성적으로 혈압이 높은 것으로 추정할 수 있다.

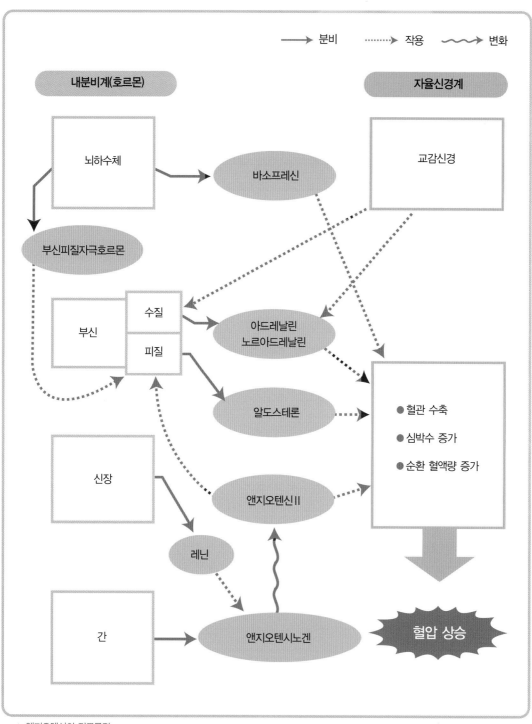

* 앤지오텐신의 전구물질

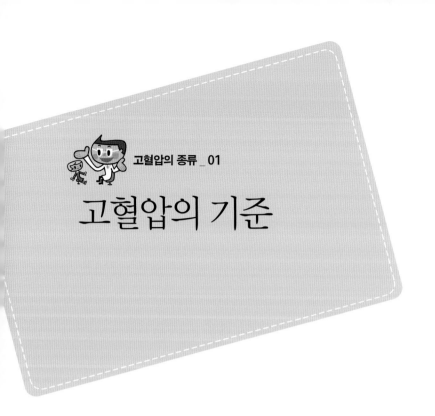

고혈압의 기준

고혈압의 새로운 기준치

정상 혈압의 기준은 국제적으로 세계보건기구(WHO)/국제고혈압학회(ISH)의 혈압 분류를 따른다. 미국고혈압합동위원회(JNC)의 지침도 국제적으로 통용되는 지표 중 하나다(정상 혈압은 120/80mmHg 미만). 일본은 일본고혈압학회(JSH)가 정한 「고혈압 치료 지침」을 따른다. 이에 의하면 정상 혈압은 '수축기 혈압이 130mmHg 미만이고 이완기 혈압이 85mmHg 미만'이다. 혈압이 이 수치보다 만성적으로 높으면 고혈압으로 진단한다. 한국은 대한고혈압학회에서 정한 「혈압모니터 기준」을 따르는데 수축기 혈압 120mmHg 미만, 확장기 혈압 80mmHg 미만을 정상 혈압으로 보고 있다.

미국고혈압합동위원회는 2003년에 발표한 7차 보고서(JNC 7)에서 120~139/80~89mmHg를 '고혈압 전 단계'로 정의했다. 고혈압 전단계는 이전에는 없었던 새로운 개념으로 향후 고혈압으로 진행될 위험성이 매우 높은 '잠재적인 고혈압 환자'를 의미한다.

최근에는 일본도 고혈압 관리에 더욱 엄격해졌다. 2009년에 개정한 일본고혈압학회의 「고혈압 치료 지침」에서는 노인 고혈압 환자의 목표 혈압을 진찰실 혈압 140/90mmHg 미만, 가정 혈압 135/85mmHg 미만으로, 당뇨병이나 신장병을 동반한 고혈압 환자의 목표 혈압을 진찰실 혈압 130/80mmHg 미만, 가정 혈압 125/75mmHg 미만으로 낮추었다. 또한 청년·중년자 고혈압 환자는 진찰실 혈압 130/85mmHg미만, 가정 혈압 125/80mmHg 미만으로 정했다.

자가 혈압 측정의 중요성

가정에서 혈압을 측정하고 기록하면 하루 동안에 혈압이 어떻게 변동하는지 알 수 있고 복용 중인 고혈압 치료제의 효과도 평가할 수 있어 좋다.

일본고혈압학회가 정한 가정에서 측정하는 혈압(가정 혈압)의 기준치에 따르면 가정 혈압에서 정상 혈압은 125/80mmHg 미만이고 고혈압은 135/85mmHg 이상이다. 또 일정 시간에 맞춰 자동으로 혈압을 측정하는 기구를 이용해 일상생활을 하면서 하루 중 혈압의 변동을 측정하는 '24시간 활동 혈압'에서는 고혈압 기준치가 130/80mmHg 이상이다.

평상시 혈압은 정상인데 병원에만 가면 긴장이나 스트레스로 혈압이 올라가는 '백의 고혈압'이 있는 사람이 많다. 이런 사람은 대개 병원에서 잴 때만 고혈압이고 가정에서 혈압을 재면 늘 정상 혈압으로 나타난다. 고혈압 환자 역시 병원에서 재면 혈압이 더 높게 나올 수 있고, 또 병원에서 잰 혈압만으로는 하루 종일 받는 혈압의 영향을 평가하기 어려우므로 가정에서 스스로 혈압을 재고 가정 혈압의 기준치를 참고로 혈압 상태를 확인하도록 한다.

●● **고혈압 조절의 목표 혈압(진찰실 혈압 기준)**

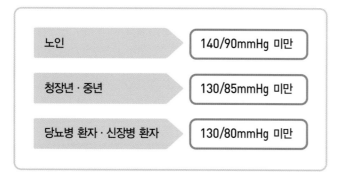

노인	140/90mmHg 미만
청장년·중년	130/85mmHg 미만
당뇨병 환자·신장병 환자	130/80mmHg 미만

●● 혈압의 분류

일본고혈압학회(JSH) 기준

분류	수축기 혈압 (최고혈압, mmHg)		이완기 혈압 (최저혈압, mmHg)
적정 혈압*	< 120	그리고	< 80
정상 혈압	< 130	그리고	< 85
높은 정상 혈압	130~139	또는	85~89
경증 고혈압	140~159	또는	90~99
중등증 고혈압	160~179	또는	100~109
중증 고혈압	≥ 180	또는	≥ 110
수축기 고혈압	≥ 140	그리고	< 90

* 뇌나 심장, 신장 등의 장기에 손상을 주지 않는 이상적인 혈압

미국고혈압합동위원회(JNC 7) 기준**

분류	수축기 혈압 (최고혈압, mmHg)		이완기 혈압 (최저혈압, mmHg)
정상	< 120	그리고	< 80
고혈압 전단계	120~139	그리고	80~89
1기 고혈압	140~159	또는	90~99
2기 고혈압	≥ 160	또는	≥ 100

** 한국 내에서 가장 널리 쓰이는 혈압의 분류

●● 고혈압 진단표

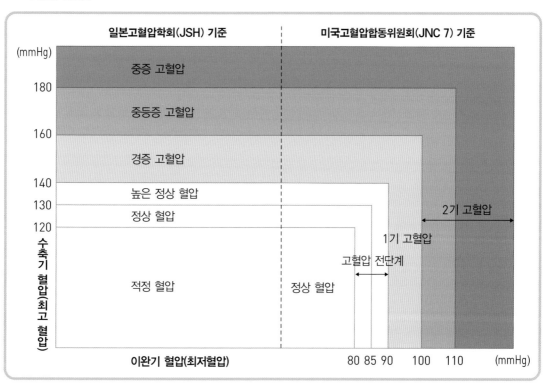

[자료 인용] 일본고혈압학회 「고혈압 치료 지침 2004」 & JNC 7

69

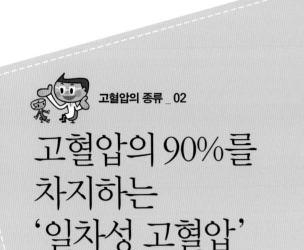

고혈압의 90%를
차지하는
'일차성 고혈압'

전체 고혈압 환자의 90%는 '일차성 고혈압'

특정 원인질환에 의해 발생하는 고혈압을 '이차성 고혈압'이라고 한다(73~75쪽 참조). 이와 달리 발병 원인이 분명하지 않은 고혈압을 '일차성 고혈압'이라고 한다. 전체 고혈압 환자의 약 90%가 일차성 고혈압이다. 일차성 고혈압은 '본태성 고혈압' 또는 '원발성 고혈압'으로 부르기도 한다.

지금까지의 연구 결과, 일차성 고혈압은 몇 가지 유전적 요인의 영향을 받는 것으로 밝혀졌다. 예를 들어 신장에서 나트륨을 재흡수하는 데 관여하는 유전자에 이상이 생기면 고혈압이 발생할 수 있다는 것이다. 고혈압의 대표적인 합병증인 뇌졸중에도 유전자가 관여하는 것으로 보고 있다. 뇌졸중은 고혈압 환자면 누구나 다 생길 수 있는 것이 아니라 뇌졸중을 일으키는 유전자를 가진 사람이 고혈압이 되었을 때 발병한다는 것이다.

이처럼 최근 들어 고혈압의 유전적 요인이 차츰 구체적으로 밝혀지고 있다. 현재로서는 혈압 조절에 중요한 역할을 하는 뇌·중추신경계, 신장, 심혈관계,

내분비계, 혈관의 평활근 세포막 등의 이상이 고혈압을 유발하는 것으로 추정하고 있다.

유전적 요인과 잘못된 생활습관이 겹치면 고혈압 발생 위험이 높아진다

부모의 고혈압이 자식에게 유전되는 비율은 대략 다음과 같다.

- 부모가 모두 고혈압이 아닌 경우: 자녀 10~20명에 1명꼴(10% 이하)
- 부모 중 한 명이 고혈압인 경우: 자녀 3명에 1명꼴(약 30%)
- 부모가 모두 고혈압인 경우: 자녀 2명에 1명꼴(50%)

이 비율은 어디까지나 고혈압이 발생하기 쉬운 유전적 요인에 관한 것이다. 이런 유전적 요인을 가졌더라도 식습관과 생활습관에 주의하면 평생 정상 혈압을 유지할 수 있다. 그러나 짜게 먹는 습관, 과식·비만, 과음, 칼슘과 칼륨 섭취 부족, 흡연, 스트레스, 운동 부족 같은 잘못된 생활습관이 유전적 요인과 겹치면 쉽게 고혈압이 될 수 있다.

다시 한 번 강조하지만 일차성 고혈압은 유전적 요인과 생활습관이 복합적으로 작용하여 일어난다. 이 두 가지는 거의 같은 비율로 고혈압 발생에 영향을 미치지만 여기에도 개인차는 있다. 따라서 먼저 생활습관을 바로잡아서 노력에 따라 조절할 수 있는 위험인자부터 줄이거나 없애도록 한다.

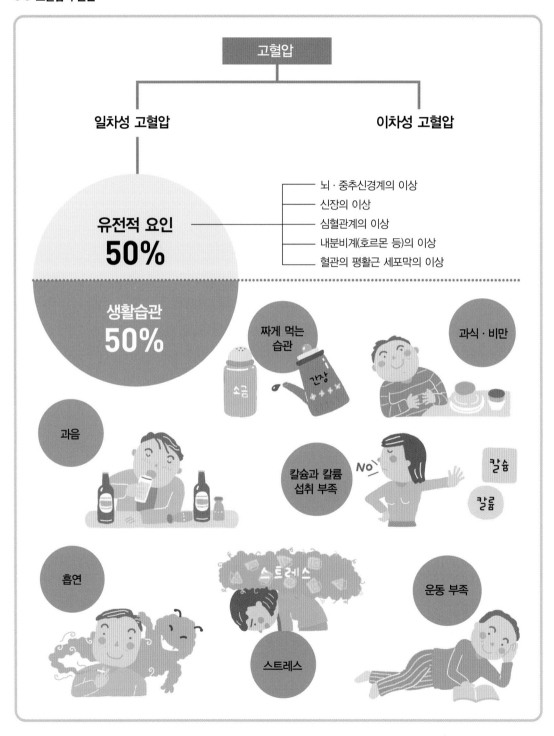

고혈압

일차성 고혈압

이차성 고혈압

유전적 요인
50%

뇌·중추신경계의 이상
신장의 이상
심혈관계의 이상
내분비계(호르몬 등)의 이상
혈관의 평활근 세포막의 이상

생활습관
50%

짜게 먹는
습관

과식·비만

과음

칼슘과 칼륨
섭취 부족

흡연

스트레스

운동 부족

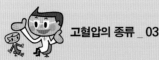

원인질환에 의해 발생하는 '이차성 고혈압'

신장질환이 원인이 되어 발생하는 '신성 고혈압'과 '신혈관성 고혈압'

원인이 분명하지 않은 일차성 고혈압과 달리 이차성 고혈압은 어떤 질환이 방아쇠가 되어 발생하는 고혈압이다. 이차성 고혈압은 '속발성 고혈압'이라고도 부른다. 이차성 고혈압은 전체 고혈압의 5~10% 정도를 차지하므로 그렇게 많은 편은 아니지만, 35세 이하의 젊은 고혈압 환자 중에서는 4명 중 1명이 이차성 고혈압이라고 알려져 있다.

이차성 고혈압은 환자에게 고혈압을 일으키는 원인질환이 있어 발생한 것이므로 대개 그 원인질환을 치료하면 혈압도 안정된다. 이차성 고혈압에서 가장 흔한 것은 '신성 고혈압'과 '신혈관성 고혈압'으로 두 가지 다 신장질환이 원인이다.

신장에 이상이 생겨 나트륨이나 수분이 정상적으로 배설되지 못하면 순환 혈액량이 늘어나 혈압이 높아진다. 이것이 '신성 고혈압'이다. 한편 신장으로 혈액을 운반하는 신장동맥에 동맥경화가 생기거나 근섬유 등이 증식하면 혈관이 좁아져서 신장으로 들어오는 동맥의 압력이 떨어진다. 그러면 신장에서 합성되는 레닌이 많이 분비되면서 앤지오텐신Ⅱ(혈압 상승 물질)가 과잉 생성되어 혈압이 높아진다. 이것이 '신혈관성 고혈압'이다. 신장으로 들어오는 혈액량이 감소하면 소변을 충분히 만들지 못하고 나트륨도 제대로 배설하지 못하게 되므로 신장이 혈압을 높여 이를 해결하려고 하기 때문에 고혈압이 발생한다.

내분비계 이상이나 대혈관질환이 원인이 되어 발생하는 고혈압

내분비성 고혈압은 부신피질이나 수질에서 분비되는 호르몬의 이상으로 발생한다. 대표적인 것이 부신피질의 양성종양이나 이상증식(과형성) 등으로 인해 알도스테론이 과잉 분비되는 '원발성 알도스테론증'이다. 알도스테론은 신장의 세뇨관에서 나트륨을 재흡수하고 칼륨을 배설하는 일을 한다. 그 때문에 알도스테론이 너무 많이 분비되면 혈중 칼륨 농도가 떨어져 순환 혈액량이 늘어나므로 혈압이 높아진다.

그 밖에 부신피질에서 당질코르티코이드가 만성적으로 과다하게 분비되어 일어나는 '쿠싱증후군'도 이차성 고혈압의 원인이 된다. 당질코르티코이드가 혈압 상승 물질의 증가에 관여하기 때문이다.

대혈관질환이 원인이 되어 발생하는 고혈압도 있다. 대동맥판막 폐쇄 부전증(대동맥판 역류증)은 심장이 수축한 후 대동맥판막이 완전히 닫히지 않아 심장근육이 이완될 때 대동맥에서 좌심실로 혈액이 역류하는 질병이다. 심장은 역류된 분량만큼 혈액을 더 뿜어내야 하므로 혈압이 높아진다.

그 밖에 순수한 질병은 아니지만 스테로이드 같은 약제의 부작용으로 고혈압이 발생하기도 한다.

●● **이차성 고혈압의 원인**

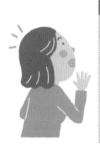

신장질환	
신성 고혈압	**신혈관성 고혈압**
신염(사구체신염)	신장의 동맥경화
급성 신염	섬유근 형성이상
만성 신염	대동맥염 증후군
신우신염	혈전증
당뇨병성 신장질환 등	색전증 등

내분비계 이상	대혈관질환	기타
원발성 알도스테론증	대동맥판막 폐쇄 부전증	뇌혈관질환
쿠싱증후군	대동맥염 증후군	뇌종양
갈색세포종	대동맥협착증 등	뇌염
갑상선기능항진증 등		뇌의 외상
		임신중독증 등

●● **이차성 고혈압의 종류와 비율**(고혈압 환자 1만 2,228명에서 차지하는 비율)

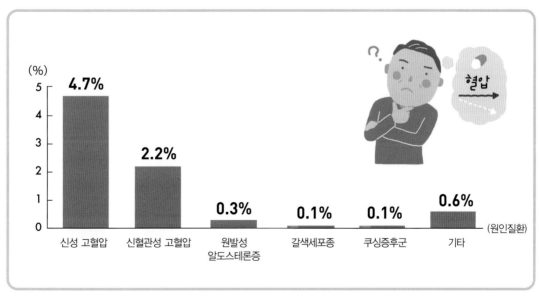

[자료 인용] 일본고혈압학회, 「고혈압 치료 지침 2004」

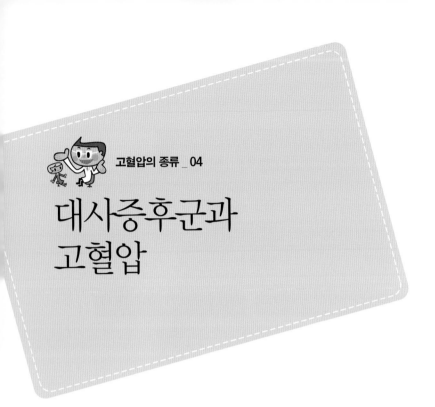

대사증후군과 고혈압

치명적인 심뇌혈관질환을 불러오는 대사증후군

대사증후군은 심뇌혈관질환의 중요한 위험인자인 고혈압, 고혈당, 이상지질혈증, 비만 등이 동시에 나타나는 것을 말한다. 대사증후군의 구성 인자들은 각각의 정도가 가볍더라도 흔히 서로 동반되어 나타나는 데다 모두 동맥경화를 일으킬 수 있기 때문에 심근경색증이나 뇌졸중 같은 중대한 질병의 발생률을 높인다. 이런 이유로 고혈압, 고혈당, 이상지질혈증, 비만의 네 가지 위험인자가 중복되는 것을 '죽음의 4중주'라고 한다.

도대체 어쩌다 이런 심각한 지경에 이르게 되는 것일까? 대사증후군의 구성 인자를 살펴보면 한 가지 공통점을 발견할 수 있다. 과식이나 과음, 운동 부족 같은 잘못된 생활습관이 초래한 결과라는 점이다. 대사증후군은 별다른 자각증상이 없어서 생활습관을 바로잡아 구성 인자들을 줄이거나 없애지 않으면 갑자기 치명적인 질병이 발생할 수 있다.

생활습관을 개선하여 내장지방형 비만을 극복한다

대사증후군은 특히 내장지방형 비만(복부 비만)과 깊은 관련이 있는 것으로 지적되고 있다. 내장지방형 비만이 되면 혈당을 낮추는 인슐린의 기능이 방해를 받아 고혈당이 된다. 또 혈액에 중성지방이 증가하여 이상지질혈증이 된다. 게다가 혈당치를 낮추기 위해 인슐린이 과다 분비되기 때문에 고인슐린혈증이 일어난다. 이로 인해 일부에서는 신장에서 나트륨의 재흡수가 촉진되어 체액량이 증가하기 때문에 고혈압이 나타난다.

이처럼 내장지방형 비만은 대사증후군의 악순환을 부추기는 가장 큰 원인이다. 이 악순환의 고리를 끊으려면 각 질환을 치료하는 것은 물론이고 생활습관 개선과 적절한 운동으로 내장지방형 비만에서 벗어나도록 애써야 한다.

●● 체질량지수(BMI)로 비만 정도를 안다

$$BMI = \frac{체중(kg)}{키(m) \times 키(m)}$$

	WHO 기준 BMI(kg/m²)	아시아비만학회 기준 BMI(kg/m²)
저체중	18.5 이하	18.5 이하
정상 범위	18.5~24.9	18.5~22.9
전비만	25~29.9	23~24.9
1단계 비만	30~34.9	25~29.9
2단계 비만	35~39.9	30 이상
3단계 비만	40 이상	

대한비만학회는 한국인의 BMI 기준을 다르게 설정하였는데, 23 이상이면 과체중, 25 이상은 경도비만, 30 이상은 중등도 비만으로 분류해왔다.

●● 대사증후군이 일으키는 질병

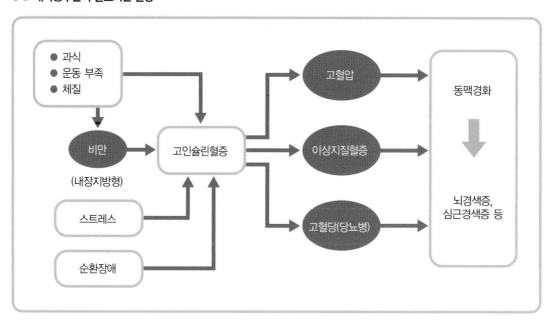

●● 비만증가율

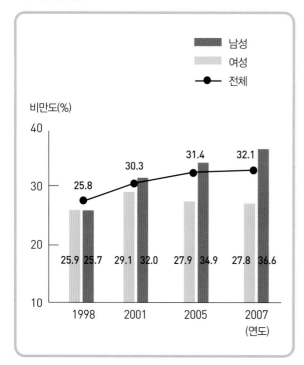

[자료 인용] 보건복지부 가족통계연보

●● 대사증후군을 진단하는 기준

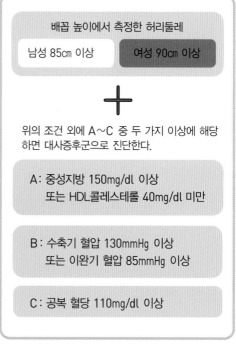

[자료 인용] 일본 대사증후군 진단기준 검토위원회

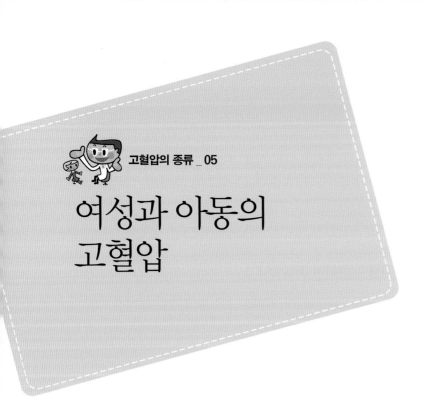

여성과 아동의 고혈압

여성은 임신 기간과 폐경기 이후에 혈압이 높아진다

대체로 여성은 남성보다 혈압이 낮은 편이다. 여성호르몬이 혈관의 수축과 노화를 막고 수분과 나트륨의 배설을 촉진하기 때문이다. 그러나 폐경기 이후에는 여성호르몬의 분비가 급격히 줄어들어 혈압이 높아진다. 게다가 그 시기에는 쉽게 살이 찌기 때문에 고혈압과 비만을 막으려면 염분 섭취를 줄이고 과식하지 않도록 주의해야 한다. 또 빠른 걸음으로 산책이나 조깅을 하는 등 무리하지 않는 범위에서 운동을 하는 것이 좋다.

특히 여성은 폐경기 이후보다 임신했을 때 고혈압에 더 주의를 기울여야 한다. 고혈압 위험인자를 가진 여성은 임신을 계기로 혈압이 높아지는 경우가 많다. 그리고 살이 지나치게 찌면 '임신성 고혈압'이 되기 쉬우므로 임신 중에는 비만이 되지 않도록 주의해야 한다. 임신 중 예상되는 체중 증가치는 임신 전의 체질량지수가 20~26인 여성은 10~14kg, 체질량지수 26~29로 과체중인 여성은 평균 9~10kg 정도다. 임신 중 과다한 체중 증가는 피하도록 해야 한다.

임신 중 고혈압 치료법으로는 태아에 미치는 영향을 고려하여 약물 치료보다는 비약물요법을 선호하지만 유효성이 입증된 것은 아니다. 중증 고혈압인 경우 임신을 유지하기 어렵기 때문에 혈압이 140/90mmHg 이상이 되면 약물 치료를 시작하는 것이 일반적이다. 태아의 안전을 고려하여 치료제를 선택해야 하므로 전문의와 상담하도록 한다.

아동 고혈압은 생활습관을 개선하여 조절한다

최근에는 고혈압을 비롯한 생활습관병이 발생하는 연령이 점차 낮아지고 있다. 아동 고혈압에도 일차성 고혈압과 이차성 고혈압이 있으나 요즘에는 생활습관과 관련이 큰 일차성 고혈압이 증가하고 있다.

일차성 고혈압의 주요 원인은 유전, 과식이나 운동 부족으로 인한 비만, 염분의 과다 섭취, 스트레스 등이다. 혈압이 높은 아동의 대다수가 과체중에 콜레스테롤 수치가 높은 편이고, 고혈압의 가족력이 있는 아동은 짠 음식을 좋아한다는 조사 결과도 있다.

아동은 성장 과정에 있기 때문에 식사를 엄격하게 제한할 필요는 없다. 대신 과식하지 않고 싱겁게 먹으며 기름진 음식과 단것을 많이 먹지 않는 등 바른 식습관을 갖게 하는 것이 중요하다. 또 평소에 산책이나 조깅, 수영 같은 유산소운동을 자주 하게 하는 것이 좋다.

아동의 일차성 고혈압은 증상이 가벼운 데다 대부분 성장하면서 호전되기 때문에 약물 치료가 필요한 경우는 많지 않다. 그러나 고혈압이 심하여 두통, 안저 변화, 악성 신질환이 있을 때는 항고혈압 약물 치료를 해야 한다. 아동에게 특별히 권장되는 혈압약이 따로 있는 것은 아니지만, 성인에 비해 투여량을 줄여야 하고 용량 조절에 매우 조심해야 한다. 너무 갑자기 혈압을 떨어뜨리는 경우에 저혈압과 관련하여 중추신경계에 영향을 미칠 수 있으므로 주의해야 한다.

●● 소아 · 청소년기의 고혈압 진단 기준

	높은 정상 범위(mmHg)		현저한 고혈압(mmHg)		중증 고혈압(mmHg)	
	수축기 혈압	이완기 혈압	수축기 혈압	이완기 혈압	수축기 혈압	이완기 혈압
생후 7일경	–	–	90~105	–	106 이상	–
생후 8~30일경	–	–	104~109	–	110 이상	–
2세 미만	104~111	70~73	112~117	74~81	118 이상	82 이상
3~5세	108~115	70~75	116~123	76~83	124 이상	84 이상
6~9세	114~121	74~77	122~129	78~85	130 이상	86 이상
10~12세	122~125	78~81	126~133	82~89	134 이상	90 이상
13~15세	130~135	80~85	136~143	86~89	144 이상	92 이상
16~18세	136~141	84~91	142~149	92~97	150 이상	98 이상

[자료 인용] 2008년 대한소아과학회에서 제시한 자동혈압계로 측정된 정상혈압표

●● 성별 · 학년별 고혈압 기준치(mmHg)

		남자		여자	
		수축기	이완기	수축기	이완기
초등학교	1학년	107	60	108	60
	2학년	112	63	108	60
	3학년	114	62	111	61
	4학년	116	63	121	66
	5학년	117	63	119	66
	6학년	119	63	119	65
중학교	1학년	125	66	126	68
	2학년	130	66	126	68
	3학년	136	68	128	70

[자료 인용] 일본고혈압학회, 「고혈압 치료 지침 2004」

●● 연령에 따른 혈압의 변화(일본인의 경우)

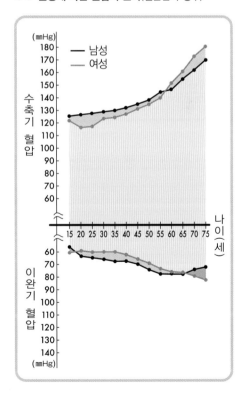

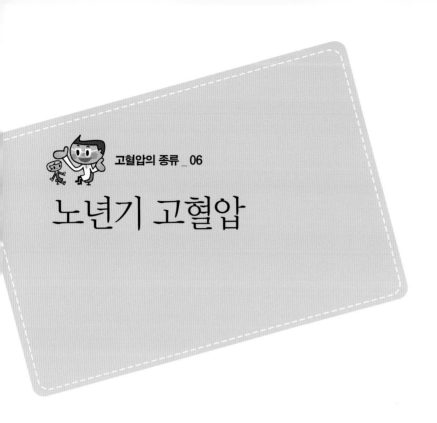

노년기 고혈압

수축기 혈압이 높아지고 혈압이 쉽게 변동한다

노년기 고혈압의 특징 중 하나는 이완기 혈압에 비해 수축기 혈압만 유독 높다는 것이다. 그 원인으로 동맥경화증을 들 수 있다. 동맥경화증이 진행되면 혈관의 내강이 좁아져서 혈액의 흐름이 나빠진다. 몸 구석구석까지 혈액을 보내려면 심장은 더 강한 힘으로 혈액을 뿜어내야 하므로 혈압이 오르게 된다. 정도의 차이는 있지만 나이가 들수록 동맥경화증이 진행되므로 노년기에는 수축기 혈압이 꾸준히 높아진다.

동맥경화증 외에도 노년기에는 혈관의 탄력이 떨어지고 자율신경계의 조절이 제대로 되지 않는 등 여러 가지 노화 현상이 나타난다. 특히 대동맥 같은 굵은 혈관이 딱딱해지기 때문에 수축기 혈압만 높은 '수축기 고혈압'이 많이 발생한다. 이런 이유로 노년기에는 고혈압 환자의 비율이 높아진다. 실제로 65세 이상에서는 2명 중 1명이 고혈압이라고 한다.

단순히 혈압만 높은 것이 아니라 혈압이 쉽게 변동하는 것도 노년기 고혈압의 특징이다. 예를 들어 눕거나 앉아 있다가 갑자기 일어서면 뇌로 가는 혈류량이 줄어들어 머리가 순간적으로 빙 돌거나 어지러운 기립성 저혈압이 일어난다. 식사 후 30~90분 사이에는 음식물을 소화·흡수시키기 위해 혈액이 소화기관에 모이는데, 그 영향으로 혈액이 뇌로 충분히 공급되지 못해 혈압이 떨어져서 어지럽거나 비틀거리기도 한다. 또 노인은 목욕 후에도 혈압이 쉽게 떨어진다.

노년기 고혈압을 치료할 때는 생활의 질을 중시한다

노년기 고혈압을 진단·치료하는 방법은 일반 성인의 경우와 마찬가지다. 수축기 혈압이 140mmHg 이상이고 이완기 혈압이 90mmHg 이상일 때 고혈압으로 진단하며, 경증인 경우에는 생활습관을 개선하고 식사요법과 운동요법을 한다.

그러나 노년기에 갑자기 생활습관을 크게 바꾸면 적응하기가 어렵고 삶의 질도 떨어진다. 그래서 비약물요법은 무리하지 않는 범위에서 하고, 조기에 혈압강하제를 사용하기도 한다. 치료 방법은 가족이 함께 의사와 상담하여 결정하되 본인의 의지를 최대한 존중하도록 한다.

약물 치료를 할 때 한 가지 주의할 점이 있다. 노인들은 병원을 여러 군데 다니면서 다양한 약을 처방받는 경우가 많은데 그중에는 혈압강하제와 상호작용을 일으키는 약이 있을 수 있다. 자칫 약효가 증가 또는 감소하거나 부작용이 생길 수 있으므로 현재 어떤 질병으로 어떤 약을 복용하고 있는지 의사에게 정확히 알려주어야 한다. 가족들 역시 환자가 깜빡 잊고 약을 거르거나 나중에 한꺼번에 모아서 먹는 일이 없도록 신경을 써야 한다.

●● 연령별 · 성별 고혈압 발병률

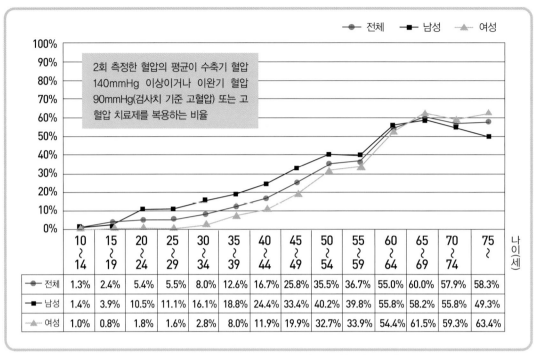

2회 측정한 혈압의 평균이 수축기 혈압 140mmHg 이상이거나 이완기 혈압 90mmHg(검사치 기준 고혈압) 또는 고혈압 치료제를 복용하는 비율

	10~14	15~19	20~24	25~29	30~34	35~39	40~44	45~49	50~54	55~59	60~64	65~69	70~74	75~
전체	1.3%	2.4%	5.4%	5.5%	8.0%	12.6%	16.7%	25.8%	35.5%	36.7%	55.0%	60.0%	57.9%	58.3%
남성	1.4%	3.9%	10.5%	11.1%	16.1%	18.8%	24.4%	33.4%	40.2%	39.8%	55.8%	58.2%	55.8%	49.3%
여성	1.0%	0.8%	1.8%	1.6%	2.8%	8.0%	11.9%	19.9%	32.7%	33.9%	54.4%	61.5%	59.3%	63.4%

[자료 인용] 보건복지부, 「2001 국민 건강 · 영양조사−검진편」

●● 노년기 고혈압의 치료 계획

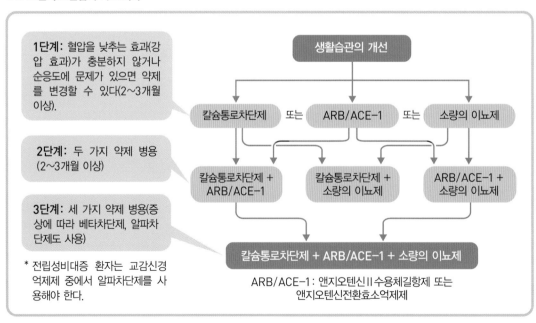

1단계: 혈압을 낮추는 효과(강압 효과)가 충분하지 않거나 순응도에 문제가 있으면 약제를 변경할 수 있다(2~3개월 이상).

2단계: 두 가지 약제 병용 (2~3개월 이상)

3단계: 세 가지 약제 병용(증상에 따라 베타차단제, 알파차단제도 사용)

* 전립성비대증 환자는 교감신경 억제제 중에서 알파차단제를 사용해야 한다.

생활습관의 개선

칼슘통로차단제 또는 ARB/ACE-1 또는 소량의 이뇨제

칼슘통로차단제 + ARB/ACE-1

칼슘통로차단제 + 소량의 이뇨제

ARB/ACE-1 + 소량의 이뇨제

칼슘통로차단제 + ARB/ACE-1 + 소량의 이뇨제

ARB/ACE-1 : 앤지오텐신II수용체길항제 또는 앤지오텐신전환효소억제제

[자료 인용] 일본고혈압학회, 「고혈압 치료 지침 2004」

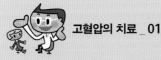
고혈압 치료, 언제 시작해야 할까?

표적장기 심장, 뇌, 신장, 혈관, 안저의 손상 여부를 확인한다

특정한 질환이 원인이 되어 발생하는 이차성 고혈압을 치료하려면 먼저 그 원인질환부터 치료해야 한다. 그렇다면 원인이 명확하지 않은 일차성 고혈압은 언제부터 치료를 시작해야 할까?

고혈압 치료 시기는 표적장기가 손상되었는지, 심장병이나 뇌졸중 같은 심뇌혈관질환의 위험인자가 있는지를 확인하고 동반 질환(합병증)을 검사하여 결정한다. 일본고혈압학회에서는 고혈압으로 인한 손상에 주의해야 하는 표적장기로 심장, 뇌, 신장, 혈관, 안저를 든다. 심뇌혈관질환의 위험인자로는 고혈압 외에 흡연, 이상지질혈증, 당뇨병, 고령(남성 60세 이상, 여성 65세 이상), 심혈관질환의 가족력 등이 있다.

고혈압의 치료 방침은 위와 같은 표적장기의 손상과 위험인자의 유무에 따라 경증, 중등증, 중증으로 분류하여 결정한다. 경증이라도 고혈압으로 진단되면 빨리 치료를 시작해야 하며 높은 정상 혈압(수축기 혈압 130~139mmHg, 이완기 혈압

85~89mmHg)이라도 생활습관을 개선할 필요가 있다.

고혈압 치료의 기본은 생활습관의 개선이다

미국 고혈압합동위원회는 2003년도 보고서에 고혈압 전 단계(수축기 혈압 120~139mmHg, 이완기 혈압 80~89mmHg)부터 생활습관의 개선이 필요하다고 명시했다. 미국은 한국이나 일본에 비해 동맥경화증이 있는 사람이 많기 때문에 고혈압 관리에 매우 엄격하다. 하지만 꼭 그런 사정 때문이 아니더라도 혈압이 낮으면 혈관이 손상되거나 동맥경화증이 생길 위험이 적은 것은 분명하다.

고혈압 치료의 기본은 생활습관을 개선하는 것이다. 고혈압으로 진단받은 사람은 모두 혈압을 낮추는 식사요법과 운동요법을 적극적으로 실천해야 한다. 저위험군이나 중등도 위험군까지는 생활습관의 개선만으로 혈압이 정상으로 회복될 수도 있다.

이같이 약을 사용하지 않는 비약물요법으로 혈압이 떨어지지 않을 때는 혈압강하제를 복용하는 약물 치료를 한다. 또 고위험군이나 혈압은 낮은 편이라도 표적장기가 손상된 경우에는 처음부터 약물 치료를 한다.

●● **고혈압으로 인한 표적장기 손상**

심장	심장비대증, 협심증 · 심근경색증, 심부전증
뇌	뇌출혈 · 뇌경색, 일과성 허혈발작
신장	단백뇨, 신장 기능 장애 · 신부전증, 신경화증
혈관	동맥경화성 혈전, 박리성 대동맥류, 폐색성 동맥질환
안저	고혈압성 망막증

●● 진찰실 혈압에 근거한 뇌심혈관 위험 분류

혈압 이외 위험 요인	혈압 분류	정상고치 (130~139/ 85~89mmHg)	1도 고혈압 (140~159/ 90~99mmHg)	2도 고혈압 (160~179/ 100~109mmHg)	3도 고혈압 ≧180≧ 110mmHg
위험 제1단계: 위험인자 없음		부가 위험 없음	저위험	중등위험	고위험
위험 제2단계: 당뇨병 외에 1~2개 위험인자, 대사증후군이 있음		중등위험	중등위험	고위험	고위험
위험 제3단계: 당뇨병, CKD, 장기장애, 심혈관질환, 3개 이상의 위험인자 중 하나가 있음		고위험	고위험	고위험	고위험

[자료 인용] 일본 고혈압 치료 가이드 2009

●● 고혈압 관리 계획(초진)

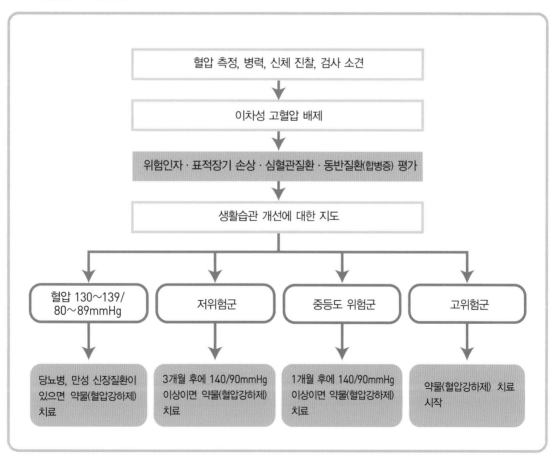

[자료 인용] 일본고혈압학회, 「고혈압 치료 지침 2004」

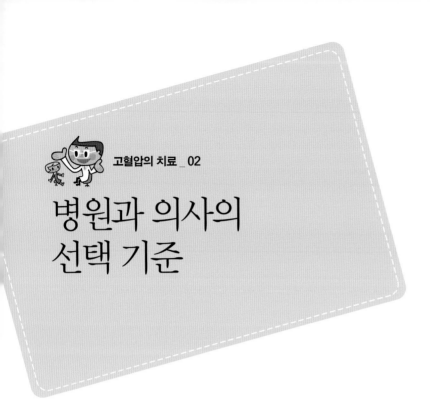

병원과 의사의
선택 기준

중증 고혈압이 아니라면 가까운 내과에서 주치의를 찾는다

고혈압 치료는 오랜 기간 꾸준히 그리고 적극적으로 해야 한다. 일차성 고혈압은 유전적 요인의 영향을 받기 때문에 고혈압 치료 후에 일시적으로 혈압이 안정되더라도 한동안은 조심해야 한다. 혈압이 잘 오르는 체질적 특성은 남아 있기 때문이다. 그래서 평소 자신의 건강 상태와 생활습관을 잘 알아 위험할 때 적절한 치료와 도움말을 해줄 수 있는 주치의를 찾는 것이 좋다.

고혈압 치료를 적극적으로 도와줄 수 있는 의사를 선택할 때 유용한 몇 가지 기준이 있다. 먼저 환자의 질문에 귀를 기울이고 처방 약에 관해서도 자세히 설명해주는 의사여야 한다. 또 식사나 운동, 생활습관에 관해 효과적인 조언을 해주는 의사가 좋다.

다니기 편하고 위험할 때 빨리 처치를 받을 수 있도록 집 가까이에 있는 병원을 고르는 것도 중요하다.

그 밖에 주변 사람들의 평판을 들어보는 것도 도움이 된다. 되도록 고혈압 전문의가 좋겠지만 고혈압은 흔한 질환이므로 일반 내과에서도 충분히 치료를 받을 수 있다.

가까운 병원에서 정기적으로 검사를 받고 이상이 발견되면 종합병원을 찾는다

고혈압 진단을 받으면 처음 3~4개월 동안은 일주일에 한 번 정도 병원에서 혈압을 재고 치료 결과를 살펴보는 것이 좋다. 그 후에는 보통 한 달에 한 번 정도 병원을 찾으면 된다. 혈압강하제를 복용하기 시작하면 한동안은 1~2주에 한 번씩 병원에서 진찰을 받고 약의 효과와 부작용을 확인해야 한다.

복용할 약제가 결정되면 한 달에 한 번 정도만 병원에 가면 되지만 초진에서 3~4개월, 길면 반년 정도는 자주 병원을 찾아야 한다. 이런 점에서도 붐비는 종합병원에서 오래 기다리는 것보다는 가까운 병원에서 차분하게 진찰을 받는 편이 좋다. 개인병원에서 정기적으로 검사를 하고 이상이 생겼을 때 다니던 병원에서 진료의뢰서를 발급받아 종합병원을 찾으면 경제적 부담도 덜 수 있다.

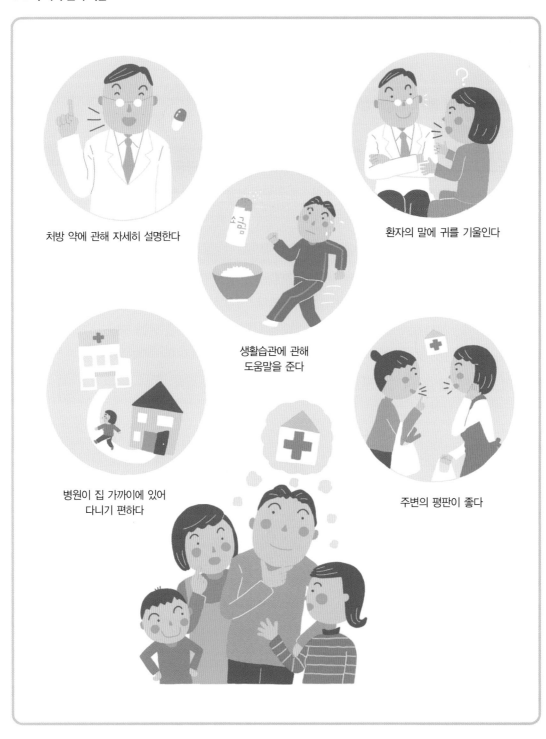

처방 약에 관해 자세히 설명한다

환자의 말에 귀를 기울인다

생활습관에 관해
도움말을 준다

병원이 집 가까이에 있어
다니기 편하다

주변의 평판이 좋다

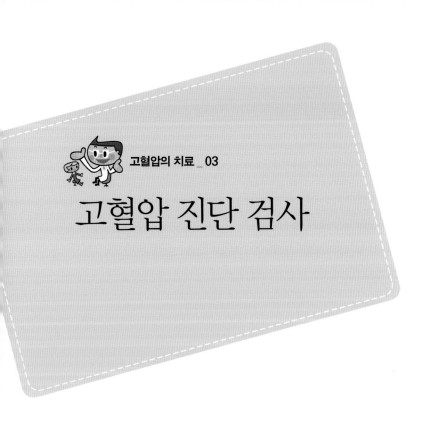

고혈압 진단 검사

고혈압 선별검사

고혈압 진단 검사에서는 다음의 세 가지를 반드시 확인한다.

- **혈압 수치:** 혈압 수치가 매우 높을 때(예를 들어 수축기 혈압이 180mmHg 이상이고 이완기 혈압이 115mmHg 이상일 때)는 곧바로 정밀검사를 받아야 한다.
- **고혈압의 원인:** 고혈압은 대부분 원인이 발견되지 않는 일차성 고혈압이지만 원인질환이 없다는 사실을 확인하지 않은 이상은 일차성 고혈압으로 확진할 수 없다.
- **합병증의 유무:** 심장이나 혈관에 합병증이 있는 경우에는 치료 방법이나 방침이 달라진다.

이 세 가지를 중심으로 맨 먼저 고혈압 선별검사를 한다. 선별검사에는 문진, 진찰(혈압 측정·청진·타진·촉진·부종 판정 등), 비만 판정, 소변검사(단백뇨·요침사 등), 혈액검사(혈구검사·생화학검사), 안저검사, 심전도검사, 흉부 X선검사 등이 있다. 선별검사는 고혈압을 의심하여 진찰을 받는 사람 모두에게 시행한다. 선별검사에서 안저나 심전도에 변화가 있거나 소변에서 단백질이 검출되었다면 고혈압이 꽤 오래 지속되었을 가능성이 높기 때문에 동맥경화증도 진행되고 있는 것으로 볼 수 있다.

선별검사 결과 가벼운 일차성 고혈압으로 진단되었다면 식사와 운동, 생활습관에 관한 지도를 받는다. 그러나 똑같은 일차성 고혈압이라도 합병증이 의심될 때는 좀 더 자세한 검사를 받아야 한다.

고혈압과 관련된 중요한 사항들을 미리 메모해두어 문진에 정확하게 답한다

고혈압으로 처음 병원을 찾으면 대개 다음과 같은 내용의 문진을 하므로 미리 준비해두도록 한다.

- 혈압이 높다는 것을 언제 처음 어떻게 알게 되었나?
- 가슴에 통증을 느낀 적이 있는가?
- 지금까지 앓은 병의 종류는?
- 가족 중에 고혈압, 심장병, 뇌졸중 같은 순환기 질환을 앓은 사람이 있는가?
- 생활습관(식습관, 운동습관 등)은 어떠한가?
- 현재 앓고 있는 병이나 복용 중인 약이 있는가?

살펴본 것처럼 문진에서는 과거에 앓았거나(병력) 현재 앓고 있는 질병, 복용 중인 약, 두통이나 가슴 두근거림, 현기증, 손발 저림 같은 자각증상이 있는지 묻는다. 혈압이 높은 것을 언제 알게 되었는지도 중요한 질문이지만 가정에서 계속 혈압을 재어보지 않았다면 정확하게 알 수가 없기 때문이다.

고혈압은 별다른 자각증상이 없기 때문에 가족 중에 고혈압이나 고혈압 합병증(협심증·심근경색증·당뇨병 등)을 가진 사람이 있는지도 묻는다(가족력). 만약 가족력이 있다면 일차성 고혈압일 가능성이 높고 가족력 없이 본인만 유독 혈압이 높

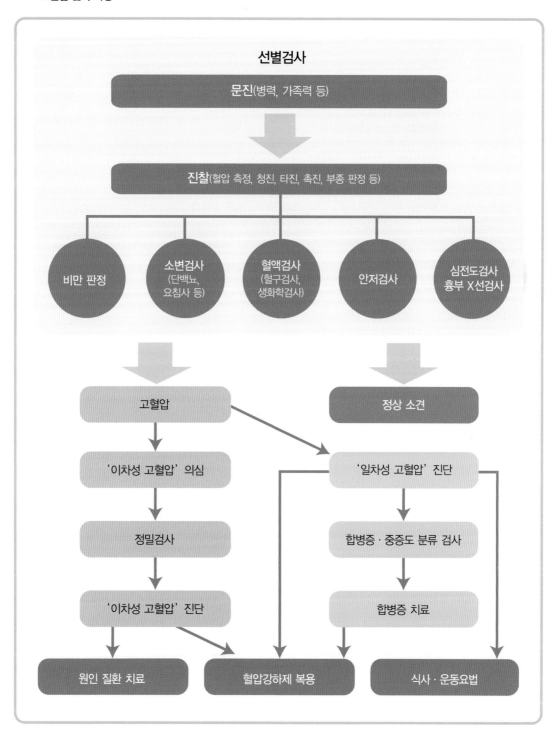

●● 이차성 고혈압 진단 검사의 기준치

검사명		검체	기준치	단위	대표적인 의심 질환
알도스테론		혈액	36～240	pg/ml	원발성 알도스테론증
레닌		혈액	0.3～2.9	ng/ml/시	원발성 알도스테론증, 신혈관성 고혈압
카테콜아민	아드레날린	혈액(소변)	100 이하	pg/ml	갈색세포종
	노르아드레날린		100～450		
	도파민		20 이하		
코티솔		혈액	4.0～18.3	㎍/㎗	쿠싱증후군
크레아티닌		혈액(소변)	110±20	ml/분	신장 기능 장애

※ 검사 기관에 따라 기준치가 다를 수 있고 검사 결과를 종합하여 질병을 진단하므로 결과가 기준치보다 조금 높거나 낮다고 해서 모두 이상이 있는 것은 아니다.

●● 이차성 고혈압 진단을 위한 영상 검사

검사 종류	검사 방법	검사 내용	대표적인 의심 질환
CT검사	컴퓨터와 X선을 조합한 단층촬영 장치를 이용하여 인체를 가로로 자른 횡단면의 영상을 얻는다.	부신피질의 종양이나 이상증식, 갈색세포종	원발성 알도스테론증, 쿠싱증후군, 갈색세포종
초음파검사	사람에게 들리지 않는 높은 주파수의 음파를 사용하며 검사 과정이 간단하다.	부신피질의 종양이나 이상증식, 갈색세포종, 신장의 혈류나 형태	원발성 알도스테론증, 쿠싱증후군, 갈색세포종, 신혈관성 고혈압
MRI검사	자기를 이용해 인체를 가로, 세로, 사선 등 원하는 방향으로 자른 영상을 얻을 수 있다.	부신피질의 종양이나 이상증식, 갈색세포종	원발성 알도스테론증, 쿠싱증후군, 갈색세포종
경정맥 요로 조영검사	정맥에 조영제를 주입한 후 X선으로 배설 과정을 촬영하여 요로의 이상 유무를 확인한다.	신장 기능의 저하	신혈관성 고혈압, 낭포신
신혈관 조영검사	신장의 동맥이나 정맥에 가느다란 관을 넣고 조영제를 주입하여 X선을 통해 혈관의 상태를 볼 수 있다.	신장동맥의 협착, 부신피질의 종양이나 이상증식	신혈관성 고혈압, 원발성 알도스테론증, 협심증

다면 이차성 고혈압일 가능성이 높다. 문진에 정확하게 답하려면 고혈압과 관련된 중요한 사항들을 미리 메모해두는 것이 좋다.

이차성 고혈압으로 의심되면 정밀검사를 한다

호르몬 검사와 크레아티닌 클리어런스 검사

혈액과 소변에 있는 호르몬의 양을 조사하면 고혈압의 원인으로 의심되는 질환에 대한 정보를 얻을 수 있다. 예를 들어 '원발성 알도스테론증'은 혈중 알도스테론 수치가 높고 레닌의 수치가 낮다. '신혈관성 고혈압'에서는 혈중 레닌 수치가 높다. '쿠싱증후군'에서는 혈중 코르티솔 수치가 높고, '갈색세포종'에서는 혈액과 소변의 아드레날린, 노르아드레날린 수치가 높다.

크레아티닌 클리어런스 검사는 신장의 피질에 있는 사구체의 기능을 조사하기 위한 것이다. 혈중 크레아티닌 농도와 하루 동안 모은 소변의 크레아티닌 농도를 조사하여 크레아티닌 클리어런스를 구한다.* 사구체의 기능이 저하되면 이 수치가 낮아진다.

* 소변의 양×소변의 크레아티닌 농도=크레아티닌의 양
크레아티닌의 양/혈중 크레아티닌 농도=크레아티닌 클리어런스

여러 가지 검사 장치를 이용한 영상검사

CT(컴퓨터단층촬영) 검사에서는 컴퓨터와 X선을 조합한 단층촬영 장치를 이용하여 인체를 가로로 자른 횡단면의 영상을 얻는다. 원발성 알도스테론증이나 쿠싱증후군의 원인이 되는 부신피질의 종양이나 이상증식, 갈색세포종 등을 진단할 때 이용한다.

초음파검사는 사람에게 들리지 않는 높은 주파수의 음파를 사용하여 조직의 이상을 검사하는 것으로, 검사 과정이 간단하고 X선과 다르게 인체에 나쁜 영향을 미치지 않는다. 신장의 상태나 부신피질의 종양 등을 진단할 때 이용한다. 또 초음파검사로 심장이나 동맥의 상태를 알 수 있기 때문에 대동맥판막 폐쇄부전증, 대동맥 협착증, 신혈관성 고혈압을 진단할 때도 이용한다.

MRI(자기공명영상)검사에서는 자기를 이용해 인체를 가로, 세로, 사선 등 원하는

방향으로 자른 영상을 얻을 수 있다. CT검사보다 상세한 정보를 얻을 수 있어 부신피질의 종양이나 이상증식, 갈색세포종 등을 진단할 때 이용한다.

신장 정밀검사

경정맥 요로 조영검사(경정맥 신우 조영검사)는 정맥에 조영제를 주입한 후 X선으로 배설 과정을 촬영하여 요로의 이상 유무를 확인하는 방법이다. 신장 기능이 정상일 때는 곧바로 요관 등 소변의 통로가 보이지만 신장 기능이 떨어지면 영상이 명료하지 않고 보이기까지 시간이 걸린다. 신혈관성 고혈압이나 낭포신이 의심될 때 시행한다.

신혈관 조영검사는 신장동맥에 가느다란 관을 넣고 조영제를 주입하여 X선을 통해 혈관의 상태를 볼 수 있게 하는 검사다. 신장동맥의 협착, 부신피질의 종양이나 이상증식 등을 진단할 때 이용한다.

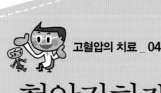
혈압강하제의 사용 목적과 기본 사용법

혈압강하제는 혈압을 조절하여 표적장기의 손상을 막거나 진행을 억제한다

흔히 혈압약이라고 하는 고혈압 치료제(혈압강하제) 중에는 시판 약이 없다. 모두 의사의 처방을 받아야 구입할 수 있다. 고혈압 치료제는 일반인의 판단으로 복용할 수 없고, 복용하던 약을 임의로 중단해서도 안 되기 때문이다. 그렇다면 고혈압 치료제의 처방 기준은 무엇일까?

고혈압의 치료 목적은 혈압을 조절하여 뇌, 심장, 신장 같은 표적장기의 손상을 막고 이미 손상된 경우에는 그 진행을 억제하는 것이다. 혈압강하제를 쓰는 이유도 그 때문이므로 약제를 선택하거나 복용량을 결정할 때 표적장기의 손상이 진행되지 않도록 충분히 고려해야 한다.

약물 치료를 시작하는 시기는 고혈압 환자의 뇌심혈관 위험 분류(87쪽 참조)에 따라 다르다. 고위험군은 처음부터 혈압강하제를 복용해야 하며, 중등도 위험군과 저위험군은 각각 한 달간과 석 달간 생활습관을 개선해도 혈압이 140/90mmHg 미만이 되지 않으면 혈압강하제를 복용해야 한다.

혈압강하제를 복용할 때는 다른 의약품이나 식품과의 상호작용에 주의한다

고혈압 치료의 일차 선택 약, 즉 혈압강하제로 맨 처음 사용하는 약은 칼슘통로차단제, 앤지오텐신전환효소억제제, 앤지오텐신 II 수용체길항제, 이뇨제 및 베타차단제다. 혈압을 완만하게 조절하기 위해 이 중 한 가지 약제를 선택하여 처음에는 적은 용량을 복용한다.

일차 선택 약을 저용량으로 투여했을 때 혈압이 140/90mmHg 미만으로 조절되지 않으면 같은 약을 용량을 늘리거나 다른 약을 소량 추가하여 병용 투여한다. 두 가지 약으로도 효과가 없을 때는 다시 한 가지 약을 추가하여 세 가지 약을 병용 투여한다.

혈압강하제를 병용 투여할 때는 약의 상호작용에 주의하여 한 가지 약이 다른 약의 약효를 증가 또는 감소시키거나 부작용을 늘리는 약의 조합을 피해야 한다. 특히 다음과 같은 약의 조합에 주의한다.

- 벤조디아제핀 계열의 칼슘통로차단제 + 베타차단제 → 두 가지 다 심박수를 현저히 감소(서맥)시킬 수 있다.
- 앤지오텐신전환효소억제제 또는 앤지오텐신 II 수용체길항제 + 칼륨 보존성 이뇨제 → 고칼륨혈증을 일으킬 수 있다.

이뿐만 아니라 혈압강하제를 혈압강하제 외 의약품이나 식품과 함께 복용해도 약의 상호작용이 나타날 수 있다. 예를 들어 칼슘통로차단제는 강심제인 디기탈리스제제, 위·십이지장궤양에 사용하는 히스타민 H_2 수용체길항제, 발기부전 치료제인 실데나필시트르산염(비아그라) 등과 함께 복용하면 작용이 지나치게 강해질 수 있다. 식품 중에서 그레이프프루트 주스는 칼슘통로차단제의 체내 농도를 높여 부작용을 일으킬 수 있다. 처방된 혈압약에 칼슘통로차단제가 포함되어 있다면 그레이프프루트 주스로 약을 먹거나, 약 복용 2시간 전후에는 그레이프프루트 주스를 마시면 안 된다. 혈압약을 처방받을 때는 의사에게 자신이 현재 복용 중인 모든 약을 알리고 주의할 점을 꼼꼼히 물어보도록 한다.

●● 혈압강하제의 분류

혈관확장제

알파차단제
중추성 교감신경억제제
앤지오텐신전환효소억제제
앤지오텐신II수용체길항제
칼슘통로차단제

순환 혈액량을 감소시키는 약제

이뇨제
베타차단제

●● 고혈압 치료에 자주 쓰이는 병용 약제

1. 칼슘통로차단제 + 앤지오텐신II수용체 길항제
2. 칼슘통로차단제 + 앤지오텐신전환효소 억제제
3. 디히드로피리딘 계열 칼슘통로차단제 + 베타차단제
4. 앤지오텐신II수용체길항제 + 이뇨제
5. 앤지오텐신전환효소억제제 + 베타차단제
6. 이뇨제 + 베타차단제
7. 칼슘통로차단제 + 이뇨제

●● 주요 혈압강하제의 필수 적응과 금기

혈압강하제	필수 적응	금기
칼슘통로차단제	뇌혈관질환 후, 협심증, 심장비대증, 당뇨병, 노인	방실차단(염산딜티아젬)
앤지오텐신II 수용체길항제	뇌혈관질환 후, 심부전증, 심근경색증 후, 심장비대증, 신장기능 장애, 당뇨병, 노인	임신, 고칼륨혈증, 양측 신장동맥 협착
앤지오텐신 전환효소억제제	뇌혈관질환 후, 심부전증, 심근경색증 후, 심장비대증, 신장기능 장애, 당뇨병, 노인	임신, 고칼륨혈증, 양측 신장동맥 협착
이뇨제	뇌혈관질환 후, 심부전증, 신부전증(루프 이뇨제), 노인	통풍
베타차단제	협심증, 심근경색증 후, 빈맥, 심부전증	천식, 방실차단, 말초혈관 장애
알파차단제	이상지질혈증, 전립선비대	기립성 저혈압

[자료 인용] 일본고혈압학회, 「고혈압 치료 지침 2004」

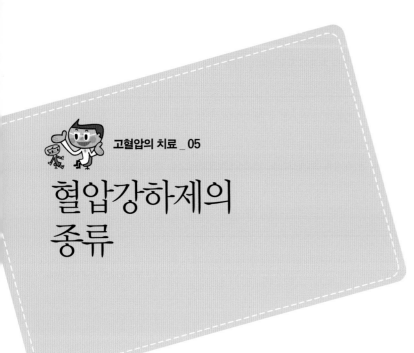

혈압강하제의 종류

혈관을 확장시키거나 순환 혈액량을 줄여서 혈압을 낮춘다

칼슘통로차단제

칼슘통로차단제는 원래 협심증이나 부정맥을 치료하는 약제로 개발되었다. 우연히 혈압을 낮추는 효과가 발견되어 지금은 한국과 일본에서 고혈압 치료제로 가장 많이 처방되는 약제다.

세포 속에 칼슘이 많으면 혈압이 높아진다. 칼슘통로차단제는 세포 속으로 칼슘이 유입되는 것을 막아 혈압을 낮추어준다. 칼슘통로차단제는 혈관을 확장하는 작용도 하기 때문에 혈관확장제로 분류하기도 한다. 칼슘통로차단제에는 디히드로피리딘 계열 약제와 벤조디아제핀 계열 약제가 있다.

디히드로피리딘 계열: 고혈압 치료제 중에서 사용 빈도가 가장 높은 약제로 노인에게도 많이 처방된다. 디히드로피리딘 계열 약제는 동맥을 확장시켜 혈압을 낮춘

다. 혈압 강하 효과가 뛰어나지만 두통, 가슴 두근거림, 빈맥, 안면 홍조 등의 부작용이 일어날 수 있다. 그러나 정맥을 확장시키는 작용은 없기 때문에 눕거나 앉아 있다가 갑자기 일어설 때 어지러운 증상(기립성 저혈압)은 잘 일어나지 않는다.

벤조디아제핀 계열: 디히드로피리딘 계열 약제와 구조가 달라 혈압 강하 효과는 뛰어나지 않지만 가슴 두근거림이나 빈맥 등의 부작용이 없다. 혈관보다는 심장에 더 강한 작용을 한다(중추신경 안정제인 Benzodiazepine과는 다른 약이다).

●● **칼슘통로차단제의 부작용**

약의 종류	부작용
디히드로피리딘 계열 (Dihydropyridine)	간질환
	두통
	가슴 두근거림
	빈맥
	안면 홍조
벤조디아제핀 계열 (Benzothiazepine)	서맥
	방실차단

이뇨제

신장에 작용해 염분과 수분의 배출을 촉진하는 약제로 혈류량을 줄여서 혈압을 낮춘다. 이뇨제의 종류에는 티아지드계 이뇨제, 비티아지드계 이뇨제, 루프 이뇨제, 칼륨 보존성 이뇨제가 있다.

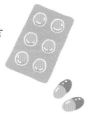

티아지드계 이뇨제: 티아지드계 이뇨제는 오래전부터 널리 쓰인 약제로 세뇨관의 나트륨 재흡수를 억제함으로써 혈류량을 감소시켜 혈압을 낮춘다. 심각한 부작용은 없지만 나트륨의 배설과 동시에 칼륨의 배설도 촉진하므로 저칼륨혈증이 일어

날 수 있다. 또 당뇨병, 통풍, 이상지질혈증 같은 대사질환에 악영향을 미칠 수 있다. 한편 티아지드계 이뇨제는 소변으로 배설되는 칼슘을 줄여 혈중 칼슘을 증가시키기 때문에 골다공증 예방에 도움이 된다.

루프 이뇨제: 나트륨 배설 작용이 매우 강하여 저칼륨혈증이 일어나기 쉽다.

칼륨 보존성 이뇨제: 칼륨 배설을 촉진하는 호르몬의 기능을 억제한다. 칼륨 보존성 이뇨제는 나트륨 배설을 촉진하면서 칼륨의 소실을 막아주기 때문에 위의 약제와 병용 투여하는 경우가 많다.

●●● 이뇨제의 부작용

약의 종류	부작용
티아지드계 이뇨제 (Thiazide)	저칼륨혈증
	이상지질혈증
	고요산혈증, 통풍
루프 이뇨제 (Loop diuretics)	저칼륨혈증
	저나트륨혈증
칼륨 보존성 이뇨제 (Potassium-sparing agent)	고칼륨혈증

혈압 상승 물질의 기능을 억제하여 혈압을 낮춘다

앤지오텐신전환효소억제제

앤지오텐신전환효소억제제(ACE 억제제)는 칼슘통로차단제와 거의 같은 시기에 개발된 혈압강하제이다. 신장에서 분비되는 레닌이 앤지오텐시노겐이라는 단백질에 작용하면 아미노산 10개가 연결된 앤지오텐신 I 으로 바뀐다. 여기에 앤지오텐신전환효소(ACE)가 작용하면 아미노산 2개가 끊어지면서 아미노산 8개가 연결된 앤지오텐신 II 가 된다. 이 앤지오텐신 II 는 강력한 혈압 상승 작용을 한다.

앤지오텐신전환효소억제제는 이름 그대로 앤지오텐신전환효소의 기능을 억제하여 앤지오텐신Ⅱ의 생성을 막고 이를 통해 혈압을 낮춘다. 혈액에는 혈관을 확장시켜 혈압을 떨어뜨리는 브라디키닌(bradykinin)이라는 물질이 있는데 앤지오텐신전환효소는 이 물질을 파괴하는 작용도 한다. 앤지오텐신전환효소의 기능을 억제하면 파괴되는 브라디키닌이 줄어들기 때문에 이를 통해서도 혈압 저하 효과가 나타난다.

앤지오텐신전환효소억제제는 지질대사에 나쁜 영향을 미치지 않고 장기 보호 효과도 뛰어나 당뇨병이나 신장질환을 동반한 고혈압, 심근경색증이나 뇌혈관질환 후의 고혈압 등에도 효과가 있다. 다만 마른기침, 발진, 가려움, 미각 장애 등의 부작용이 있다.

●● **앤지오텐신전환효소억제제의 부작용**

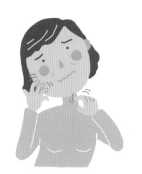

마른기침
가려움
발진
미각 장애
신장질환 악화
골수의 조혈작용 억제
고칼륨혈증

앤지오텐신Ⅱ수용체길항제

앤지오텐신Ⅱ수용체길항제(ARB)는 최근 많이 처방되는 혈압강하제로, 혈압 상승 작용을 하는 앤지오텐신을 효과적으로 차단하는 약제다. 앤지오텐신Ⅱ는 심장이나 혈관, 신장 등에 있는 수용체와 결합하여 혈압 상승 작용을 한다. 이 수용체에는 앤지오텐신Ⅱ 타입 1(AT1)과 타입 2(AT2)가 있다. 앤지오텐신Ⅱ수용체길항제는 앤지오텐신Ⅱ가 타입 1(AT1) 수용체와 결합하는 것을 선택적으로 차단하여 혈압을 낮춘다.

앤지오텐신Ⅱ수용체길항제는 효과가 완만하고 부작용이 거의 없다. 드물게 간 기능이 약해지거나 발진, 눕거나 앉았다가 일어설 때 어지러운 증상, 가벼운 두통 등이 일어날 수 있다. 앤지오텐신전환효소억제제와 작용 기전은 유사하지만 마른 기침이 나는 부작용이 없다.

앤지오텐신Ⅱ수용체길항제는 임신 기간이나 중증 신장질환이 있을 때는 복용하면 안 된다. 임신 기간에 복용하면 태아의 사망 위험이 높아지고, 신장질환이 있는 경우에는 고칼륨혈증이 일어나거나 신장 기능이 악화될 수 있다.

●● **앤시오텐신Ⅱ수용체길항제의 부작용**

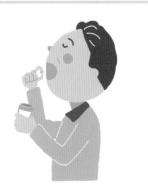

두통
발진
현기증, 기립성 저혈압
구토
구역질

**심장의 기능과 말초혈관의 수축·확장을 조절하는
교감신경의 작용을 억제하여 혈압을 낮춘다**

베타차단제

베타차단제와 알파차단제는 모두 교감신경차단제로 불린다. 교감신경차단제는 신경전달물질과 결합하는 알파수용체나 베타수용체에 작용하여 신경전달물질의 작용을 차단함으로써 교감신경의 작용을 억제하여 혈압을 낮춘다.

베타차단제는 교감신경계에서 신경전달물질로 작용하는 카테콜아민(아드레날린이나 노르아드레날린 등)과 결합하는 수용체의 하나인 베타수용체를 차단하는 약제다. 베타수용체는 혈관과 심장, 신장 등 다양한 부위에 있는데, 베타차단제는 주로 심장에 있는 베타$_1$수용체에 작용하여 심장이 혈액을 뿜어내는 것을 억제함으로써 혈압을 낮춘다.

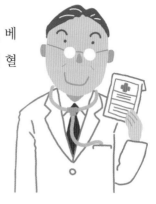

베타차단제에는 여러 종류가 있으며 효과와 부작용이 서로 다르다. 그중에서도 교감신경을 자극하지 않는 베타차단제는 심근경색증이나 심부전증의 예후를 개선하거나 허혈성 심장질환의 발생을 막는 데 효과적이라고 알려져 있다. 베타차단제는 심장을 보호하고 항부정맥 효과가 있는 등 심장에 유익한 작용이 많기 때문에 협심증이나 심근경색증, 부정맥 등을 동반한 고혈압 치료에 적합하다.

베타차단제 중에서 알파수용체도 차단하는 것을 '알파-베타차단제'라고 한다. 알파-베타차단제를 사용하면 전신 혈관저항이 감소하면서 혈압이 내려간다. 말초혈류량, 신장혈류, 사구체 여과율 등은 유지되며 반사성 빈맥은 베타차단 효과 때문에 없다. 대표적인 약제인 라베타롤(Labetalol)은 응급성 고혈압 환자에게 사용되며, 카르베디롤(Carvedilol)은 고혈압 및 심부전 환자에게 경구로 적용된다.

베타차단제는 다른 혈압강하제에 비해 부작용이 많은 편이다. 불면증이나 두통, 어지럼 등을 일으키고 기관지천식을 악화시킨다. 또 당뇨병 환자가 저혈당이 되었을 때 그 상태를 지속시켜 회복을 느리게 한다. 베타차단제를 복용하면 말초신경이 수축되어 혈액의 흐름이 나빠지기 때문에 폐색성 동맥질환이 있을 때는 복용하면 안 된다.

베타차단제는 효과를 높이고 부작용을 줄일 수 있는 다른 약제와 병용 투여하기도 한다. 혈압강하제로 많이 쓰이는 칼슘통로차단제와 병용하는 경우가 많다.

알파차단제

교감신경이 자극을 받으면 노르아드레날린이 혈관 평활근 쪽에 있는 알파$_1$수용체에 작용하여 근육이 수축된다. 알파차단제는 이 알파$_1$수용체의 기능을 억제함으로써 혈관을 확장하여 혈압을 낮춘다. 교감신경을 억제하기 때문에 활동적인 청장년 고혈압 환자에게 효과적이라고 알려졌지만 최근에는 그다지 사용하지 않는다. 하지만 전립선비대증을 가진 고혈압 환자들에게는 사용하고 있다.

알파차단제는 탄수화물 대사에 좋은 영향을 주며 혈중 중성지방과 LDL콜레스테롤을 줄이고 HDL콜레스테롤을 늘린다. 이 때문에 이상지질혈증이나 동맥경화증이 원인으로 발생하는 협심증이나 뇌경색을 동반한 고혈압에 효과가 있다. 특히 전립선 비대로 인한 배뇨 장애에 뛰어난 효과를 나타낸다.

알파차단제의 부작용으로는 가슴 두근거림, 현기증, 다리의 부종 등이 있다. 이 같은 부작용은 대체로 알파차단제를 사용하기 시작하여 첫 수일 동안에 나타나기 때문에 처음에는 적은 용량을 복용하고 차츰 용량을 늘려가는 것이 좋다.

● ● **교감신경차단제의 부작용**

약의 종류	부작용
알파차단제	현기증
	기립성 저혈압
	가슴 두근거림
베타차단제	서맥
	심부전증 악화
	기관지천식 유발
	탄수화물 대사에 악영향
	말초혈관의 혈류 장애
	불면증
알파-베타차단제	알파차단제와 베타차단제의 부작용이 함께 나타난다.

[자료 인용] 일본고혈압학회, 「고혈압 치료 지침 2004」

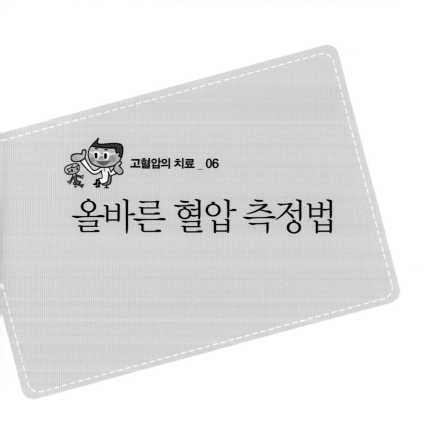

올바른 혈압 측정법

가정에서 혈압을 재면 하루 중 혈압의 변화를 알 수 있다

혈압은 대개 낮에는 높고 밤에는 낮다. 보통은 새벽부터 다시 혈압이 오르기 시작하여 잠을 막 깼을 때가 가장 높다. 특히 혈압이 높은 새벽 시간대에는 돌연사의 위험도 크다.

혈압은 이처럼 하루에도 수시로 변하기 때문에 병원에 와서 재는 혈압만으로는 혈압의 변동 추이를 정확하게 알 수가 없다. 가정에서 규칙적으로 혈압을 재고 이를 기록하면 내 혈압이 어떻게 변하는지 알 수 있어 급작스러운 혈압 상승을 막거나 효과적으로 대처할 수 있다.

혈압을 측정하는 방식에는 코르트코프 방식과 오실로메트릭 방식이 있다. 위팔에 커프를 감고 고무 펌프로 공기를 주입하여 압박하면 동맥의 흐름이 순간적으로 멈추게 된다. 고무 펌프의 밸브를 열어 커프의 공기를 빼면 혈액이 다시 흐르기 시작한다. 이때 혈액이 혈관에 부딪히면서 나는 소리를 코르트코프음이라고 한다. 공기가 더 빠지면 소리가 사라진다. 코르트코프 방식은 팔과 커프 사이에 마이크나 청진기의 머리를 끼워 넣고 코로트코프음으로 혈압을 측정하는 방법이다.

오실로메트릭 방식은 순간적으로 멈춘 혈류가 다시 흐를 때 동맥벽에 생기는 진동을 센서로 감지하여 측정하는 방법이다. 최근 많이 쓰는 가정용 혈압계는 대부분 이 방식을 따르고 있다. 커프에 공기를 넣고 빼는 것과 혈압 수치의 표시가 모두 자동으로 이루어지기 때문에 혼자서도 간편하게 혈압을 잴 수 있다.

가정용 혈용법

1. 의자에 앉아 위팔을 테이블 위에 올리고 위팔의 동맥이 심장 높이에 오도록 조절한다.
2. 커프를 눌러서 안에 있는 공기를 완전히 뺀다.
3. 팔을 테이블 위에 올리고, 측정하고자 하는 상완동맥 부위가 심장 높이에 오도록 조절한다.
4. 커프 안으로 손가락 한두 개 들어갈 정도의 여유를 두고 커프를 감은 후 가압 버튼을 누른다.

가정에서 혈압을 잴 때 주의할 사항

- 아침 식사나 저녁 식사 전에 잰다.
- 측정 전에 1~2분간 안정을 취한다.
- 운동을 했거나 흥분했을 때, 추운 곳에 있었을 때는 30분 정도 안정을 취한 뒤에 잰다.
- 측정 전에 화장실에 다녀온다.
- 3회 이상 측정한 후 평균값을 낸다. 연속해서 측정하면 수치가 낮아지므로 한 번 재고 나면 커프를 느슨하게 풀고 1분 정도 있다가 다시 잰다.
- 늘 같은 시간대에 측정하면 혈압이 어떻게 변화하는지 파악할 수 있다.

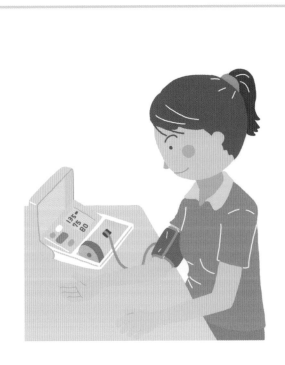

●● 가정에서의 올바른 혈압 측정법

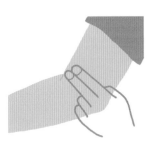

커프의 아래 끝이 팔꿈치 접히는 선에 서 손가락 두 개 정도 위에 오게 한다.

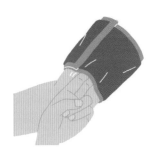

커프 안으로 손가락 한두 개 들어갈 정도의 여유를 두고 커프를 감는다.

●● 혈압 측정 시 주의 사항

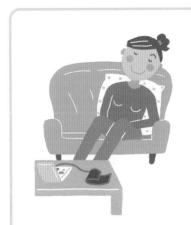

측정 전에 1~2분간 안정을 취한다.

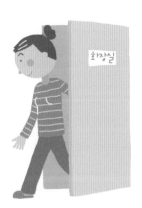

측정 전에 화장실에 다녀온다.

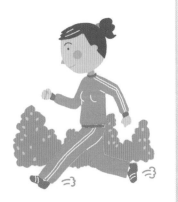

운동 후에는 30분 정도 안정을 취한 뒤에 잰다.

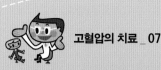

고혈압은 언제까지
치료해야 할까?

고혈압 진단을 긍정적으로 받아들인다

여러분 주변에도 어느 날 갑자기 뇌졸중이나 심근경색증으로 쓰러진 사람이 적지 않을 것이다. 그중에는 끝내 숨을 거둔 사람도 있고 목숨은 건졌으나 심각한 후유증으로 고통받는 사람도 있을 것이다.

만약 여러분이 건강검진에서 혈압이 높다는 말을 들었다고 하자. 내심 불안해 하며 검사를 했더니 '일차성 고혈압'으로 진단을 받았다. 이럴 때는 누구라도 걱정부터 앞설 것이다. 그러나 여러분은 오히려 운이 좋다고 생각해야 한다. 고혈압이 아직 심각하지 않을 때 지금 내 앞에 생명을 위협하는 중대한 질병이 기다리고 있다는 사실을 깨닫게 되었기 때문이다.

이 단계에서 치료를 시작하면 동맥경화증을 비롯한 무서운 합병증을 미리 막을 수 있다. 고혈압을 적극적으로 치료하면 앞으로는 어떤 질병도 피할 수 있을 것이다. 이런 점에 감사하며 잘못된 식습관과 생활습관을 바로잡고 꾸준한 운동과 적절한 약물 치료로 고혈압 극복을 위해 열심히 노력해야 한다.

일반요법을 꾸준히 하고 함부로 약 복용을 중단하지 않는다

고혈압 치료의 중심은 식사요법, 운동요법, 생활습관 개선 같은 '일반요법'이다. 고혈압 치료제를 복용하는 '약물요법'은 일반요법에 추가적으로 실시하는 것이므로 일반요법을 지속한다고 전제하고 약의 종류와 복용량을 결정한다. 따라서 '혈압약만 잘 챙겨 먹으면 지금까지와 똑같이 생활해도 괜찮다'고 생각하는 것은 엄청난 착각이다. 절대 그런 일은 없다.

약물 치료를 시작한 후에 혈압이 목표치에 도달했다고 해서 다 나았으니 치료를 그만두어도 되는 것은 아니다. 약을 끊으면 다시 혈압이 오르게 되므로 자신의 판단으로 약을 줄이거나 중단하면 안 된다.

무엇보다 일반요법은 평생 지속할 각오를 해야 한다. 특별한 경우가 아니라면 혈압강하제도 앞으로 계속 복용해야 할 것이다. 이러한 노력들이 무서운 합병증으로부터 나를 보호하고 더 건강하게 만들어줄 것이다.

고혈압 치료를 건강법의 하나로 삼는다

고혈압 치료를 평생 해야 한다고 생각하면 여간 마음이 무겁지 않을 것이다. 이런 마음의 부담을 더는 좋은 방법은 고혈압 치료를 '치료법'이 아닌 나만의 '건강법'으로 삼는 것이다. 누구에게나 자신의 건강을 지키는 나름의 방법이 한두 가지쯤 있을 것이다. '식사할 때는 위의 80%만 채운다'거나 '쉬는 날에는 등산을 한다'는 것도 건강에 유익한 습관들이다. 여기에 '혈압 조절'이라는 건강법을 하나 더 보태면 된다. 생활습관병을 멀리하고 남은 인생을 활기차게 보내려면 고혈압을 무턱대고 경계할 것이 아니라 적당히 어울리고 적당히 다스려가며 살아야 한다.

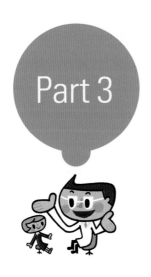

Part 3

합병증 예방 &
상황별 혈압 관리법

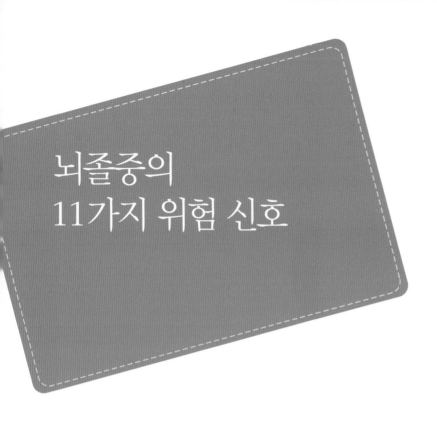

뇌졸중의
11가지 위험 신호

전조증상을 빨리 알아차려 적극적으로 대처한다

　　뇌졸중은 흔히 중풍이라고 불리는 뇌혈관질환으로 우리나라 사람들의 사망 원인 중 두 번째를 차지한다(2003년 통계청 자료에 의하면 연간 10만 명 당 뇌졸중으로 인한 사망자는 75.5명). 모세혈관이 집중되어 있는 뇌는 혈관이 노화되기 쉽기 때문에 동맥경화증이 잘 일어난다. 동맥경화증이 심해지면 뇌혈관이 막히는 뇌경색증이나 뇌혈관이 파열되는 뇌출혈이 일어날 수 있다. 뇌졸중으로 뇌가 손상되면 생명을 잃거나 반신마비·언어장애 같은 후유증을 장기간 겪게 되므로 환자 본인은 물론 가족들에게도 큰 부담이 된다.

　　뇌졸중은 기온이 낮은 겨울에 일어나기 쉽다. 추운 날 이른 아침에 화장실에 갈 때와 같이 신체가 급격한 온도 변화를 겪으면 혈압이 크게 오를 수 있다. 이러한 급격한 온도 변화가 뇌졸중을 일으키는 방아쇠 역할을 하게 된다.

　　뇌졸중은 흔히 갑자기 일어나는 질환으로 알고 있지만 사실은 발생 전에 몇 가지 전조증상이 나타난다. 고혈압으로 인한 뇌졸중 중에서 특히 뇌경색은 발생 전

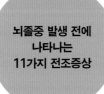

**뇌졸중 발생 전에
나타나는
11가지 전조증상**

언어

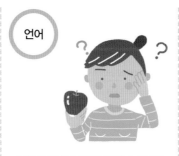

갑자기 말이 나오지 않거나 상대가
하는 말을 이해하지 못한다.

언어

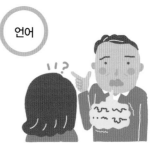

혀가 꼬이고 잘 움직이지 않아 발음
이 부정확하다.

눈

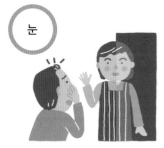

한쪽 눈이 잘 보이지 않고 시야가
캄캄해진다.

눈

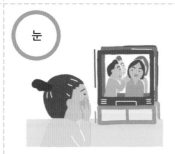

물체의 모양이 흔들리고 겹쳐
보인다.

눈

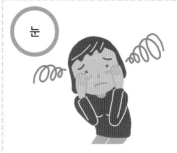

눈이 도는 것처럼 어지럼이 심하다.

손발

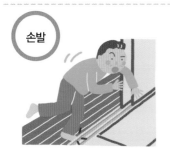

얕은 문턱이나 장애물에도 자주
걸려 넘어진다.

손발

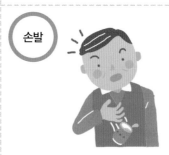

손끝의 감각이 없어지고 쥐고
있던 물건을 떨어뜨린다.

손발

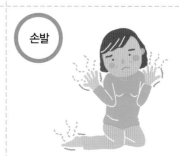

손발 끝에 냉기가 돌고 저리거나 마비
가 온다(한쪽에만 나타나기도 한다).

손발

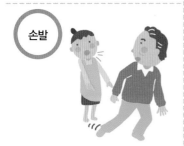

한쪽 다리를 절거나 질질 끌듯이
걷는다는 말을 듣는다.

손발

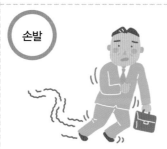

걸을 때 몸이 한쪽으로 기울어
져서 똑바로 걸을 수가 없다.

머리

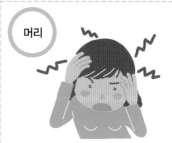

지금까지 겪어본 적이 없는 극심한
두통이 일어난다.

에 다양한 위험 신호를 낸다(115쪽 참조). 이 위험 신호를 빨리 알아차려 적극적으로 대처하면 뇌졸중으로 인한 치명적인 발작을 미리 막을 수 있다.

뇌출혈이나 지주막하출혈은 뇌경색보다 발생을 예측하기 어렵지만 전조증상으로 심한 박동성 두통이 나타나기도 한다. 심근경색증 역시 갑자기 일어나지만 발생 전에 가슴에 통증이 생기기도 한다.

혈압 관리와 정기적인 검사로 원인질환을 치료한다

이 같은 전조증상은 일시적으로 나타났다가 대개 몇 분에서 몇십 분, 길어도 하루 정도면 사라지기 때문에 알아차리지 못할 때가 많다. 증상이 없으면 원인질환도 나았다고 생각하기 쉽기 때문에 더 주의해야 한다.

뇌경색이 발생하기 전에 나타나는 일과성 허혈발작의 증상은 말 그대로 잠시 나타났다가 곧 사라지기 때문에 그냥 넘어가기 쉽다. 그러나 이 같은 전조증상을 경험한 사람들은 머지않아 뇌졸중을 겪게 될 가능성이 높다. 뇌가 보내는 이런 위험 신호가 나타나면 간과하지 말고 반드시 주치의와 상담한 후 전문의를 찾아 진찰을 받아야 한다.

고혈압으로 인해 혈관이 상처를 입어 혈액의 흐름이 원활하지 못한 상태가 지속되는 동맥경화증은 '만병의 근원'이다. 특별한 자각증상이 없더라도 정기적으로 검사를 받아 평소에 혈압을 조절하는 등 원인질환을 치료하도록 한다.

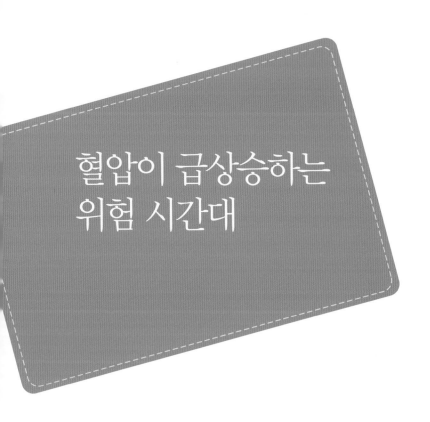

혈압이 급상승하는 위험 시간대

혈압이 크게 오르는 오전 6~9시 사이를 조심한다

혈압은 대개 낮에는 높았다가 밤이 되면 낮아지지만 고혈압 환자에게는 특히 위험한 시간대가 있다. 하루 중에서 혈압이 급상승하는 오전 6~9시 사이이다. 이 시간대에는 수축기 혈압과 이완기 혈압이 모두 높아지기 때문에 '마(魔)의 3시간'으로 불린다.

이 시간대에 일어날 때는 이부자리에서 갑자기 나오면 안 된다. 이불 속에서 어느 정도 몸을 덥히고 나서 천천히 일어나야 한다. 마찬가지 이유에서 혈압이 높은 사람을 깨울 때도 갑자기 이불을 휙 들춰서는 안 된다. 그리고 일어나기 전에 자리에 누운 상태로 깊이 숨을 들이쉬었다 내쉬는 것이 좋다. 다섯 번 정도 크게 심호흡을 하면 혈압이 10mmHg 정도 내려간다.

아침에 일어나면 먼저 보리차를 한잔 마신다. 잠자는 동안에 흘린 땀 때문에 몸속의 수분이 부족해서 혈액의 점도가 높아지므로 일어나면 먼저 수분을 섭취하도록 한다. 보리차의 구수한 향기를 내는 성분인 피라진은 혈액을 맑게 하는 작용

117

을 하기 때문에 혈압 상승을 억제하는 데 도움이 된다.

기상 후 30분 정도 지나면 장운동이 시작되므로 이때 아침식사를 하는 것이 가장 좋다. 아침을 거르면 전날 저녁식사 이후로 반나절 이상 공복 상태가 이어지기 때문에 우리 몸은 기아에 대비하여 지방을 저장하게 된다. 그러면 체지방이 늘어나고 열량을 잘 소비하지 않는 몸이 되어 혈압이 높아진다. 고혈압과 비만을 막기 위해서라도 아침밥은 꼭 챙겨 먹도록 한다.

오후에는 잠시 햇빛을 쐬고 낮잠을 자서 혈압 상승을 막는다

자외선을 받으면 몸속의 비타민D와 칼슘이 활성화되고 혈관의 긴장이 이완되어 혈압이 낮아진다. 햇빛은 혈압 상승을 억제하고 심근경색증이나 뇌졸중의 발생을 막는 '천연 혈압강하제'인 것이다. 혈압이 높은 사람은 점심시간에 잠시 짬을 내어 20분 정도라도 햇빛을 쐬도록 한다. 바쁘면 옥상에 올라가거나 창문을 열고 그 곁에 잠시 서 있어도 된다.

오른쪽 그래프에서 알 수 있듯이 혈압은 아침부터 점심때까지 계속 오른다. 이때 잠깐 낮잠을 자면 혈압이 서서히 떨어진다. 고혈압인 사람은 혈압이 높은 시간대(오후 2~3시)에 20분 정도 낮잠 자는 습관을 들이도록 한다.

혈압은 자세에 따라서도 달라진다. 자세를 이리저리 바꿔가며 혈압을 측정해 보면 위를 보고 누웠을 때가 가장 낮다. 잠이 오지 않더라도 잠시 누워서 호흡을 편하게 하면 그것만으로도 혈압이 안정된다.

밤 시간대에는 특히 목욕을 하거나(126~128쪽 참조) 화장실에 갈 때의 주의 사항(124~125쪽 참조), 잠 잘 때 주의사항(129~131쪽 참조)을 신경 써서 꼭 지키도록 한다. 위에서 제시한 방법으로 혈압을 조절하여 혈압이 높은 시간대에 대비하면 급격한 혈압 상승으로 인한 고혈압성 위기나 응급 상황의 발생을 막을 수 있다.

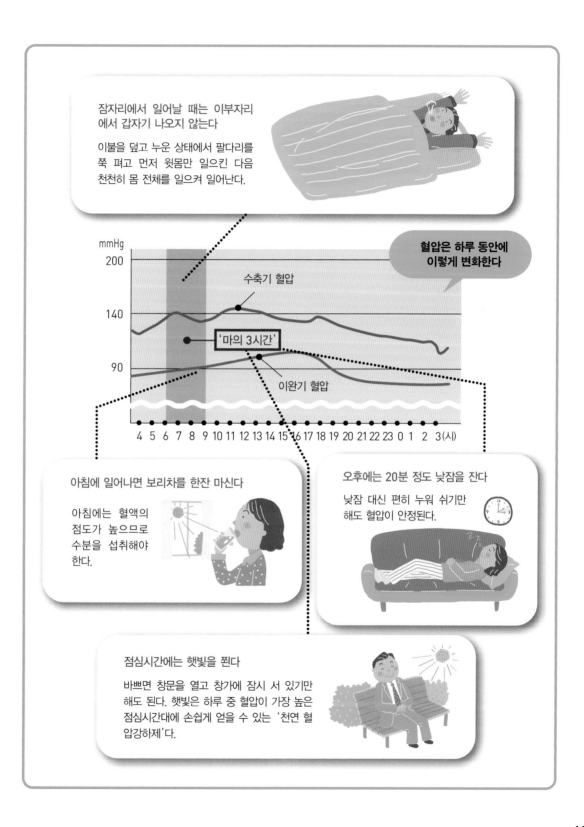

잠자리에서 일어날 때는 이부자리에서 갑자기 나오지 않는다

이불을 덮고 누운 상태에서 팔다리를 쭉 펴고 먼저 윗몸만 일으킨 다음 천천히 몸 전체를 일으켜 일어난다.

혈압은 하루 동안에 이렇게 변화한다

mmHg

200

140

90

수축기 혈압

'마의 3시간'

이완기 혈압

4 5 6 7 8 9 10 11 12 13 14 15 16 17 18 19 20 21 22 23 0 1 2 3(시)

아침에 일어나면 보리차를 한잔 마신다

아침에는 혈액의 점도가 높으므로 수분을 섭취해야 한다.

오후에는 20분 정도 낮잠을 잔다

낮잠 대신 편히 누워 쉬기만 해도 혈압이 안정된다.

점심시간에는 햇빛을 쬔다

바쁘면 창문을 열고 창가에 잠시 서 있기만 해도 된다. 햇빛은 하루 중 혈압이 가장 높은 점심시간대에 손쉽게 얻을 수 있는 '천연 혈압강하제'다.

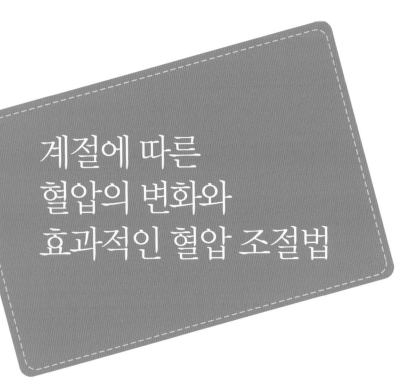

계절에 따른
혈압의 변화와
효과적인 혈압 조절법

겨울에 외출할 때는 목도리, 마스크, 장갑을 착용해 혈관의 수축을 막는다

혈압은 계절에 따라서도 다르다. 대개 여름에는 낮고 겨울에는 높다. 기온이 떨어지는 겨울에는 체온을 빼앗기지 않으려고 교감신경이 말초혈관을 수축시키기 때문에 건강한 사람도 여름에 비해 겨울에는 수축기 혈압이 7mmHg, 이완기 혈압이 3mmHg 정도 올라간다. 고혈압 환자에게서 기온에 따른 이런 혈압 변화는 특히 더 잘 나타난다.

고혈압 환자는 겨울이 되면 혈압이 더 오르기 때문에 뇌졸중이나 협심증, 심근경색증 등이 많이 일어난다. 추운 날 외출할 때는 혈압이 급상승하지 않도록 옷차림에 신경을 써야 한다. 차가운 바깥 공기가 피부에 직접 닿지 않도록 되도록 노출 부위를 줄인다. 특히 경동맥이 지나는 목과 코, 손끝이 차가워지지 않도록 목도리와 마스크, 장갑을 착용한다. 또 손에 드는 가방 대신 등에 메는 가방을 챙긴다. 가방을 등에 매면 등의 체온이 덜 떨어지고 무거운 물건을 손에 드는 것보다 심장에 주는 부담을 줄일 수 있다.

두꺼운 옷을 입으면 땀이 나서 나중에 몸이 차게 식을 수 있으므로 혈압이 높은 사람은 보온이 잘되고 가벼운 울 소재의 옷을 여러 겹 입는 것이 좋다. 덥거나 추울 때마다 옷을 벗거나 입어서 체온을 조절한다.

겨울은 송년회나 신년회 같은 모임이 많은 계절이라 과음과 과식을 하기 쉽다. 게다가 안주나 설 음식은 염분이 많은 편이라서 조금만 먹어도 혈압이 오르기 쉽다. 그러므로 되도록 과식을 삼가고 국물은 남겨서 염분 섭취를 줄여야 한다.

겨울에도 일주일에 세 번 정도는 점심 식사 후 조금 따뜻할 때 30분 정도 산책을 하도록 한다. 웅크리기 쉬운 계절인 만큼 잠시 짬을 내어 몸을 움직이면 운동 부족도 해소하고 비만을 막는 데도 도움이 된다.

여름에는 지나친 냉방으로 인한 혈압 상승과 탈수에 주의한다

혈압이 높은 사람에게 '요주의 계절'은 겨울만이 아니다. 여름도 만만치 않다. 지나친 냉방 탓에 혈압이 급히 오르고 탈수증세까지 나타날 수 있기 때문이다. 에어컨을 켠 실내에 오래 있으면 혈관이 수축되어 혈압이 올라간다. 그러다 온도가 높은 밖으로 나오면 혈관이 확장되어 혈압이 내려간다.

급격한 혈압 상승은 뇌출혈의 위험을 높인다. 게다가 탈수증까지 겹치면 뇌경색이나 심근경색증이 발생할 수 있다. 여름에는 냉방 온도를 28℃로 설정하고 에어컨을 틀어놓을 때는 옷을 한두 벌 더 걸친다. 저녁에는 에어컨 대신 선풍기로 더위를 달랜다. 이때도 신체 어느 한 부위에만 바람이 계속 닿지 않도록 선풍기를 회전시킨다.

여름에는 탈수증도 조심해야 한다. 여름에는 골프를 치다 뇌경색이나 심근경색증으로 쓰러지는 사람이 많다. 더울 때 너무 무리해서 운동을 한 데다 수분 섭취까지 부족했기 때문이다. 운동을 하기 전에는 반드시 적당량의 수분을 섭취해야 한다.

●● 겨울철 급격한 혈압 상승을 막는 외출 복장

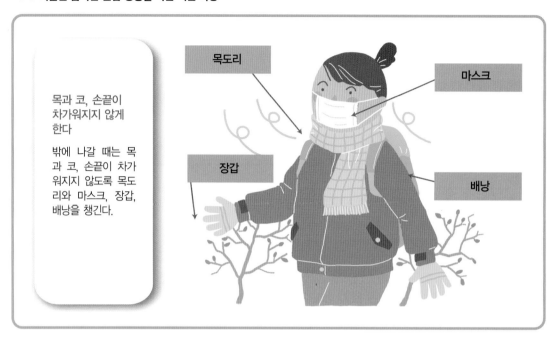

목과 코, 손끝이 차가워지지 않게 한다

밖에 나갈 때는 목과 코, 손끝이 차가워지지 않도록 목도리와 마스크, 장갑, 배낭을 챙긴다.

목도리

마스크

장갑

배낭

●● 여름철에는 지나친 냉방에 주의한다

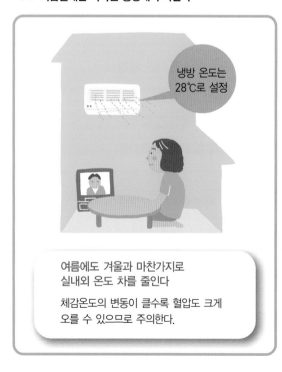

냉방 온도는 28℃로 설정

여름에도 겨울과 마찬가지로 실내외 온도 차를 줄인다

체감온도의 변동이 클수록 혈압도 크게 오를 수 있으므로 주의한다.

●● 겨울철 혈압 관리법

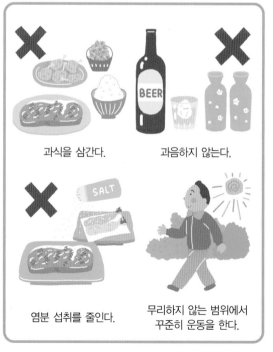

과식을 삼간다.

과음하지 않는다.

염분 섭취를 줄인다.

무리하지 않는 범위에서 꾸준히 운동을 한다.

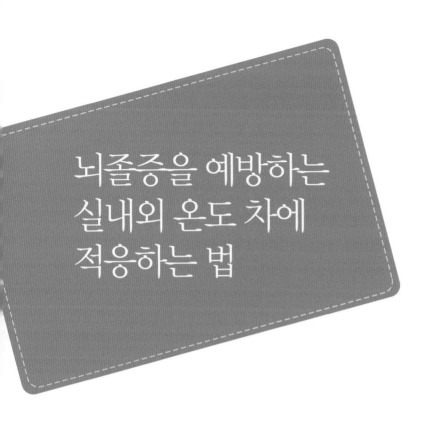

뇌졸증을 예방하는
실내외 온도 차에
적응하는 법

외출 전 준비운동으로 실내외 온도 차에 적응한다

뇌졸중 발생 위험은 기온이 계속 낮을 때보다 기온이 갑자기 크게 변할 때가
더 높다. 온도 변화로 인해 일어나는 뇌졸중을 막으려면 따뜻한 곳에서 갑자기
추운 곳으로 나가는 일을 삼가야 한다. 특히 겨울철에 바깥 기온이 떨어졌다고
실내의 난방 온도를 지나치게 높이면 실내외 온도 차가 더 커지므로 실내는 늘
적정 온도(18~20℃)를 유지하는 것이 좋다.

실내외 온도 차가 큰 계절에 외출할 때는 옷차림에 신경을 써야 한다. 집 안이
따뜻한 편이면 옷을 얇게 입고 있다가 밖에 나갈 때는 가볍고 보온성 있는 옷을
껴입고, 장소를 옮길 때마다 옷을 벗거나 입어서 체온을 조절한다.

추운 날에는 실내외 온도 차에 몸이 빨리 적응할 수 있도록 밖에 나가기 전에
준비운동을 하는 것이 좋다. 이렇게 준비운동을 하면 갑자기 기온이 낮은 곳에
가더라도 몸이 그 자극에 쉽게 반응하게 된다. 외출 전 준비운동으로는 제자리
걷기가 좋다. 5~10분 정도 하면 몸이 따뜻해진다. 밖에서 걸을 때는 양팔을 흔들

면서 힘차게 걷는다. 이렇게 걷다 보면 서서히 몸에 온기가 돌아 피부 말초혈관의 수축이 억제된다.

집 안에서도 온도 차가 큰 곳으로 이동할 때는 체온 유지에 주의한다

외출할 때뿐만 아니라 집 안에서도 온도가 높은 곳에서 낮은 곳으로 이동할 때는 위에 옷을 하나 걸치거나 양말을 신는 등 체온이 갑자기 떨어지지 않도록 주의해야 한다. 또 혈압이 높은 사람은 설거지나 세수를 할 때 반드시 따뜻한 물을 사용한다.

추운 겨울에는 화장실에서 쓰러지는 사람이 많다. 화장실은 실내에 있더라도 다른 곳보다 온도가 낮은 데다 난방을 한 방과 온도 차도 크기 때문이다. 밤중에 따뜻한 이불에서 나와 추운 화장실에 가는 일은 흔하므로 겨울에는 화장실에도 난방을 하는 것이 좋다. 온수 세정 기능이 있거나 난방 변좌를 갖춘 비데를 쓰는 것도 좋은 방법이다.

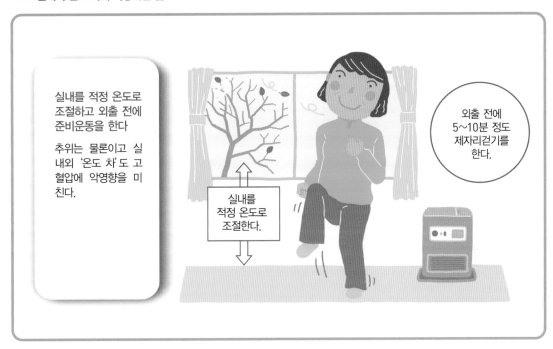

실내를 적정 온도로 조절하고 외출 전에 준비운동을 한다

추위는 물론이고 실내외 '온도 차'도 고혈압에 악영향을 미친다.

실내를 적정 온도로 조절한다.

외출 전에 5~10분 정도 제자리걷기를 한다.

●● 집 안에서 추운 곳(화장실)으로 이동할 때 주의할 점

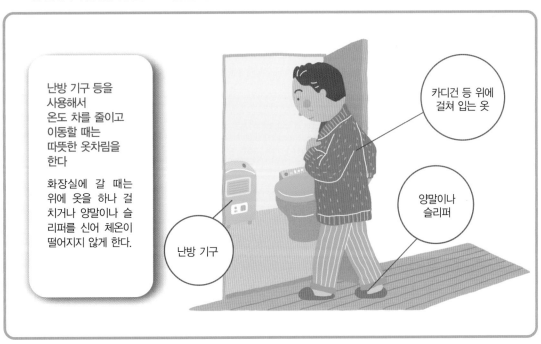

난방 기구 등을 사용해서 온도 차를 줄이고 이동할 때는 따뜻한 옷차림을 한다

화장실에 갈 때는 위에 옷을 하나 걸치거나 양말이나 슬리퍼를 신어 체온이 떨어지지 않게 한다.

카디건 등 위에 걸쳐 입는 옷

양말이나 슬리퍼

난방 기구

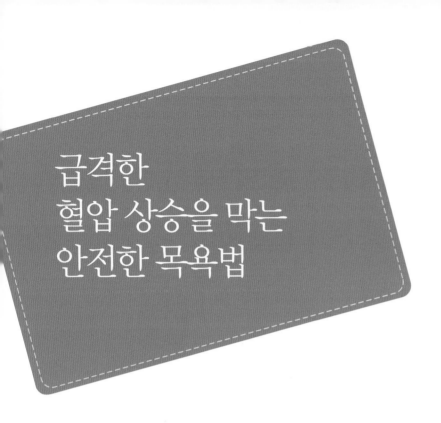

급격한
혈압 상승을 막는
안전한 목욕법

목욕은 식사 전에 해야 혈압의 급격한 변화를 피할 수 있다

욕조에 들어가 몸을 담그면 혈압은 일시적으로 올랐다가 온수의 온도 자극으로 혈관이 확장되면서 떨어지기 시작한다. 이 같은 혈압 저하 효과는 목욕을 마친 후에도 한동안 지속되기 때문에 목욕 자체는 혈압 조절에 도움이 된다.

그러나 목욕 중에는 혈압이 급격하게 변화할 수 있으므로 주의해야 한다. 평소에 혈압이 높을수록 목욕 중에 혈압이 크게 떨어지기 때문에 뇌출혈이나 심근경색증의 발생 위험도 높아진다. 특히 노인은 목욕으로 인한 혈압 저하로 쇼크 증상이 나타나기 쉽다.

고혈압인 사람은 목욕을 식사 전에 하는 습관을 들여야 한다. 식사 후에는 음식물을 소화·흡수하기 위해 혈액이 소화기관에 모이기 때문에 그만큼 뇌나 심장으로 가는 혈액의 양이 감소한다. 식사 후에 나타나는 이 같은 저혈압 증상 때문에 어지럽거나 비틀거리고 심한 경우에는 잠깐 의식을 잃기도 한다.

이런 상태에서 목욕을 하면 상대적으로 혈압이 더 많이 오른다. 이러한 혈압의 급격한 변화를 피하려면 목욕은 식사 전에 하는 것이 좋다. 또 탈의실이나 욕실이 추워도 혈압이 오르므로 난방 기구 등을 이용해 목욕 전에 미리 덥혀두도록 한다.

혈압의 급상승을 막는 목욕법

목욕 중에 혈압이 크게 오르지 않게 하려면 몇 가지 지켜야 할 것이 있다. 가장 신경 써야 할 것이 물의 온도다. 40℃ 정도 되는 너무 뜨겁지 않은 물에 몸을 담근다. 미지근한 물에서는 혈압이 서서히 떨어지므로 혈압의 급격한 변화를 피할 수 있다. 뜨겁게 목욕하는 것을 좋아한다면 먼저 미지근한 물에 들어간 후에 뜨거운 물을 더 받아서 물의 온도를 서서히 올리도록 한다. 그렇게 해야 체온 변화가 크지 않고 혈압도 갑자기 오르지 않는다.

물에 몸을 오래 담그고 있거나 시판 입욕제를 사용하면 몸 중심부터 따뜻해지기 때문에 목욕을 마친 후에도 몸이 금세 식지 않는다. 그만큼 혈압 저하 효과도 장시간 지속되지만 고혈압인 사람은 욕조에 5분 이상 들어가 있으면 안 된다. 자칫하면 혈압이 크게 떨어져서 욕조에서 일어서다 현기증이 날 수도 있다. 그러니 5분 정도 지나면 일단 욕조 밖으로 나와 몸을 씻으면서 잠시 쉬다가 다시 들어가도록 한다.

어깨까지 물에 잠기도록 몸을 담그면 수압 때문에 심장이 부담을 받게 된다. 욕조 안에 얕은 받침대 등을 놓고 앉아 양팔을 욕조 가장자리로 빼서 몸을 지지한 상태에서 물이 가슴 높이까지 오도록 조절한다.

머리에 찬 수건을 얹어두면 기운이 위로 치솟는 것을 막을 수 있다. 목욕을 마치면 물을 한잔 마시고 30분 정도 편히 쉰다.

●● 목욕 전에 탈의실과 욕실을 미리 덥혀둔다

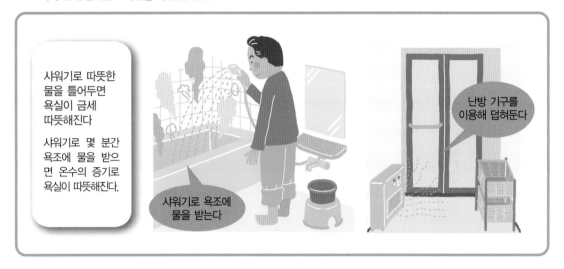

●● 목욕 중에는 혈압의 변화가 크다

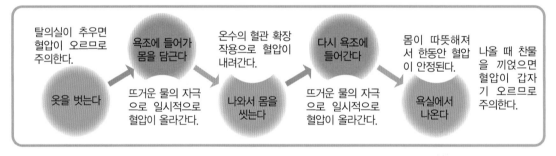

●● 식사 전에 바른 목욕법을 지켜 목욕한다

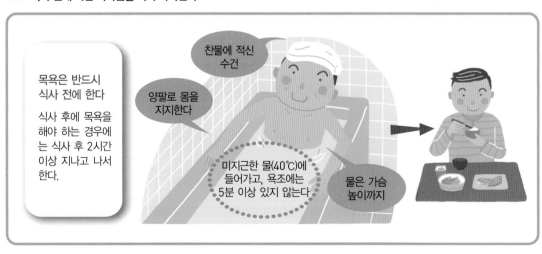

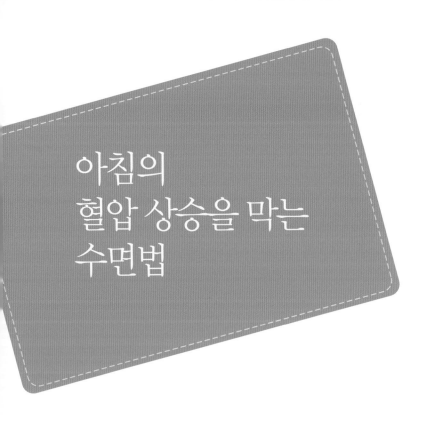

아침의
혈압 상승을 막는
수면법

손상된 혈관은 수면 중에 회복된다

고혈압이 되면 평소에도 혈관이 강한 압력을 받기 때문에 상처가 쉽게 나고 동맥경화증도 심해진다. 손상된 혈관은 혈압이 안정되는 수면 중에 회복된다. 그래서 혈압이 높은 사람일수록 수면을 충분히 취해야 한다. 그러나 야근이나 모임 등으로 밤늦도록 깨어 있는 날이 많으면 혈관은 쉴 틈이 없어 노화가 심해지고 상태가 더 악화되면 파열될 수 있다.

여기서 말하는 '충분한 수면'이란 아침에 상쾌하게 잠을 깰 수 있도록 푹 자는 것을 말한다. 푹 자고 개운하게 아침을 맞이하려면 다음 방법이 도움이 된다.

- 방을 어둡고 조용하게 한다.
- 가벼운 이불을 덮는다. 이불이 무거우면 몸을 압박하여 심장에 부담을 준다.
- 베개는 높이가 적당한 것을 사용한다. 베개가 너무 높으면 고개가 지나치게 꺾어서 뇌에 피가 잘 돌지 않는다.

나만의 수면 의식으로 숙면을 취한다

나이가 들면 잠자리에 들고 나서도 한참이나 잠을 이루지 못해 뒤척이거나 중간에 잠이 깨는 일이 많아진다. 이럴 때 왜 잠이 오지 않는지 걱정하거나 억지로 잠을 청하면 오히려 잠이 더 달아나고 그것이 스트레스가 되어 혈압이 오른다.

평소에 자주 수면 곤란을 겪는 사람은 잠자리에 들기 전에 나만의 수면 의식을 갖는 것이 좋다. 예를 들어 음악을 듣거나 가벼운 내용의 책을 읽는 것이다. 아니면 좋아하는 허브 오일을 이용해서 방에 향을 내는 것도 괜찮다. 이렇게 매일 밤 잠자리에 들기 전에 할 일을 미리 정해두고 그것을 습관처럼 하면 조건반사에 따라 쉽게 잠이 들게 된다.

잠자리에 들기 전에 수분을 섭취한다

잠자는 동안에 우리 몸에서는 땀과 호흡을 통해 1ℓ나 되는 수분이 빠져나간다. 수분이 줄어들면 혈액이 걸쭉해져 순환이 원활하게 되지 않는다.

뇌혈관이 파열되어 일어나는 뇌출혈이나 혈전이 혈관을 막아 일어나는 뇌경색증이 새벽에 많이 발생하는 이유도 그 때문이다. 이런 질환을 예방하려면 수분을 충분히 섭취해야 한다. 잠자리 머리맡에 물 주전자를 두고 목이 마르면 한 잔 정도 마시도록 한다.

자기 전에 물을 마시면 자다가 요의를 느껴 자주 잠이 깨는 사람은 저녁식사 후에는 수분 섭취를 줄이고 대신 그 분량만큼 낮에 물을 마셔서 혈액의 점도를 낮춘 상태에서 잠자리에 들도록 한다.

●● **충분한 수면과 수분 섭취로 혈압 상승을 막는다**

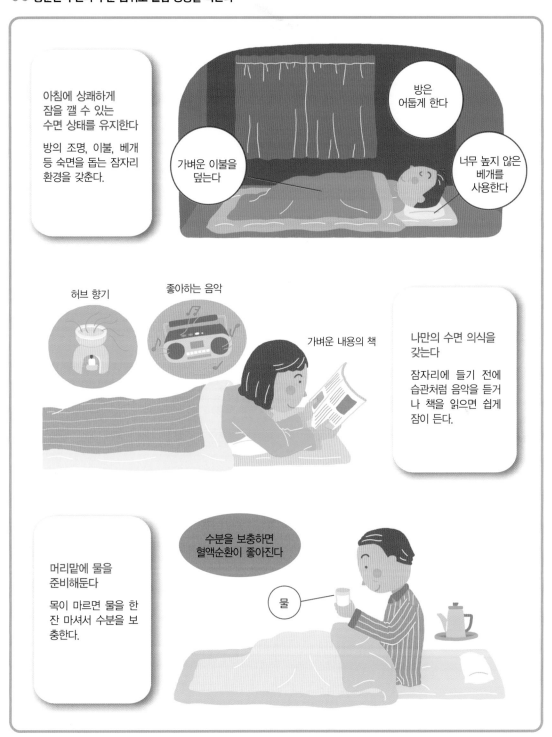

아침에 상쾌하게 잠을 깰 수 있는 수면 상태를 유지한다

방의 조명, 이불, 베개 등 숙면을 돕는 잠자리 환경을 갖춘다.

방은 어둡게 한다

가벼운 이불을 덮는다

너무 높지 않은 베개를 사용한다

허브 향기

좋아하는 음악

가벼운 내용의 책

나만의 수면 의식을 갖는다

잠자리에 들기 전에 습관처럼 음악을 듣거나 책을 읽으면 쉽게 잠이 든다.

머리맡에 물을 준비해둔다

목이 마르면 물을 한 잔 마셔서 수분을 보충한다.

수분을 보충하면 혈액순환이 좋아진다

물

131

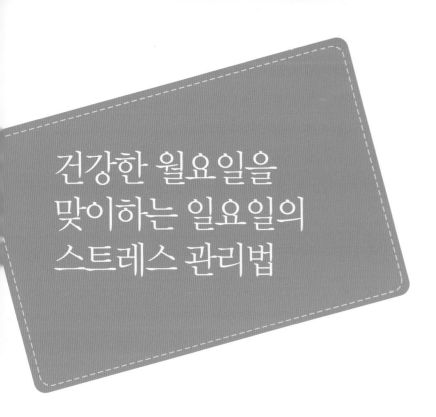

건강한 월요일을
맞이하는 일요일의
스트레스 관리법

즐거운 대화로 주중에 쌓인 스트레스와 긴장을 푼다

돌연사의 원인 가운데 가장 큰 비중을 차지하는 것이 심근경색증 같은 심장질환이고 그다음이 뇌졸중이다. 그런데 뇌졸중 발생에는 특정한 경향이 있다고 한다. 이를 알면 예방에도 도움이 될 것이다.

1976년부터 1992년까지 16년간 뇌졸중 발작으로 병원에 실려 온 환자 중에 24시간 안에 사망한 환자(남성 117명, 여성 58명)를 대상으로 발병 시간대와 요일을 조사했다. 그 결과 남성 사망자의 21%(25명)가 일요일에 뇌졸중이 발병한 반면 여성은 5%(3명)만이 일요일에 발병한 것으로 나타났다.

이 결과를 보면 업무 스트레스가 뇌졸중 발작과 관련이 있는 것으로 추측할 수 있다. 그렇다면 스트레스를 받을 만한 업무는 되도록 월요일을 피해서 하는 것이 뇌졸중 발작을 막는 데 조금이라도 도움이 될 것이다.

스트레스는 혈압에도 악영향을 미친다. 스트레스를 푸는 데는 '대화', 즉 '수다 떨기'만한 것이 없다. 누군가에게 평소 사이가 좋지 않은 동료나 까다로운 상사에 대한 험담이나 불만을 털어놓기만 해도 혈압이 안정되기도 한다. 평일에는 주로 업무상 만나는 사람들과 사무적인 대화를 할 때가 많기 때문에 긴장을 풀 여유가 없다. 그러므로 일요일은 스트레스 없는 날, 스트레스 푸는 날로 정하고 가족이나 마음 맞는 사람과 즐거운 대화를 나누며 주중에 쌓인 정신적인 피로와 긴장을 풀도록 한다(환기요법. 마음의 창을 열어 묵힌 감정을 밖으로 빼내고 다시 새로운 감정으로 채우는 것). 그러면 혈압이 안정되고, 뇌졸중 같은 치명적인 질환의 발병 위험도 줄어들 것이다.

내기나 게임 같은 승부를 다투는 취미는 좋지 않다

일요일이면 취미 생활에 몰두하는 사람이 많다. 좋아하는 일을 하면서 하루를 보내면 기분 전환도 돼서 혈압도 안정될 것 같지만 꼭 그렇지만도 않다. 혈압에 미치는 영향은 취미의 내용에 따라 다르다. 내기나 게임같이 승부를 다투거나 경쟁심을 부추기는 취미는 고혈압에 좋지 않다. 신이 나서 긴장이 풀릴 것 같지만 승부에 대한 집착이나 흥분 때문에 오히려 혈압이 오른다. 혈압이 높은 사람은 되도록 승부를 겨루는 취미 생활은 피하고 평소에도 감정이 격양되지 않도록 조절해야 한다.

일요일에는 휴식도 필요하지만 가볍게 몸을 움직이는 것이 좋다. 가벼운 운동은 혈압을 낮추는 효과가 있다. 휴일이라고 스트레스를 술로 푸는 일도 없어야 한다. 일요일의 과음이 월요일에 많이 발생하는 뇌졸중 발작의 원인이 될 수도 있다. 혈압이 높은 사람은 어떤 경우에도 하루 적정 알코올 섭취량(264~266쪽 참조)을 지켜야 한다.

뇌졸중·심장질환의 응급처치

가족이 집에서 뇌졸중이나 심장질환 등으로 쓰러졌을 때는 먼저 119에 전화로
신고하고 구급차가 도착할 때까지 다음의 응급처치(심폐소생술)를 한다.

1. 환자의 몸을 흔들거나 큰 소리로 이름을 부르지 않는다.

2. 화장실이나 욕실에서 쓰러졌을 때는 부드러운 요나 카펫 위로 조심해서 옮긴다.
도와줄 사람이 있으면 두 사람이 함께 옮기고 혼자일 때는 환자를 뒤에서 껴안
아서 옮긴다.

3. 환자의 넥타이나 벨트를 푼다.

4. 호흡이 멈춘 상태이고 경동맥에 손가락을 대었을 때 박동이 느껴지지 않으면 심폐
소생술을 한다.

ⓐ 한 손을 환자의 이마에 대고 다른 한 손의 검지와 중
지로 턱 끝을 들어 머리를 뒤로 젖히면 기도가 열린
다. 가슴과 배의 움직임을 잘 보고 날숨을 확인하면
서 10초간 기다려도 호흡이 시작되지 않으면 인공호
흡을 한다.

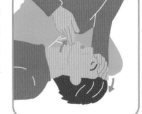

ⓑ 이마에 댔던 손으로 환자의 코를 잡아 숨이 새지 않도
록 막고 숨을 들이쉰 다음 환자의 입에 연속해서 두 번
불어 넣는다.

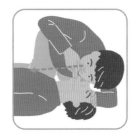

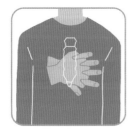

ⓒ 다음은 환자의 가슴을 압박한다. 양 유두의 한가운데에
한쪽 손바닥을 대고 그 위에 다른 손바닥을 평행하게
겹쳐 깍지를 낀다.

ⓓ 팔꿈치를 펴고 팔이 가슴과 수직을 이룬 상태에서 체중을 이용해 분당 100회의 속도
로 30회 연속해서 빠르고 강하게 압박한다. 압박과 압박 사이에는 가슴이 완전히 올
라오도록 한다.

ⓔ 인공호흡(ⓑ)을 2번 반복한다.

5. 심폐소생술은 구급차가 도착할 때까지 계속 한다. 구조자가 2명 이상일 때는
인공호흡 2회, 가슴 압박(ⓒ, ⓓ) 30회를 교대로 반복한다.

지하철역이나 백화점 같은 장소에서 심폐소생술이 필요할
때는 가까운 곳에 자동제세동기(AED)가 있는지 찾아본다. 자동
제세동기는 자동으로 환자의 심전도를 측정·분석하고 전기 충
격을 줄 필요가 있는지를 판단해서 음성으로 알려준다. 구조자는 자
동제세동기의 음성 지시에 따라 환자의 심장에 전기 충격을 보내면 된다.

AED

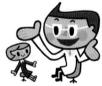

Part 4

혈압을 낮추는
생활습관

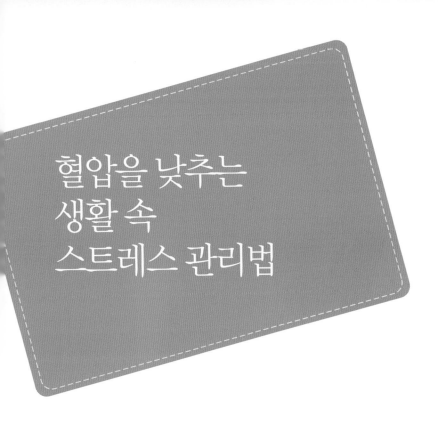

혈압을 낮추는
생활 속
스트레스 관리법

정신적인 스트레스가 혈압을 올린다

정신적으로 스트레스를 받으면 혈압이 오른다. 교감신경을 경유하여 신체를 활동 상태로 만드는 호르몬(부신수질에서 분비되는 아드레날린이나 노르아드레날린, 부신피질에서 분비되는 코티솔 등)이 심박수를 증가시키고 혈관을 수축시키기 때문이다. 게다가 교감신경이 활성화되면 나트륨을 배설하는 신장의 기능도 떨어지는데 이것 역시 혈압 상승의 원인이 된다.

스트레스의 종류와 혈압의 관계는 사람마다 다르게 나타나지만 누구에게나 스트레스를 유발하는 몇 가지 상황들이 있다. 예를 들면 많은 사람들 앞에서 이야기할 때, 운전할 때, 대인관계에 불화가 생겼을 때 등이다. 이럴 때 생기는 긴장이 스트레스를 일으키고, 심하면 혈압 상승으로 이어질 수 있으므로 특히 주의해야 한다.

요즘 까닭 없이 불안하거나 마음이 편치 않다면 자가 진단을 통해 내가 지금 스트레스를 얼마나 받고 있는지 확인한다. 자신의 기분이나 정서 상태를 객관적으로 아는 것은 우울증 같은 스트레스성 장애를 막거나 조기에 발견하는 데 큰 도움이 된다. 아래 항목에서 최근 한 달 동안 있었던 일에 ○로 표시한다. ○의 개수에 따라 스트레스 상태를 알 수 있다.

1. 가정에 여러 가지 문제가 있었다.

2. 직장 일에 많은 변화가 있었다.

3. 평소에 취미 생활이나 여가 활동을 하지 않는다.

4. 평소에 운동이나 스포츠 활동을 하지 않는다.

5. 기분이 자주 가라앉고 우울하다.

6. 사소한 일에 화를 내거나 안절부절못한다.

7. 일에 의욕이 없고 금세 피로를 느낀다.

8. 다른 사람과 만나는 것이 힘들고 매사가 귀찮다.

9. 전날의 피로가 풀리지 않아 아침부터 몸이 무겁고 나른하다.

10. 잠이 잘 오지 않고 꿈을 많이 꾼다.

11. 아침에 상쾌하게 잠을 깨지 못하고 몸 상태도 좋지 않다.

12. 머리가 맑지 않고 무겁다.

13. 어깨가 결리거나, 등이나 허리가 아픈 적이 있다.

14. 식욕이 없고 체중이 자꾸 줄어든다.

15. 복부팽만감이 있고 설사와 변비가 번갈아 일어난다.

16. 눈이 피로하고 현기증이 난다.

17. 갑자기 숨이 차거나 가슴이 아프다.

18. 손발이 차고 땀이 잘 난다.

19. 감기가 잦고 한번 걸리면 오래간다.

20. 내가 느끼는 증상들에 대해 의사에게 '신경성'이라는 진단을 받았다.

	합계	개

판정

○의 개수가 5개 이하 ·············· **정상 범위**

6~10개 ·············· **스트레스 예비 상태**

11~15개 ·············· **스트레스 상태(주의가 필요)**

16개 이상 ·············· **스트레스 질환(치료가 필요)**

[자료 인용] よくわかる最新医学 うつ病(2004), 関谷 透, 主婦の友社

꼼꼼하고 책임감이 강할수록 스트레스를 쉽게 받는다

근면 성실하고 꼼꼼하며 책임감이 강한 사람, 목표를 위해서라면 어떠한 노력도 아끼지 않는 사람일수록 대개 자신과 타인에게 지나치게 엄격하다. 그러다 보니 자연히 불만도 많아지지만 이를 제대로 표출하지 못하고 오히려 타인과의 관계에서 자신의 감정을 억누르기 때문에 스트레스가 잘 쌓인다.

이런 성격이나 성향은 사회생활에서는 도움이 되지만 개인의 건강에는 그다지 득이 되지 않는다. 착실하고 꼼꼼한 만큼 융통성이 부족하여 매사에 유연하게 대처하지 못하고 스트레스 관리에도 적극적이지 못하기 때문이다. 실제로 이런 성격을 가진 사람은 혈압이 오르기 쉽고 심근경색증이 일어날 위험도 높은 것으로 알려져 있다.

타고났거나 오랜 세월에 걸쳐 굳어진 성격을 하루아침에 바꿀 수는 없겠지만 자신의 고혈압이 바로 그러한 성격 때문에 생긴 것이라면 지금부터라도 마음을 편히 갖고 좀 더 느긋해지도록 애써야 한다.

성격에 맞게 스트레스를 관리한다

사는 동안에는 어떤 형태로든 스트레스를 받기 마련이다. 스트레스가 심해져서 혈압에까지 영향이 미치지 않게 하려면 다음의 두 가지 방법으로 평소에 꾸준히 스트레스를 관리해야 한다.

하나는 일상생활에서 받는 스트레스가 악영향을 끼치지 못하도록 몸과 마음의 건강을 적극적으로 보호하는 것이다. 이를 위해서는 취미나 운동 등으로 자주 기분 전환을 하는 것이 좋다. 매사를 심각하게 받아들여 자신의 능력 이상으로 애쓰지 말아야 스스로에게 주는 부담을 조금이라도 덜 수 있다.

또 다른 하나는 스트레스에 당당히 맞서는 것이다. 스트레스를 자신의 발전 동기나 질병에 대한 저항력을 높이는 수단으로 삼으라는 뜻이다. 긍정적으로 받아들이면 스트레스가 의외로 쉽게 해소되는 경우가 많다. 어느 방법이 더 효과적인지는 개인의 성격이나 성향에 따라 다르므로 한 가지 방법만 고집하지 말고 현재 자신이 놓인 상황에 맞춰 효과적인 방법을 골라서 실천한다.

일상생활 속 스트레스 해소법

업무 스트레스를 푼다

일반적으로 혈압은 집보다 직장에 있을 때 더 높다. 수축기 혈압은 10~20mmHg, 이완기 혈압은 5~10mmHg 정도 차이가 난다. 근무시간이 길수록 그만큼 혈압이 높은 상태가 지속되므로 고혈압 환자는 되도록 야근을 줄이고 몸과 마음의 긴장을 푸는 시간을 충분히 가져야 한다.

특히 회의 때마다 혈압이 오르는 사람은 회의 전이나 중간에 잠시 자리를 빠져나와 4~5회 정도 심호흡을 하면 좋다. 호흡은 심장의 움직임이나 혈관의 수축과 확장, 혈압 등에 큰 영향을 준다. 숨을 깊게 들이쉬고 내쉬면 흥분이 가라앉고 혈압도 안정된다. 잠시 바깥바람을 쐬거나 화장실에 가거나 몸을 가볍게 움직이는 것도 긴장과 흥분을 가라앉히는 데 도움이 된다.

출퇴근 스트레스를 푼다

수도권에서는 출퇴근에만 1시간도 넘게 걸리는 일이 허다하다. 그나마 편하게 앉아서라도 갈 수 있으면 좋겠지만 그러기도 쉽지 않다. 비좁은 만원 버스나 지하철에서 조금이라도 스트레스를 덜 받으려면 다음과 같은 방법을 활용해보자.

- 사람이 많은 버스나 지하철 안에서는 차의 흔들림이나 다른 사람의 움직임에 거스르지 않는다.
- 문 가까이보다 차량 중앙부에 있어야 무리한 힘을 덜 받으므로 되도록 안으로 들어간다.
- 출퇴근 시간을 활용해서 다른 일을 하려고 애쓰지 않는다. 비좁은 틈에서 책을 읽기보다 창밖의 경치를 바라보면서 기분을 편하게 하는 것이 좋다.

- 사람이 많이 몰리는 시간대를 피해 조금 일찍 집을 나선다. 시간적으로 여유가 생기면 회사에 도착하자마자 급하게 업무를 시작하지 않아도 되므로 스트레스가 줄어든다.
- 직장이 가까우면 출퇴근하기는 편하겠지만 업무에서 완전히 벗어났다는 자유나 해방감을 만끽하기는 어렵다. 그러니 출퇴근에 시간을 빼앗기고 있다고 생각하지 말고 시간이 좀 걸리더라도 기분 전환의 기회로 삼아 긍정적으로 받아들인다.

혈압 안정에 도움이 되는 '긴장 이완법'

식생활 개선과 꾸준한 운동으로 고혈압의 위험인자를 제거했더라도 스트레스를 해소하지 않고 그대로 두면 혈압은 좀처럼 떨어지지 않는다. 이럴 때는 좀 더 적극적으로 스트레스를 다스려야 한다.

스트레스에 맞서려면 무엇보다 몸과 마음이 편안해야 한다. 사람마다 스트레스를 해소하는 나름의 방법이 있겠지만 여기서는 일상에서 쉽게 실천할 수 있고 효과도 좋은 '긴장 이완법'을 소개한다.

- 하루에 잠깐이라도 좋으니 자신이 좋아하는 일을 하는 시간을 갖는다.
- 맛을 충분히 느껴가며 천천히 식사한다.
- 너무 뜨겁지 않는 온수에 몸을 담가 천천히 목욕을 한다.
- 밤에 충분한 시간 동안 깊은 잠을 잔다.
- 조금 일찍 출근하여 시간적인 여유를 갖는다.
- 집이나 직장에서 맡은 일을 언제나 완벽하게 해내려고 애쓰지 않는다. 가끔은 적당히 넘어가는 여유로움도 필요하다.

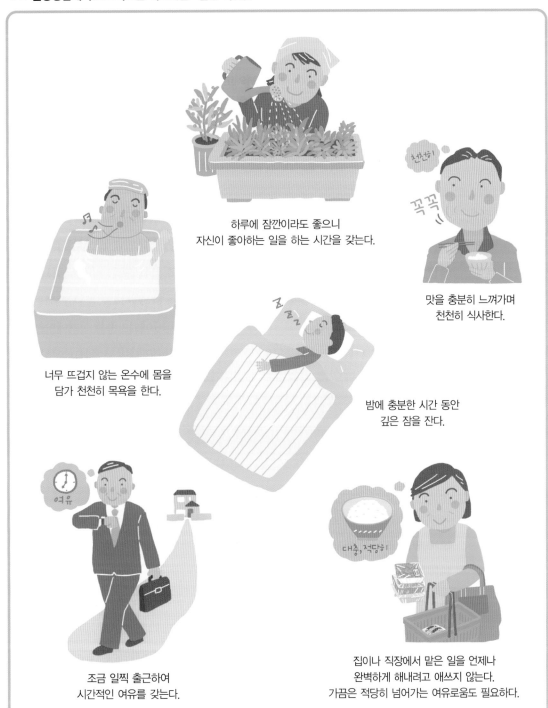

하루에 잠깐이라도 좋으니
자신이 좋아하는 일을 하는 시간을 갖는다.

맛을 충분히 느껴가며
천천히 식사한다.

너무 뜨겁지 않는 온수에 몸을
담가 천천히 목욕을 한다.

밤에 충분한 시간 동안
깊은 잠을 잔다.

조금 일찍 출근하여
시간적인 여유를 갖는다.

집이나 직장에서 맡은 일을 언제나
완벽하게 해내려고 애쓰지 않는다.
가끔은 적당히 넘어가는 여유로움도 필요하다.

143

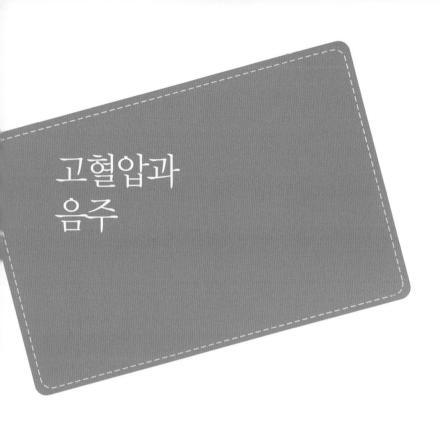

고혈압과 음주

장기간의 과도한 음주는 고혈압의 원인이 된다

적당량의 알코올은 혈액순환을 촉진하고 HDL콜레스테롤을 늘리는 등 우리 몸에 유익한 작용을 한다. 그러나 과량의 알코올은 심박수를 증가시켜 심장에 부담을 주고 혈압을 높인다. 게다가 잦은 과음은 비만으로 이어져 고혈압의 중대한 원인이 된다.

술자리가 잦은 남성은 특히 주의해야 한다. 음주로 인한 고혈압이 뇌졸중의 발생 위험을 높이기 때문이다. 뇌졸중 중에서도 뇌경색증보다 뇌출혈이 음주와 관계가 깊다. 알코올 농도 16% 정도의 술을 하루에 500㎖ 이상 마시면 뇌출혈이나 지주막하출혈이 일어나기 쉽다고 알려져 있다.

혈압이 높은 사람은 일정량이 넘는 술을 매일 마시거나 일시적이라도 과음을 하면 안 된다. 음주가 잦은 고혈압 환자들은 절주나 금주만 해도 1~2주 안에 혈압이 떨어지는 일이 많다. 이와 반대로 음주를 자제하지 않으면 아무리 식사요법을 철저하게 지키더라도 충분한 치료 효과를 얻지 못한다.

음주가 문제가 되는 이유는 알코올 때문만이 아니다. 술안주에는 간이 세거나 기름진 것이 많아서 얼마 먹지 않아도 염분과 지방을 과다 섭취하게 된다. 또 술을 자주 마시다 보면 자연히 식사에 소홀해지기 때문에 영양을 균형 있게 섭취할 수 없다.

하루 적정 알코올 섭취량을 지킨다

일본고혈압학회에서는 하루 적정 알코올 섭취량을 남성은 20~30㎖, 여성은 10~20㎖로 규정하고 있다. 소주 20도 한 잔 50cc인 경우 알코올 함량이 8g이 되므로, 남성은 소주 3잔, 여성은 소주 2잔으로 제한한다. 맥주 4.5도, 500cc 한 병의 경우 알코올 함량이 18g이므로 남성은 맥주 한 병, 여성은 맥주 한 잔으로 제한할 수 있다. 이 정도의 양이라면 간이 충분히 감당할 수 있으며, 중풍의 위험을 낮추는 데 도움을 받을 수 있다. 여성의 적정 알코올 섭취량이 남성의 절반 정도인 이유는 여성이 남성보다 알코올의 영향을 더 쉽게 받기 때문이다.

식사 중에 술을 마시는 습관이 있는 사람은 음주량을 적정 범위로 제한하고 음주 횟수도 차츰 줄여가야 한다. 몸속의 알코올을 완전히 분해하려면 일주일에 이틀 정도는 술을 전혀 마시지 않아 간을 쉬게 해야 한다.

혈압
케어+

커피나 홍차도 혈압에 영향을 준다

커피, 홍차, 녹차에 함유된 카페인은 혈관을 수축시켜 혈압을 올린다. 따라서 혈압이 높은 사람은 커피나 홍차를 하루에 한두 잔만 마시는 것이 좋다.

반면 녹차에는 혈압을 낮추는 칼륨과 항산화 작용을 하는 카테킨이 풍부하다. 특히 번차는 카페인이 적어 고혈압 환자가 마시기에 무리가 없고 칼륨과 카테킨을 섭취하는 데도 도움이 된다.

●● 하루 적정 음주량(남성의 경우)

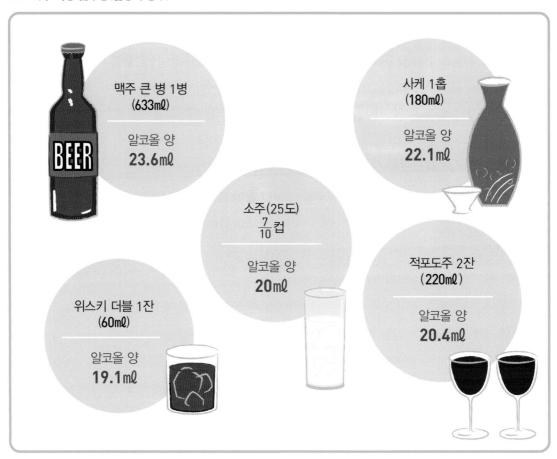

맥주 큰 병 1병
(633㎖)

알코올 양
23.6㎖

사케 1홉
(180㎖)

알코올 양
22.1㎖

소주(25도)
$\frac{7}{10}$컵

알코올 양
20㎖

적포도주 2잔
(220㎖)

알코올 양
20.4㎖

위스키 더블 1잔
(60㎖)

알코올 양
19.1㎖

●● 술 마실 때 유의할 점

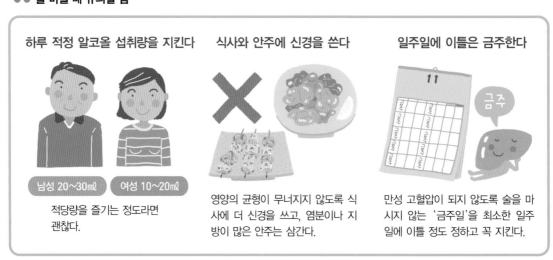

하루 적정 알코올 섭취량을 지킨다

남성 20~30㎖   여성 10~20㎖

적당량을 즐기는 정도라면
괜찮다.

식사와 안주에 신경을 쓴다

영양의 균형이 무너지지 않도록 식
사에 더 신경을 쓰고, 염분이나 지
방이 많은 안주는 삼간다.

일주일에 이틀은 금주한다

금주

만성 고혈압이 되지 않도록 술을 마
시지 않는 '금주일'을 최소한 일주
일에 이틀 정도 정하고 꼭 지킨다.

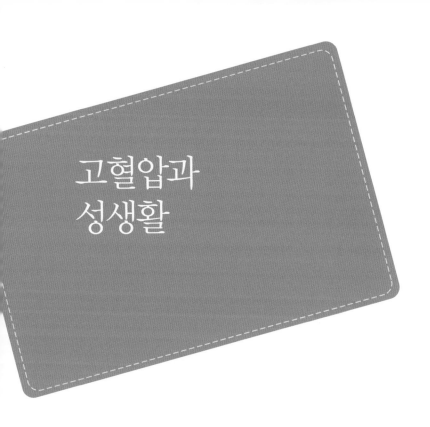

고혈압과 성생활

부부간의 건강한 성생활로는 혈압이 크게 오르지 않는다

혈압이 높은 사람들은 예기치 않게 갑자기 혈압이 오를 수 있는 행위에 지나칠 만큼 예민해진다. 이런 이유로 성생활을 기피하는 사람이 적지 않다. 그렇다면 성행위가 심장박동과 혈압에 어떤 영향을 미치는지 알아보자.

지금까지의 조사 결과를 보면 24~40세 남성은 안정 시에 66회 정도였던 심박수가 성교 절정기에는 120회까지 증가하고 순간적으로는 185회까지 이르는 것으로 나타났다. 혈압도 안정 시에 112mmHg이던 수축기 혈압이 성교 절정기에는 162mmHg까지 오른다.

수치만 보고 50mmHg나 올랐다며 깜짝 놀라겠지만 혈압이 그 정도 오르는 일은 흔하다. 운전을 할 때나 무거운 것을 들어 올리는 순간에도 혈압이 그 정도 상승한다. 따라서 고혈압 환자라고 해서 성생활을 너무 부정적으로 볼 필요는 없다. 오히려 성생활에서 만족감을 얻어 혈압이 안정되는 경우도 있다. 더욱이 오랜 세월 함께 지낸 부부가 성행위를 하는 경우 50대 남성의 성교 절정기 심박수가 120

회 정도라고 하니 혈압도 그다지 크게 오르지 않을 것이다.

다만 수축기 혈압이 180mmHg 이상인 중증 고혈압에 합병증까지 있는 사람은 혈압강하제로 혈압을 안전한 수준까지 낮춘 후에 성생활을 즐기는 것이 좋다.

부적절한 성행위는 급격한 혈압 상승을 일으킬 수 있다

지금까지의 설명은 부부간의 정상적인 성생활에 해당하는 것이며 불륜과 같은 비정상적인 관계에서는 이야기가 달라진다. 부적절한 장소에서 지나치게 성적으로 흥분하거나 외도에 대한 죄책감 등의 감정이 섞이면 성행위를 할 때 비정상적으로 혈압이 오른다.

일본의 감찰의무원이 조사한 결과에 따르면 성행위 도중 동맥경화증이나 심장마비로 사망한 건수는 부부관계(86건)에서보다 부부 이외의 관계(132건)에서 훨씬 더 많았다. 이를 보더라도 혈압이 높은 사람에게는 외도나 불륜 같은 부적절한 성행위가 매우 위험하다는 사실을 알 수 있다. 성생활의 기본은 부부가 사랑과 이해를 바탕으로 서로의 건강 상태를 살펴가며 적당한 수준을 지키는 데 있다는 사실을 잊지 말아야 한다.

그러나 부부 사이라도 성행위를 하면 안 되는 경우가 있다. 혈압이 높은 사람이 며칠 동안 계속 과로를 했거나, 과도한 음주나 흡연을 한 후, 심한 스트레스를 받아 불안한 상태에서는 성행위를 삼가야 한다. 또 성행위를 할 때도 상위보다 하위 쪽이 심박수가 더 쉽게 증가하여 심장에 부담을 줄 수 있으므로 주의해야 한다.

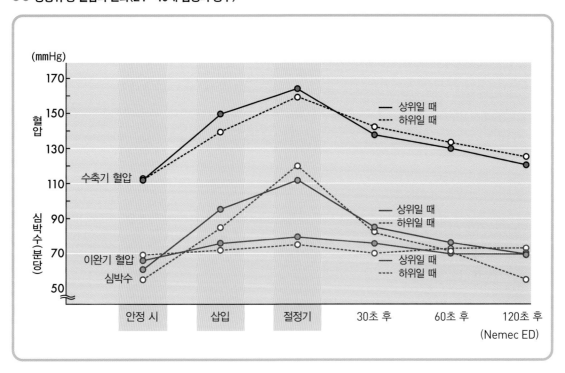

●● 성행위 중 심박수와 혈압

	안정 시	절정 시
심박수	66	120 전력 질주했을 때와 같은 수준
수축기 혈압 (mmHg)	112	162
이완기 혈압 (mmHg)	68	80

혈압이 정상인 24~40세 남성을 대상으로 실시한 조사 결과, 성행위 중 혈압이 가장 높은 때는 성적 쾌감이 최고조에 이르는 절정 시로 나타났다. 이때 심박수는 전력 질주했을 때와 같은 수준까지 증가했다. 안정 시와 절정 시의 혈압을 비교하면 수축기 혈압은 크게 올랐으나 이완기 혈압은 그다지 변화가 없다.

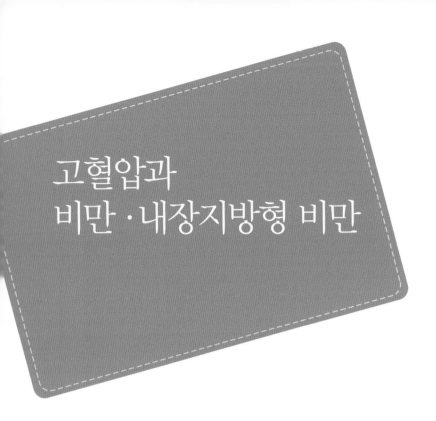

고혈압과
비만·내장지방형 비만

내장지방형 비만은 고혈압이 되기 쉽다

배꼽 높이에서 측정한 허리둘레가 남성은 85cm 이상, 여성은 90cm 이상일 때 '내장지방형 비만'으로 진단한다. 내장지방형 비만 외에 고혈압, 이상지질혈증, 고혈당 중 두 가지 이상의 위험인자가 있으면 '대사증후군'에 해당하고, 그중 한 가지만 있으면 '대사증후군의 위험군'에 속한다.

비만을 체형을 기준으로 구분하면 하체에 지방이 붙는 '서양배형'과 배 둘레를 중심으로 상체에 지방이 붙는 '사과형'으로 나눌 수 있다. 또 신체의 어느 부분에 지방이 집중돼 있느냐에 따라 '피하지방형'과 '내장지방형'으로 나눈다. 특히 사과형 비만(내장지방형 비만)은 고혈압이 되기 쉽고 대사증후군과도 관련이 깊다. 따라서 대사증후군으로 진단을 받았다면 우선 비만에서 벗어나도록 체중 조절에 힘써야 한다.

'균형식사 가이드'로 하루에 무엇을, 얼만큼 먹어야 하는지를 안다

식생활은 대사증후군을 치료하는 데 매우 중요한 역할을 한다. 건강한 식생활의 기본은 영양을 고루 갖춘 식사를 적당량 하는 것이다. 이를 실천에 옮기려면 하루 식사에서 '무엇을', '얼마만큼' 먹으면 되는지를 알아야 한다. 이때 도움이 되는 것이 '균형식사 가이드'다. 균형식사 가이드는 일본의 후생노동성과 농림수산성이 공동으로 마련한 것으로, 섭취하는 식품의 조합과 섭취량의 기준이 팽이 모양으로 알기 쉽게 표현되어 있다. 이를 보면 팽이가 쓰러지지 않고 안정적으로 회전하려면(건강하려면) 균형 있는 식사와 더불어 회전력(운동)도 필요하다는 것을 알 수 있다(152쪽 참조).

●● 나의 '하루 필요 열량'을 안다

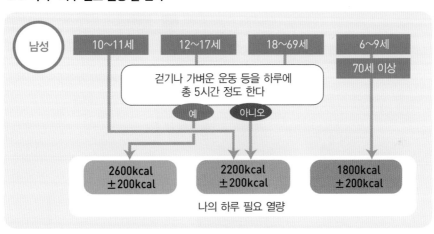

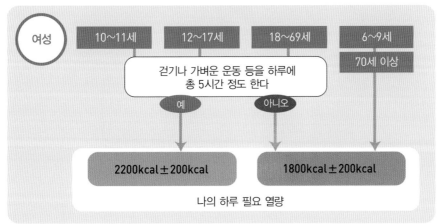

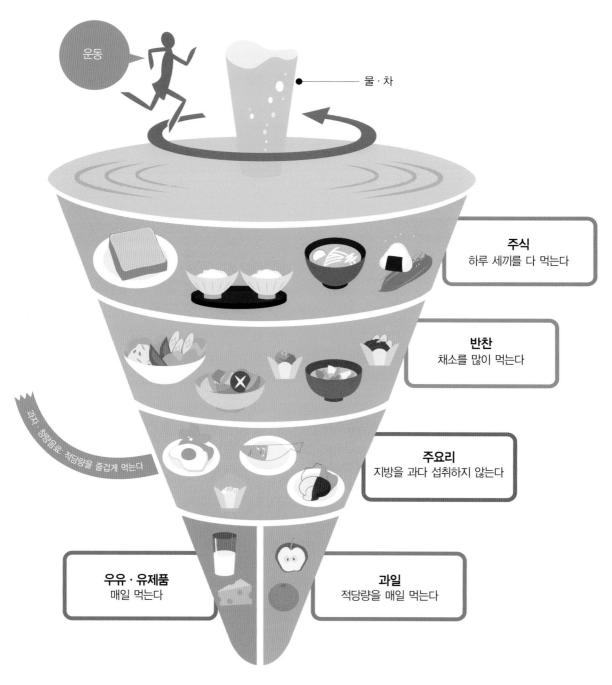

운동

물 · 차

주식
하루 세끼를 다 먹는다

반찬
채소를 많이 먹는다

과자 · 청량음료 · 적당량을 즐겁게 먹는다

주요리
지방을 과다 섭취하지 않는다

우유 · 유제품
매일 먹는다

과일
적당량을 매일 먹는다

[자료 인용] 후생노동성 · 농림수산성 작성

●● 음식의 식사 단위

● 주식(밥, 빵, 면)

1개 분량	밥(소량) 1공기 = 주먹밥 1개 = 식빵 1장 = 롤빵 2개
1.5개 분량	밥(중간 것) 1공기
2개 분량	우동 1그릇 = 메밀국수 1그릇 = 스파게티 1인분

● 반찬(채소, 버섯, 감자류, 해조류)

1개 분량	채소 샐러드 = 오이 미역 초무침 = 건더기가 많은 미소된장국 = 시금치 나물 = 톳조림 = 콩조림 = 버섯구이(기름 사용)
2개 분량	채소조림 = 채소볶음 = 감자조림

● 주요리(고기, 생선, 달걀, 콩요리)

1개 분량	냉두부 = 생청국장 = 달걀부침 1접시
2개 분량	생선구이 = 생선튀김 = 참치 오징어 회
3개 분량	햄버그스테이크 = 돼지고기 생강구이 = 닭튀김

● 우유 · 유제품

1개 분량	우유 $\frac{1}{2}$컵 = 치즈 1조각 = 슬라이스 치즈 1장 = 요구르트 1팩
2개 분량	우유 1팩

● 과일

1개 분량	귤 1개 = 사과 $\frac{1}{2}$개 = 감 1개 = 배 $\frac{1}{2}$개 = 포도 $\frac{1}{2}$송이 = 복숭아 1개

●● '균형식사 가이드'에 따른 필요 열량별 식사법

하루에 필요한 열량별로 주식, 주요리, 반찬, 우유 · 유제품, 과일을 각각 얼마큼 먹으면 되는지를 나타냈다. 이때 사용한 기준 섭취량의 단위는 '개수'다. 이 섭취량에 맞춰 오른쪽에서 음식을 골라 이를 하루에 세 번 나누어 먹는다. 예를 들어 하루에 '1800±200kcal'의 열량을 섭취해야 하는 사람은 주식이 4~5개 필요하므로 오른쪽에 주식으로 제시된 음식 중에서 개수의 합계가 4~5개가 되도록 몇 가지를 골라 이를 세끼에 나누어 먹으면 된다.

예1) **아침**: 밥(소량) 1공기[1개] + **점심**: 주먹밥 1개[1개] + **저녁**: 스파게티[2개] = 주식[4개]

예2) **아침**: 식빵 1장[1개] + **점심**: 밥(중간 양) 1공기[1.5개] + **저녁**: 우동 1그릇[2개] = 주식[4.5개]

1800 ±200kcal
- 물 · 차
- 4~5개 — **주식**: 밥(중간 양) 약 3공기
- 5~6개 — **반찬**: 채소 요리 약 5접시
- 3~4개 — **주요리**: 고기·생선·달걀·콩 요리 약 2~3접시
- 2개 — **과일**: 귤의 경우 약 2개
- 2개 — **우유 · 유제품**: 우유 약 1팩

2200 ±200kcal
- 물 · 차
- 5~7개 — **주식**: 밥(중간 양) 약 4공기
- 5~6개 — **반찬**: 채소 요리 약 5접시
- 3~5개 — **주요리**: 고기·생선·달걀·콩요리 약 3접시
- 2개 — **과일**: 귤의 경우 약 2개
- 2개 — **우유 · 유제품**: 우유 약 1팩

2600 ±200kcal
- 물 · 차
- 7~8개 — **주식**: 밥(중간 양) 약 5공기
- 6~7개 — **반찬**: 채소 요리 약 5~6접시
- 4~6개 — **주요리**: 고기·생선·달걀·콩 요리 약 3접시
- 2~3개 — **과일**: 귤의 경우 약 3개
- 2~3개 — **우유 · 유제품**: 우유 약 1.5팩

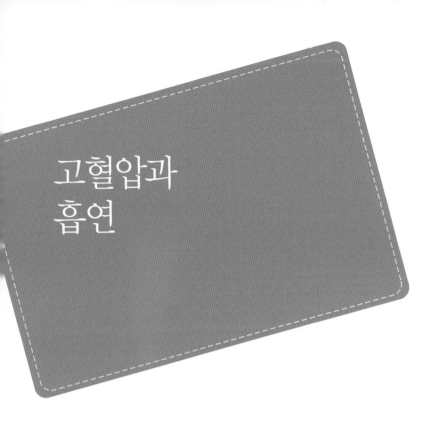

고혈압과 흡연

흡연은 고혈압을 악화시키고 협심증이나 심근경색증의 발병 위험을 높이므로 반드시 금연해야 한다.

담배를 끊으면 괜히 입이 심심해져 군것질 거리를 찾거나 까닭 없이 불안해지고 짜증이 나기도 한다. 금연했을 때 나타나는 이 같은 금단증상을 해소할 수 있는 효과적인 방법이 있으므로 꼭 시도하기 바란다.

- **입이 심심하다:** 이를 닦거나 껌을 씹는다. 물이나 차를 마셔도 좋다. 흡연의 해악과 금연의 장점을 자주 떠올려 금연 의지를 다진다.
- **집중력이 떨어진다:** 체조나 스트레칭, 심호흡을 한다.
- **졸리거나 나른하다:** 잠깐 낮잠을 자거나 가볍게 몸을 움직인다.
- **두통이나 현기증이 난다:** 수분을 섭취하고 눕거나 안정을 취한다.
- **기침이 나고 가래가 많아진다:** 물로 양치질을 하거나 수분을 섭취한다. 무설탕 목캔디를 먹어도 된다.

- **변비가 생긴다**: 식이섬유가 많은 음식이나 요구르트를 먹는다. 가벼운 운동도 도움이 된다.
- **식욕이 늘어난다**: 열량이 낮은 재료로 여러 가지 반찬을 만들어 먹거나 채소를 많이 먹는다.
- **상실감이나 허탈감이 든다**: 금연 동호회에 가입하거나 모임에 참가한다. 금연을 지원하는 인터넷 사이트에서 유용한 정보를 찾거나 금연 상담 전화를 이용해 상담을 받는다.

금단증상을 해소하는 여러 가지 대처 방법도 효과가 있지만 금연에 성공할 수 있는 가장 확실한 방법은 전문가에게 상담을 받는 것이다. 금연 상담 전화를 이용하거나 금연 클리닉을 운영하는 병원에서 전문가의 조언을 들으면 금연 각오를 실천하는 데 큰 도움이 된다.

보건복지부와 한국보건사회연구원에서 운영하는 금연 길라잡이: www.nosmokeguide.or.kr
보건복지부와 국립암센터에서 운영하는 금연 상담 전화: 1544-9030

●● **금단증상 해소법**

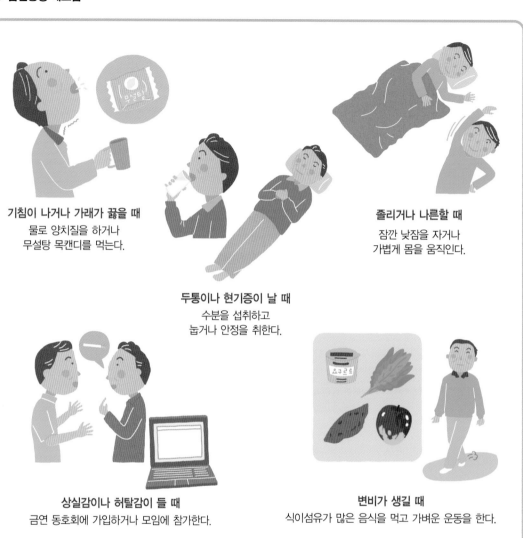

기침이 나거나 가래가 끓을 때
물로 양치질을 하거나
무설탕 목캔디를 먹는다.

두통이나 현기증이 날 때
수분을 섭취하고
눕거나 안정을 취한다.

졸리거나 나른할 때
잠깐 낮잠을 자거나
가볍게 몸을 움직인다.

상실감이나 허탈감이 들 때
금연 동호회에 가입하거나 모임에 참가한다.

변비가 생길 때
식이섬유가 많은 음식을 먹고 가벼운 운동을 한다.

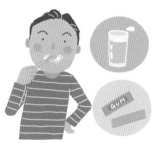

입이 심심할 때
이를 닦거나 껌을 씹는다.

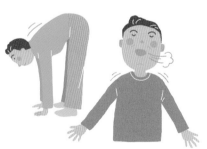

집중력이 떨어질 때
체조나 스트레칭, 심호흡을 한다.

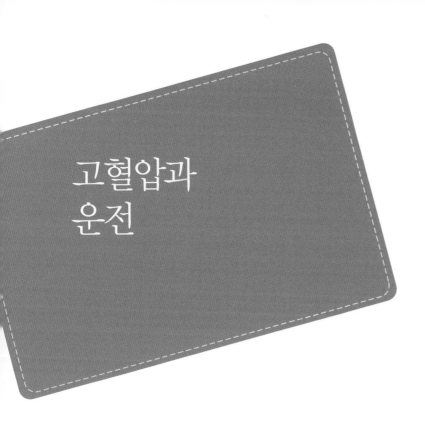

고혈압과 운전

혈압이 높아도 개의치 않고 운전을 하는 사람이 많다. 그런데 자동차 운전은 의외로 혈압에 큰 부담을 줄 수 있으므로 중증 고혈압 환자라면 운전은 하지 않는 편이 좋다.

교토대학의 만이 마산도(万井正人) 명예교수는 운전 중에 일어나는 혈압의 변화를 측정하는 실험을 했다. 그 결과, 휘파람을 불면서 여유 있게 운전을 하더라도 운전자의 혈압은 출발 전보다 30~40mmHg나 더 오르는 것으로 나타났다. 운전할 때는 순간의 실수가 사고로 이어질 수 있으므로 자신도 모르게 계속 긴장을 하게 되고, 이것이 스트레스로 작용하여 혈압을 올리는 것이다. 더욱이 속도를 위반했을 때는 혈압이 40mmHg나 올랐고 갑자기 차가 튀어나와 깜짝 놀랐을 때는 단번에 50mmHg나 올랐다. 도심지나 대도시 번화가에서도 차가 막히면 혈압이 크게 올랐다.

운전할 때는 맥박도 빨라진다. 도심의 도로를 달릴 때는 멈춰 있을 때보다 맥박수가 20%나 증가한다는 조사 결과도 있다. 따라서 혈압이 높은 사람은 급격한 혈압 상승이나 돌연사의 위험이 높은 자동차 운전은 되도록 하지 않는 편이 좋다.

●● 운전하면 혈압이 오른다

1. 속도를 위반했을 때 혈압이 오른다

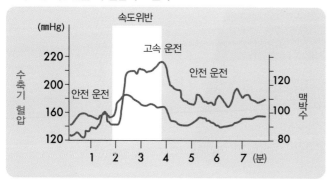

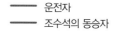
운전자
조수석의 동승자

2. 운전하다 놀라면 혈압이 오른다

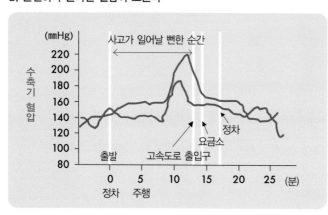

운전자
조수석의 동승자

3. 교통 정체로 짜증이 났을 때 혈압이 오른다

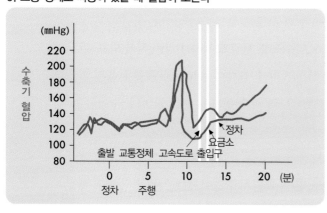

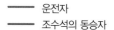
운전자
조수석의 동승자

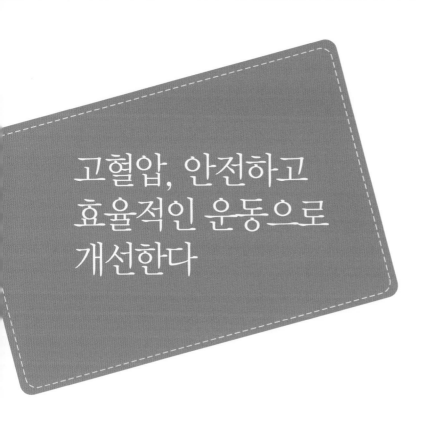

고혈압, 안전하고 효율적인 운동으로 개선한다

고혈압 환자에게는 부담 없이 지속할 수 있는 유산소운동이 알맞다

고혈압 환자가 운동을 할 때는 크게 두 가지에 주의해야 한다. 하나는 자신의 혈압 상태가 운동을 하기에 적합한지를 확인하는 것이다. 운동은 혈압이 경증에서 중등증(수축기 혈압 180mmHg 미만, 이완기 혈압 110mmHg 미만)인 경우에 실행하고, 혈압이 그보다 더 높거나 합병증이 있을 때는 우선 약물 치료로 혈압을 낮추고 나서 운동을 시작하도록 한다.

다른 하나는 혈압 조절에 도움이 되는 운동을 고르는 것이다. 고혈압 환자에게는 몸을 격렬하게 움직여서 땀이 나는 운동이 아니라 무리하지 않고 몸을 천천히 움직여가며 어느 정도 오래 할 수 있는 운동이 적합하다.

운동은 크게 유산소운동과 무산소운동으로 나뉜다. 유산소운동은 산소를 충분히 흡수하면서 하는 운동으로 걷기, 자전거 타기, 수영 등이 있다. 무산소운동은 일시적으로 호흡을 멈추고 힘을 세게 주며 하는 운동으로 역도, 철봉운동, 팔굽혀펴기 등이 있다.

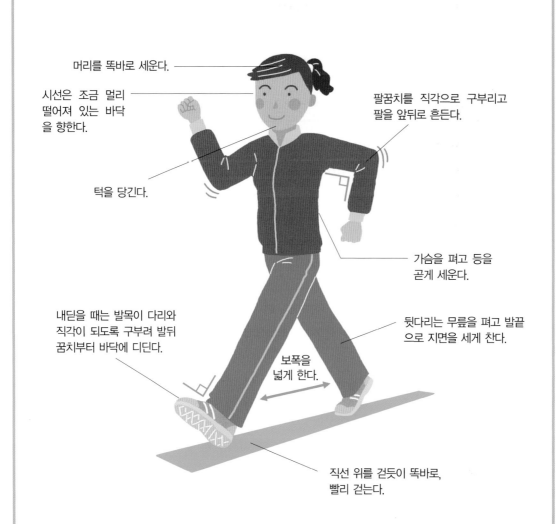

머리를 똑바로 세운다.

시선은 조금 멀리 떨어져 있는 바닥을 향한다.

턱을 당긴다.

팔꿈치를 직각으로 구부리고 팔을 앞뒤로 흔든다.

가슴을 펴고 등을 곧게 세운다.

내딛을 때는 발목이 다리와 직각이 되도록 구부려 발뒤꿈치부터 바닥에 디딘다.

뒷다리는 무릎을 펴고 발끝으로 지면을 세게 찬다.

보폭을 넓게 한다.

직선 위를 걷듯이 똑바로, 빨리 걷는다.

관절에 부담을 주지 않고 보기에도 좋은 워킹 자세는 축이 되는 다리에 중심을 되도록 높게 두고 걷는 것이다. 그 중심 높이를 유지하면서 다리를 가슴에서부터 차내듯이 걸으면 전신 운동이 될 수 있다. 이때 다리를 똑바로 뻗어서 허리, 어깨, 머리를 잇는 직선이 흐트러지지 않게 해야 한다. 그렇게 하면 근육이 스트레스를 받지 않고 혈액순환도 잘되어 대사가 활발해지기 때문에 운동 중의 부상도 예방할 수 있다.

고혈압 환자에게는 유산소운동이 알맞다. 그중에서도 특히 워킹(빠르게 걷기)이 좋다. 천천히 터벅터벅 걸어서는 효과가 없다. 숨이 차지 않을 정도의 빠르기로 씩씩하게 걸어야 한다. 물속 걷기나 수영도 부력 덕분에 몸을 쉽게 움직일 수 있고 심폐기능도 활성화되므로 혈압이 높은 사람도 무리 없이 할 수 있다. 단, 조깅이나 자전거 타기, 에어로빅은 유산소운동이지만 고혈압 환자가 하기에는 부담이 너무 크다.

적절한 방법으로 운동을 지속하면 1~2주 후에는 수축기 혈압이, 2~5주 후에는 이완기 혈압이 차츰 떨어지기 시작한다. 그러나 1~3개월간 생활습관을 개선하고 운동을 해도 혈압이 떨어지지 않는다면 약물 치료를 병용하는 것이 좋다.

운동 중의 맥박수를 측정해 내게 알맞은 운동 강도를 안다

동작과 난이도가 같은 운동이라도 체력에 따라 몸이 받는 부담이 다르다. 따라서 안전하고 효율적으로 운동하려면 자신의 체력에 맞는 운동 강도를 알아야 한다. 이때 기준으로 삼는 것이 운동 중의 맥박수다. 측정법은 다음과 같다.

3~4분간 운동을 하고 일단 멈춘다. 그 자리에서 15초간 맥박을 잰다. 그 수치를 4배 하면 1분간의 맥박수가 된다. 이 분당 맥박수가 30대는 120~125회, 40대는 115~120회, 50대는 105~115회, 60대는 100~110회 정도 될 때 알맞은 운동 강도라고 할 수 있다. 이 정도의 가벼운 운동을 30분 이상 매일 꾸준히 하는 것이 가장 좋다. 매일 하기 힘들면 일주일에 3일만 해도 된다. 그래도 효과를 볼 수 있다.

다양한 운동과 생활활동으로 대사증후군을 극복한다

생활습관병 예방하기: 일주일에 23엑서사이즈 이상의 신체활동이 필요하다

운동으로 생활습관병을 예방하려면 과연 일주일에 운동을 어느 정도 해야 할까? 일본의 후생노동성이 마련한 「엑서사이즈 가이드 2006」에 그 기준이 제시되어 있다. 여기에는 생활습관병의 예방에 필요한 운동량에 스포츠 활동(운동)뿐만

●● 1엑서사이즈에 해당하는 신체활동

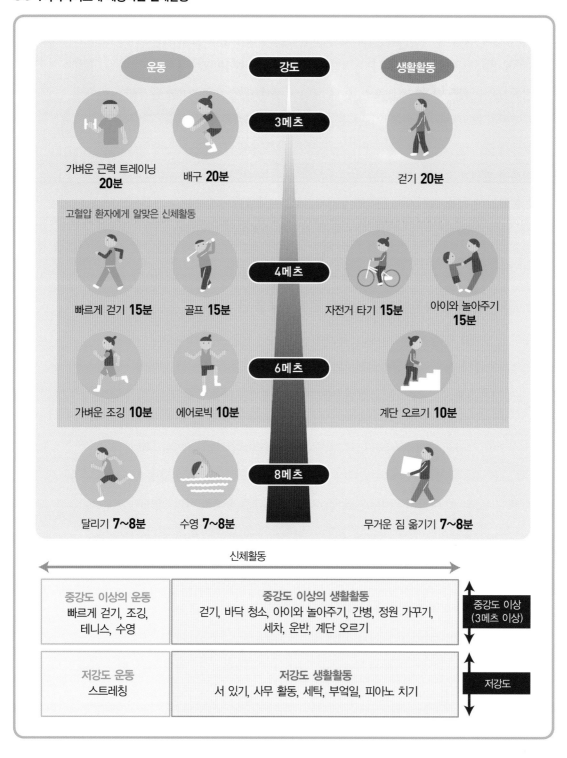

아니라 장보기나 청소, 산책 같은 일상생활의 활동(생활활동)도 포함되어 있다. 따라서 자신의 라이프스타일에 맞춰 운동과 생활활동을 적절히 조합하여 운동량을 계산할 수 있다.

「엑서사이즈 가이드 2006」의 특징 중 하나는 신체활동의 양과 강도를 각각 '엑서사이즈(Ex)'와 '메츠(Mets)'라는 단위로 규정했다는 점이다. 메츠란 대사(metabolism)의 약칭이다. 운동 강도를 나타내는 표시법의 하나로, 안정 상태를 유지하는 데 필요한 산소량을 1단위, 즉 1메츠로서 각종 운동의 산소 소비량을 그 배수로 나타낸 값이다. 신체활동량의 기본 단위인 '1엑서사이즈'란 '1메츠의 운동이나 생활활동을 1시간 했을 때의 신체활동량'이다. 왼쪽 그림에는 다양한 운동과 생활활동이 메츠로 분류되어 있는데, 예를 들어 '20분간 걷기'는 1엑서사이즈에 해당하는 강도 3메츠의 신체활동이므로 이 운동을 1시간 하면 신체활동량은 3엑서사이즈가 된다.

생활습관병을 예방하려면 일주일에 23엑서사이즈 이상의 신체활동을 해야 한다. 특히 4엑서사이즈 이상은 생활활동이 아니라 운동으로 해야 한다.

대사증후군 개선하기: 일주일에 10엑서사이즈 이상의 신체활동이 필요하다

운동으로 대사증후군을 개선하려면 일주일에 10엑서사이즈 이상의 신체활동을 해야 한다. 식사는 그대로 하고 일주일에 10엑서사이즈씩 한 달간 운동하면 내장지방이 1~2% 가까이 감소한다고 한다. 스포츠를 그다지 즐기지 않는 사람은 '15분 빠르게 걷기(1엑서사이즈)'를 골라 하루에 30분씩 일주일에 5회를 하면 10엑서사이즈를 채울 수 있다.

허리둘레(배꼽 높이에서 측정)를 1cm 줄이는 것은 내장지방을 약 1kg 줄이는 것과 맞먹는다. 허리둘레가 기준치 이상인 경우에는 1cm를 줄이려면 열량을 7,000kcal나 소비해야 한다. '허리둘레 1cm 감소' 목표를 한 달 안에 이루려면 하루에 약 230kcal씩 열량을 줄여야 한다. 운동과 더불어 영양의 균형을 이룬 식사로 열량 섭취를 조절하면 내장지방을 더 효과적으로 줄일 수 있으므로 식생활 개선(150~153쪽 참조)에도 힘쓰도록 한다.

Part 5

먹는 것만 바꿔도 혈압이 낮아진다 1

혈압을 낮추는
영양소 10가지

칼륨

몸속의 과다한 나트륨을
배출하여 혈압을 낮춘다

칼륨은 체내 생리 기능을 조절하는 매우 중요한 미네랄이다. 몸속의 과다한 나트륨(염분)을 몸 밖으로 내보내 염분이 미치는 해를 줄여주므로 고혈압 치료에 크게 도움이 된다.

인체에서 칼륨은 세포 안(세포내액)에, 나트륨은 세포 밖(세포외액)에 많다. 세포막에는 나트륨펌프가 있어 칼륨을 세포 안으로 들여보내고 나트륨을 세포 밖으로 내보냄으로써 세포 안과 밖의 농도 차를 유지한다. 그런데 소금을 많이 먹으면 세포 안으로도 나트륨이 들어온다. 그러면 우리 몸은 나트륨 농도를 낮추기 위해 수분을 다량으로 섭취하게 되고 이로 인해 체액량이 늘어나 혈압이 오른다. 그러나 이때 칼륨이 충분하면 세포막의 펌프 기능이 활성화되어 나트륨을 몸 밖으로 배출하므로 혈압 상승을 억제할 수 있다.

칼륨을 효과적으로 섭취하는 법

혈압이 높은 사람은 평소에 칼륨이 풍부한 식품을 자주 먹는 것이 좋다. 고혈압 예방을 위한 칼륨의 하루 권장 섭취량은 3500mg이다. 그러나 신장질환이 있을 때 칼륨을 많이 섭취하면 비정상적으로 혈중 칼륨이 증가하는 고칼륨혈증이 일어날 수 있으므로 반드시 섭취량이나 섭취 방법을 의사나 영양사와 상담하도록 한다.

칼륨은 168쪽 표에서 보듯이 과일이나 채소, 콩류, 감자류에 많다. 칼륨은 물에 녹는 성질이 있으므로 조리할 때 재료를 물에 오래 데치거나 헹구지 않는 것이 좋다.

채소와 과일을 먹는 것이 가장 효과적인 칼륨 섭취법이지만 주의할 점이 있다. 채소를 많이 먹다 보면 그만큼 소금도 많이 섭취할 수 있으므로 조리할 때는 이 점에 유의하여 염분 조절에 소홀하지 않도록 한다. 또 과일을 지나치게 먹으면 당분을 과다 섭취하게 된다는 점도 기억한다.

●● **칼륨의 주요 기능**

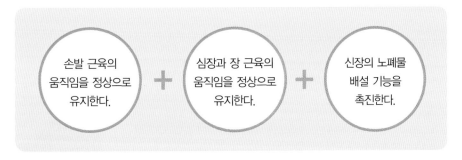

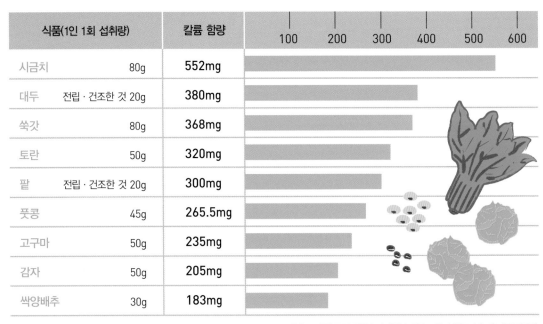

●● 칼륨이 풍부한 과일(1회 섭취량 기준)

식품(1인 1회 섭취량)		칼륨 함량
딸기	300g(20알)	520mg
노지재배 멜론	250g(1/2개)	483mg
아보카도	60g	432mg
바나나	150g(1개)	324mg
복숭아	200g(1개)	306mg
그레이프프루트	300g(1개)	294mg
네이블오렌지	250g(1개)	293mg
수박	400g(1조각)	288mg
사과	250g(중간 크기 1개)	234mg

●● 칼륨이 풍부한 채소(1회 섭취량 기준)

식품(1인 1회 섭취량)		칼륨 함량
시금치	80g	552mg
대두	전립 · 건조한 것 20g	380mg
쑥갓	80g	368mg
토란	50g	320mg
팥	전립 · 건조한 것 20g	300mg
풋콩	45g	265.5mg
고구마	50g	235mg
감자	50g	205mg
싹양배추	30g	183mg

[자료 인용] 문부과학성 편, 「일본 식품 표준 성분표」(제5차 개정증보판)

마그네슘

칼슘의 기능을 억제하여 혈압을 낮춘다

마그네슘은 체내 생리 기능을 조절·유지하는 데 필수적인 미네랄로, 천연 칼슘통로차단제로 불린다. 그 이유를 알면 마그네슘이 왜 혈압을 낮추는 데 유용한지 이해할 수 있다.

인체에서 다양한 기능을 하는 칼슘은 근육의 수축에도 관여한다. 칼슘은 세포 밖에 많고 세포 안에는 적지만 일단 세포 안으로 들어오면 평활근을 수축시키는 작용을 한다. 칼슘은 혈관에서도 마찬가지 작용을 한다. 세포 안으로 들어온 칼슘은 혈관을 이루는 근육을 수축시키는데 이로 인해 혈관이 좁아져서 혈압이 오르게 된다. 칼슘통로차단제는 이러한 칼슘이 세포 안으로 들어가는 입구에 장벽을 만들어서 칼슘의 유입을 막아 혈압을 낮게 유지하는 약이다. 그런데 연구 결과 마그네슘이 칼슘통로차단제와 동일한 작용을 한다는 사실이 밝혀졌다. 게다가 마그네슘은 칼슘통로차단제보다 작용이 온화하기 때문에 평소에 식품을 통해 꾸준히 섭취해도 부작용의 염려가 없다.

마그네슘을 효과적으로 섭취하는 법

마그네슘은 성인의 몸에 30g 정도 존재한다. 마그네슘은 곡물 중에서는 현미나 통보리에 풍부하지만 도정이나 분쇄 같은 가공·조리 과정을 거치면 크게 줄어들기 때문에 자연 그대로의 상태로 섭취하는 것이 좋다. 아몬드나 캐슈너트, 깨 등의 종실류와 다시마나 톳 등의 해조류에도 마그네슘이 많다. 하지만 이런 식품을 이용한 술안주는 염분이 많아 좋지 않다.

청량음료나 컵라면 같은 인스턴트식품에는 미네랄인 인이 많은데, 이것이 마그네슘의 흡수를 방해한다. 따라서 인스턴트식품을 자주 먹는 사람은 마그네슘이 결핍되지 않도록 주의해야 한다. 그리고 소화관 기능이 약한 사람은 마그네슘을 보충제 형태로 과다 복용하면 소화관에 부담을 줄 수 있으므로 반드시 섭취 방법을 의사와 상담해야 한다.

●● **마그네슘의 주요 기능**

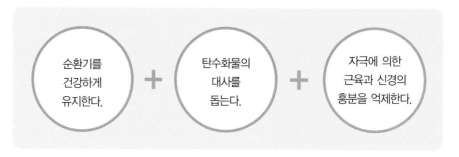

순환기를 건강하게 유지한다. + 탄수화물의 대사를 돕는다. + 자극에 의한 근육과 신경의 흥분을 억제한다.

●● 마그네슘이 풍부한 채소(1회 섭취량 기준)

식품(1인 1회 섭취량)	마그네슘 함량	100	200	300	400	500	600
현미 160g	176mg						
소맥 배아(밀의 씨눈) 30g	93mg						
아몬드 튀김·조미한 것 30g	81mg						
캐슈너트 튀김·조미한 것 30g	72mg						
깨 건조한 것 10g	37mg						
마른 톳 5g	31mg						
생청국장 25g	25mg						
콩가루 껍질 있는 대두 10g	24mg						
마른 멸치 10g	23mg						
코코아 무가당 4g	17.6mg						
인스턴트커피 4g	16.4mg						
마른 다시마 25g	12.75mg						

[자료 인용] 문부과학성 편, 「일본 식품 표준 성분표」(제5차 개정증보판)

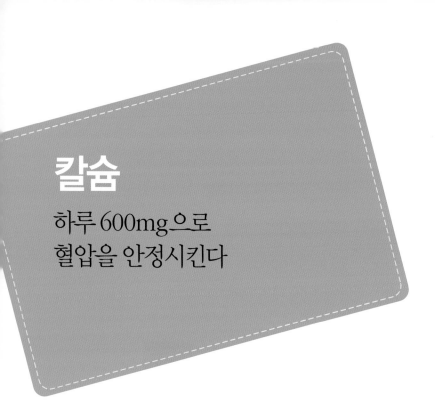

칼슘
하루 600mg으로
혈압을 안정시킨다

칼슘은 뼈를 구성하는 미네랄로 체중의 1.5~2%를 차지한다. 체중이 60kg이라면 몸속에 약 1kg의 칼슘이 있는 것이다. 우리 몸이 보유하는 칼슘의 99%는 뼈와 치아에 있으며 이를 '저장 칼슘'이라고 부른다. 나머지 1%는 혈액과 근육 안에 있고 '기능 칼슘'이라고 부른다.

칼슘이 부족하면 칼슘 저장고 역할을 하는 뼈에서 칼슘이 빠져나와 기능하기 때문에 뼈가 약해져 골다공증이 일어나기 쉽다. 칼슘 부족이 골다공증을 일으킨다는 사실은 이미 알고 있었겠지만 혈압에도 영향을 미친다는 것은 아마 잘 몰랐을 것이다. 뼈에서 빠져나간 칼슘은 혈관벽에도 달라붙는데 이것이 혈액의 흐름을 방해하기 때문에 혈압이 오를 수 있다.

혈압이 높으면 세포 안에 칼슘이 지나치게 많아져서 세포 밖에는 칼슘이 부족해진다. 또 혈중 칼슘 농도가 낮은데도 소변으로 배설되는 칼슘은 늘어난다. 그렇지 않아도 모자란 칼슘이 몸 밖으로 점점 더 많이 빠져나가게 되는 것이다. 그러면 우리 몸은 부족한 칼슘을 공급하기 위해 부갑상선호르몬의 분비를 늘린다. 부갑상선호르몬은 부갑상선에서 분비되는 칼슘 조절 호르몬으로, 분비량이 많을수록 혈액 속 칼슘 농도가 증가한다. 이 같은 다양한 작용들을 종합할 때 칼슘대사이상증도 고혈압의 원인으로 볼 수 있다.

칼슘을 효과적으로 섭취하는 법

칼슘은 하루에 적어도 600mg은 섭취해야 한다. 칼슘을 충분히 섭취하면 골다공증 예방과 혈압 안정에 도움이 되고 칼슘 대사의 이상을 막을 수 있다. 혈압이 높은 쥐에게 칼슘을 투여하자 혈압이 떨어졌고, 고혈압 환자가 칼슘 보충제를 복용한 후에 혈압이 안정되었다는 보고도 있다.

칼슘은 우유와 유제품, 뼈째 먹는 생선, 마른 새우, 해조류, 대두, 녹황색 채소 등에 풍부하다. 특히 우유와 유제품에 함유된 칼슘은 흡수가 잘되기 때문에 매일 먹는 것이 좋다. 우유를 싫어하거나 우유만 먹으면 배탈이 나는 사람은 우유 대신 무당 플레인 요구르트로 드레싱을 만들어 샐러드나 무침 요리에 이용하면 된다. 또 우유로 코티지치즈를 만들어 샐러드에 곁들여 먹어도 좋다.

칼슘은 장에서 흡수되는데 이때 흡수를 촉진하는 것이 활성형 비타민D다. 비타민D는 햇빛을 쐬면 피부에서 합성되므로 매일 적당히 일광욕을 하면 칼슘 흡수에 큰 도움이 된다.

●● **칼슘이 결핍되기 쉬운 경우**

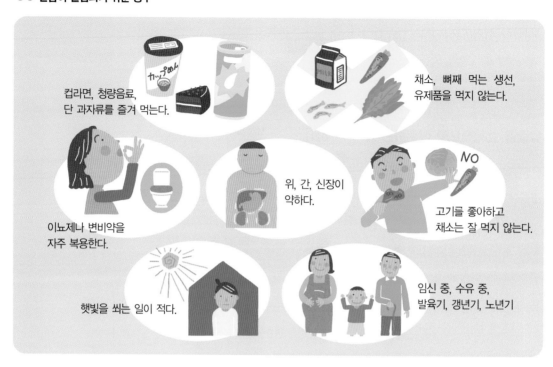

컵라면, 청량음료,
단 과자류를 즐겨 먹는다.

채소, 뼈째 먹는 생선,
유제품을 먹지 않는다.

위, 간, 신장이
약하다.

이뇨제나 변비약을
자주 복용한다.

고기를 좋아하고
채소는 잘 먹지 않는다.

햇빛을 쐬는 일이 적다.

임신 중, 수유 중,
발육기, 갱년기, 노년기

●● **칼슘이 풍부한 채소(1회 섭취량 기준)**

식품(1인 1회 섭취량)		칼슘 함량	200	400	600	800
연어 뼈	통조림 45g	900mg				
마른 새우	껍데기째 10g	710mg				
빙어	80g(3마리)	600mg				
말린 정어리	40g(3마리)	560mg				
에멘탈치즈	30g	360mg				
튀긴 두부 완자*	130g	351mg				
샛줄멸	조미·건조한 것 20g	280mg				
파르메산치즈	20g	260mg				
우유	200g	220mg				

* 으깬 두부에 잘게 썬 채소나 다시마 등을 넣고 기름에 튀긴 것

[자료 인용] 문부과학성 편, 「일본 식품 표준 성분표」(제5차 개정증보판)

단백질

혈관의 노화를 막고
나트륨의 배설을 촉진한다

    과거에는 고혈압을 '예방이 불가능한 질환'으로 여겼다. 물론 지금은 식습관만 바로잡아도 고혈압을 막거나 개선할 수 있다는 사실을 잘 알고 있다. 염분 섭취를 줄이는 것도 그런 노력의 하나다. 그런데 좀 더 적극적으로 고혈압을 예방하려면 식사에서 질 좋은 단백질을 충분히 섭취해야 한다.

    쥐를 이용한 실험에서도 단백질을 많이 섭취한 쥐는 혈압이 잘 오르지 않아 뇌졸중이 발생하는 일이 적고 오래 사는 것으로 나타났다. 또 고혈압 환자가 많고 뇌졸중 발생 빈도가 높은 지역에서는 단백질을 적게 섭취하는 것으로 밝혀졌다.

    단백질이 고혈압과 뇌졸중 예방에 도움이 되는 이유는 두 가지다. 첫째는 단백질이 혈관을 튼튼하게 하기 때문이다. 인체를 구성하는 세포의 주성분은 단백질이다. 혈관의 세포도 단백질로 이루어져 있다. 단백질을 충분히 섭취하면 혈관의 탄력이 유지되기 때문에 혈압이 다소 높더라도 혈관벽에 상처가 잘 나지 않는다. 쥐를 이용한 실험에서도 단백질을 충분히 섭취한 그룹은 그렇지 않은 그룹보다 혈관이 더 유연하고 튼튼한 것으로 나타났다.

둘째는 단백질이 나트륨의 배설을 촉진하기 때문이다. 단백질은 몸속에서 분해 과정을 거쳐 이용된 후 요소로 전환되어 오줌을 통해 몸 밖으로 배출되는데, 이때 나트륨도 함께 나간다. 이런 작용을 통해 단백질은 우리 몸에 미치는 나트륨의 해를 줄여준다.

질 좋은 단백질을 섭취하는 법

단백질의 질을 판정하는 기준으로 '아미노산 스코어'라는 것이 있다. 인체가 필요로 하는 필수아미노산의 양을 상정하여 식품에 함유된 필수아미노산의 구성과 비교하는 방법으로 산출한 수치다. 아미노산 스코어가 100에 가까울수록 아미노산의 균형 상태가 좋은 양질의 단백질이라 할 수 있다. 오른쪽 표를 참고하여 평소에 생선, 고기, 달걀, 우유 등을 골고루 먹어 질 좋은 단백질을 섭취하도록 한다.

우유의 단백질 성분인 카제인의 효능을 이용한다

카제인(casein)은 우유의 단백질 성분이다. 카제인을 충분히 섭취하면 혈압이 잘 오르지 않고, 반대로 카제인이 부족하면 고혈압에서 뇌졸중으로 이행하는 비율이 높아진다는 연구 결과가 있다.

카제인은 몸속에서 칼슘의 흡수를 촉진하는데, 이 기능도 혈압을 낮추어 고혈압을 예방하는 데 도움이 된다. 카제인이 소화되는 과정에서 생기는 카제인 인산 펩티드(casein phosphopeptide, CPP)도 마찬가지 기능을 한다. 카제인은 우유 단백질의 약 80%나 차지하므로 우유나 유제품을 먹으면 고혈압의 예방과 치료에 도움이 된다.

주요 식품의 아미노산 스코어

식품	아미노산 스코어	제1 제한 아미노산*	식품	아미노산 스코어	제1 제한 아미노산
달걀	100	——	닭고기(가슴살)	100	——
우유	100	——	닭 간	100	——
프로세스치즈	91	함황 아미노산**	정백미	65	라이신
전갱이	100	——	밀가루	44	라이신
정어리	100	——	옥수수	32	라이신
연어	100	——	감자	68	로이신
바지락	81	트립토판	대두	86	함황 아미노산
오징어	71	트립토판	두부(부침용)	82	함황 아미노산
새우	84	트립토판	시금치	50	함황 아미노산
쇠고기(채끝살)	100	——	토마토	48	로이신
돼지고기(등심살)	100	——	귤	50	로이신

[자료 인용] 近藤和雄·渡邊早苗(1998), 専門医がやさしく教える注目の栄養素, PHP

＊ 인체의 필요량에 비해서 부족한 제한아미노산 가운데 가장 부족한 아미노산
＊＊ 분자 중에 황(S)을 함유하고 있는 아미노산으로 일반적으로 식물성 식품에는 소량만 들어 있다.

●● 카제인이 풍부한 식품

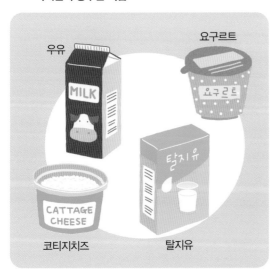

●● 단백질 하루 필요량은 체중에 따라 다르다

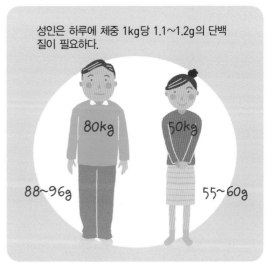

성인은 하루에 체중 1kg당 1.1~1.2g의 단백질이 필요하다.

카테킨

강한 살균 및 항산화 작용으로 혈압과 콜레스테롤 수치를 낮춘다

카테킨(catechin)은 강한 항산화 작용으로 세포막의 산화를 막아 동맥경화증이나 심근경색증을 예방한다. 또 암세포의 증식을 억제하고 손상된 세포를 보호해준다.

콜레스테롤은 담즙의 주요 성분인 담즙산을 만드는 데도 쓰이는데, 카테킨은 이 담즙산의 배설을 촉진하여 혈중 콜레스테롤 수치를 낮추어준다. 또 LDL콜레스테롤과 HDL콜레스테롤의 균형을 바로잡는 역할도 한다.

카테킨은 혈압을 상승시키는 앤지오텐신전환효소의 기능을 억제하여 혈압이 오르지 않게 한다. 대표적인 혈압강하제인 앤지오텐신전환효소억제제와 마찬가지 작용을 하는 것이다.

그 밖에도 카테킨은 혈당치의 급격한 상승을 막고 충치나 입 냄새를 없애주며 알레르기 증상을 억제하는 효능이 있는 것으로 확인되었다.

카테킨을 효과적으로 섭취하는 법

녹차에서 카테킨 성분을 되도록 많이 추출하려면 뜨거운 물을 사용해야 하지만 쓴맛이 날 수 있으므로 찻잎을 70℃ 정도의 물에 1분 30초 정도 우렸다가 마시도록 한다.

처음과 두 번째 우린 녹차에는 카테킨이 풍부하므로 식후에 한두 잔씩 마시면 좋다. 두 번째 우린 녹차에는 카테킨이 처음 우린 녹차의 50~60% 정도 함유되어 있지만 세 번째 이상 우리면 카테킨이 거의 나오지 않기 때문에 카테킨 섭취가 목적이라면 찻잎을 자주 새것으로 갈아서 마시도록 한다.

녹차의 카테킨 외에 홍차의 붉은색을 내는 성분인 테아플라빈(theaflavin)에도 혈압의 상승을 억제하는 효능이 있는 것으로 밝혀졌다. 또 고혈압 환자가 가바론차*를 마신 후에 혈압이 떨어졌다는 연구 결과도 있다.

*
녹차용 찻잎을 저산소 · 저온에서 저장한 후 만든 것으로 혈압을 낮추는 가바(gamma aminobutyric acid, GABA)가 풍부하다.

●● **카테킨은 종양세포의 증식을 촉진하는 오르니틴 탈탄소효소(ODC)의 활성을 억제한다**

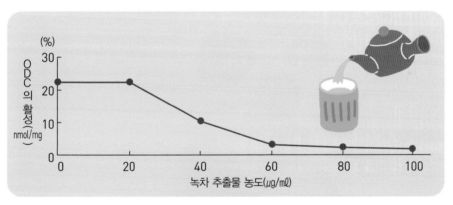

[자료 인용] 오사카시립대학 생활과학부 유아사 이사오(湯浅勲) 교수의 연구 결과

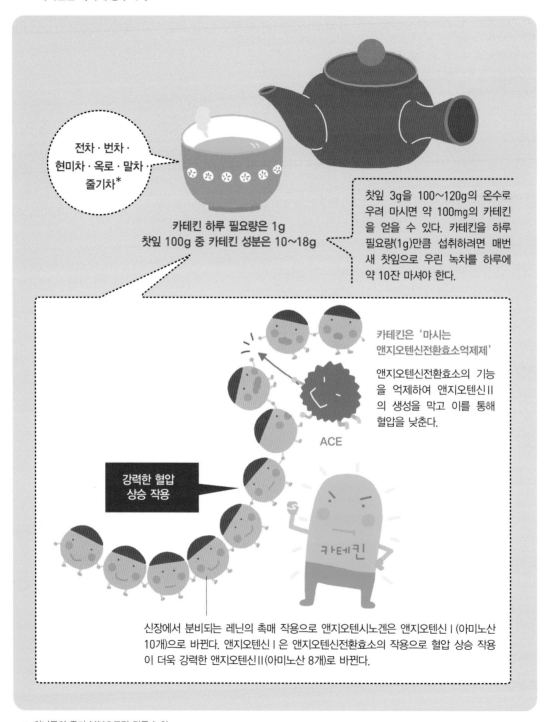

전차 · 번차 · 현미차 · 옥로 · 말차 · 줄기차*

카테킨 하루 필요량은 1g
찻잎 100g 중 카테킨 성분은 10~18g

찻잎 3g을 100~120g의 온수로 우려 마시면 약 100mg의 카테킨을 얻을 수 있다. 카테킨을 하루 필요량(1g)만큼 섭취하려면 매번 새 찻잎으로 우린 녹차를 하루에 약 10잔 마셔야 한다.

카테킨은 '마시는 앤지오텐신전환효소억제제'

앤지오텐신전환효소의 기능을 억제하여 앤지오텐신 II 의 생성을 막고 이를 통해 혈압을 낮춘다.

ACE

강력한 혈압 상승 작용

카테킨

신장에서 분비되는 레닌의 촉매 작용으로 앤지오텐시노겐은 앤지오텐신 I (아미노산 10개)으로 바뀐다. 앤지오텐신 I 은 앤지오텐신전환효소의 작용으로 혈압 상승 작용이 더욱 강력한 앤지오텐신 II (아미노산 8개)로 바뀐다.

* 차나무의 줄기 부분으로만 만든 녹차.

식이섬유

몸속 염분과 콜레스테롤을 줄이고 변비를 막아준다

식이섬유의 다양한 효능이 알려진 것은 비교적 최근의 일이다. 장 기능을 촉진하여 변비를 막고 대장암 예방에 도움이 된다는 사실이 주목을 받으면서 식이섬유 섭취에 대한 관심이 높아졌다

식이섬유는 고혈압 치료에도 유익한 작용을 한다.

첫째, 몸속의 염분을 줄여준다. 식이섬유는 위에서 장을 지나는 동안 장 속의 유해물질을 흡착하여 대변과 함께 내보내는데 이때 나트륨도 함께 몸 밖으로 나오게 된다.

둘째, 동맥경화증을 촉진하는 콜레스테롤의 수치를 낮춘다. 지방을 분해하는 소화액인 담즙산은 콜레스테롤을 원료로 하여 간에서 만들어진다. 담즙산은 장에서 소화액으로 기능한 후 다시 장에서 흡수되어 간으로 되돌아와 재이용된다. 그런데 식이섬유는 장에서 담즙산이 재흡수되는 것을 방해한다. 그로 인해 부족해진 담즙산을 보충하기 위해 간은 몸속의 콜레스테롤을 이용해서 담즙산을 만들어낸다. 이런 원리로 간접적이긴 하지만 식이섬유는 콜레스테롤의 소비를 늘리는

역할을 한다.

식이섬유를 효과적으로 섭취하는 법

식이섬유에는 물에 녹는 수용성 섬유와 물에 녹지 않는 불용성 섬유를 포함해 여러 종류가 있다. 위에서 말한 고혈압에 유익한 두 가지 작용은 수용성 식이섬유가 하는 것이다.

다시마나 미역 같은 해조류의 끈적끈적한 점액 성분인 알긴산(alginic acid)은 수용성 식이섬유로 혈압을 낮추는 작용이 특히 강하다. 알긴산 외에 수용성 식이섬유에는 과일에 풍부한 펙틴, 곤약에 많은 글루코만난, 모로헤이야나 마의 점액 성분인 무틴 등이 있다.

뿌리채소나 곡물, 버섯, 콩 등에 있는 셀룰로오스나 헤미셀룰로오스 등의 불용성 섬유도 변비를 개선하고 혈압을 안정시키는 데 도움이 된다. 식이섬유의 하루 목표 섭취량은 17~20g이다(한국영양학회 권장 1일 식이섬유 섭취량은 20~25g). 매일 해조류와 과일, 채소 등 다양한 식품을 골고루 먹어 충분한 양의 식이섬유를 섭취하도록 한다.

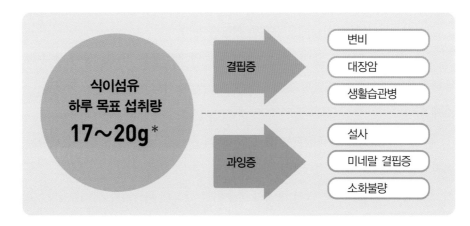

* 한국영양학회 권장 1일 식이섬유 섭취량은 20~25g

●● 식이섬유의 분류

	함유 부위	이름	풍부한 식품
수용성 식이섬유	식물세포의 저장 다당류	펙틴 식물 검(구아검) 점질물(만난) 해조 다당류(알긴산, 라미나린, 후코이단)	잘 익은 과일 나무껍질, 과실나무 등 식물의 종자, 잎, 뿌리 등 해조류
	식품첨가물	화학수식 다당류 화학합성 다당류	
불용성 식이섬유	식물 세포벽의 구성 성분	셀룰로오스 헤미셀룰로오스 펙틴 리그닌 이눌린 베타글루칸	채소, 곡류, 콩류, 밀기울 곡류, 콩류, 밀기울 덜 익은 과일, 채소 코코아, 밀기울, 콩류 우엉 버섯, 효모
	갑각류 껍데기의 구성 성분	키틴	새우, 게 껍데기
기타	결합조직의 성분	콘드로이틴황산, 키틴·키토산, 폴리덱스트로스*	육류의 뼈나 힘줄 등

* 포도당을 소화·흡수가 잘되지 않는 형태로 바꾼 물질   [자료 인용] 主婦と生活社 編(2006), からだに効く栄養成分バイブル, 主婦と生活社

●● 식이섬유가 풍부한 식품(1회 섭취량 기준)

식품(1인 1회 섭취량)		식이섬유 함량	2　　4　　6　　8　　10
호밀	전립분 80g	**10.6g**	
곶감	70g	**9.8g**	
붉은강낭콩	전립·건조한 것 30g	**8.0g**	
완두콩	그린피스·튀긴 것 30g	**5.9g**	
강낭콩	건조한 것 30g	**5.8g**	
키위	150g	**3.8g**	
단호박	100g	**3.5g**	
생청국장	50g	**3.4g**	
대두	건조한 것 175g	**3.4g**	

[자료 인용] 문부과학성 편, 『일본 식품 표준 성분표』(제5차 개정증보판)

타우린

심장과 간의 기능을 향상시키고 교감신경의 활동을 억제한다

아미노산의 일종인 타우린은 생명 활동을 유지하는 데 꼭 필요한 성분으로 뇌와 심장, 간, 혈액, 눈 등 다양한 장기에 존재한다. 최근에는 타우린에 혈압을 낮추는 효능이 있다는 사실이 알려지면서 주목을 받고 있다. 이와 관련한 실험에서는 식염에 반응하여 혈압이 오르는 쥐에게 타우린을 투여하자 식염 섭취 후에도 혈압이 잘 오르지 않았다. 교토대학의 명예교수인 야모리 유키오(家森幸男) 박사의 연구에서는 혈압이 높은 쥐의 뇌에 타우린을 직접 주입하자 혈압이 떨어졌다. 또 젊고 증상이 가벼운 고혈압 환자에게 일주일간 매일 6g의 타우린을 복용하게 한 결과 혈압강하제만큼 효과적이지는 않지만 혈압이 안정되었다.

타우린이 어떤 원리로 혈압을 낮추는지는 아직 명확히 밝혀지지 않았지만, 뇌의 자율신경에 작용하여 교감신경의 활동을 억제하기 때문인 것으로 추측하고 있다. 즉 인간이 추위를 느끼거나 스트레스를 받으면 교감신경이 활성화되어 혈관이 수축되고 혈압이 오르는데, 타우린이 이러한 교감신경의 흥분을 가라앉히기 때문에 결과적으로 혈압이 안정되는 것으로 생각된다.

타우린을 효과적으로 섭취하는 법

타우린은 인체에서 합성되기는 하지만 그 양이 얼마 되지 않기 때문에 식사로 보충해야 한다. 타우린은 문어, 오징어, 굴, 소라, 게, 가리비, 바지락, 도미 등의 어패류에 풍부하므로 평소에 이런 식품으로 만든 음식을 자주 먹는 것이 좋다. 문어나 오징어 등에는 콜레스테롤이 많지만 타우린에는 콜레스테롤 수치를 낮추는 효능도 있으므로 보통 먹는 양이라면 크게 걱정하지 않아도 된다.

타우린을 효과적으로 섭취하려면 재료를 손질하거나 조리할 때 몇 가지 주의해야 한다. 마른오징어 표면의 하얀 가루는 타우린 성분이므로 털어내지 말고, 타우린은 물에 잘 녹으므로 국물 있는 음식으로 만들어 국물까지 먹으면 거의 손실 없이 섭취할 수 있다. 조개류는 자체에 이미 염분이 있으므로 되도록 싱겁게 해서 먹는다. 방어나 고등어, 정어리 등은 몸통보다 가장자리나 등뼈 주변의 검붉은 살에 타우린이 풍부하고 비타민A와 B복합체, D도 많다. 특히 고등어는 몸통보다 검붉은 살에 타우린이 15~16배나 더 많으므로 남기지 말고 먹도록 한다.

●●● **타우린의 효능**

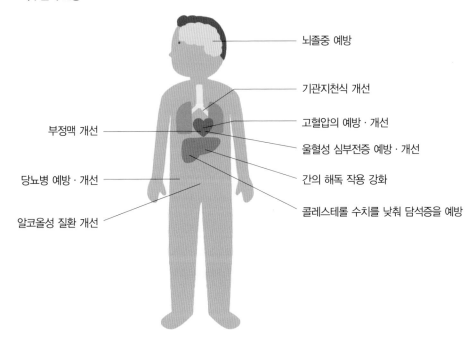

뇌졸중 예방

기관지천식 개선

고혈압의 예방·개선

울혈성 심부전증 예방·개선

간의 해독 작용 강화

콜레스테롤 수치를 낮춰 담석증을 예방

부정맥 개선

당뇨병 예방·개선

알코올성 질환 개선

● ● 타우린이 풍부한 식품(1회 섭취량 기준)

식품(1인 1회 섭취량)		타우린 함량
문어	100g	871mg
갑오징어	110g	848mg
굴	70g(5개)	814mg
소라	50g(1개)	768mg
방어 검붉은살 부위	70g	471mg
대게	140g	450mg
가리비	140g	380mg
오분자기	30g(1개)	375mg
바지락	껍데기 포함 175g	266mg
꽁치	200g(1마리)	262mg
도미	100g(1토막)	230mg
홍다리얼룩새우	100g(5마리)	199mg

[자료 인용] 사단법인 대일본수산회 생선보급협의회

EPA·DHA

혈전 형성을 막고
혈액의 흐름을 좋게 한다

중성지방을 줄이고 혈전 형성을 막는 EPA

EPA(에이코사펜타엔산)는 꽁치, 전갱이, 정어리, 고등어 같은 등 푸른 생선에 많다. 등 푸른 생선의 효능은 그린란드의 이누이트(에스키모)를 대상으로 한 조사 결과를 계기로 널리 알려졌다. 이누이트는 심근경색증이나 뇌혈전증같이 혈관이 막혀 일어나는 질병의 발병률이 매우 낮은데, 그 이유가 EPA·DHA가 풍부한 바다짐승(고래, 물개, 바다표범 등 바다에 사는 포유류)의 고기를 즐겨 먹기 때문이라는 것이다.

일본에서 조사한 결과에서도 생선을 많이 먹는 어촌 지역 사람들이 농촌 지역 사람들보다 뇌졸중 발생률이 적은 것으로 나타났다. 또 EPA를 다량 섭취하면 혈액이 잘 굳지 않는다는 사실이 실험으로 확인되었다.

EPA는 혈소판의 응집을 억제하여 혈액을 맑게 만들고 혈전의 형성을 막는다. 또 중성지방과 LDL콜레스테롤을 줄이고 HDL콜레스테롤을 늘린다. EPA의 이런 기능은 동맥경화증이나 심근경색증, 뇌경색증, 고혈압 같은 생활습관병의 예방과 치료에 큰 도움이 된다.

EPA를 효과적으로 섭취하려면 조리 과정에서 생선의 지방이 손실되지 않도록 주의해야 한다. 회로 먹거나, 국물로 녹아나온 지방도 섭취할 수 있는 조림이나 국물 요리가 좋다.

LDL콜레스테롤을 감소시켜 혈액의 흐름을 좋게 하는 DHA

DHA(도코사헥사엔산)는 혈관벽에 있는 LDL콜레스테롤과 중성지방을 줄여준다. 또 세포막의 유동성을 높여서 혈관벽의 세포를 유연하게 만들어 혈액의 흐름을 좋게 한다. DHA의 이런 기능은 고혈압이나 이상지질혈증, 동맥경화증, 심근경색증, 뇌경색증 같은 생활습관병을 예방하는 데 도움이 된다.

DHA는 EPA와 비슷한 기능을 하지만 다른 점도 있다. DHA는 뇌와 뇌 신경조직의 발육에 필수적인 뇌의 구성 성분이지만 EPA는 뇌 입구에 있는 '혈액-뇌 관문'을 통과하지 못한다. 이것이 DHA와 EPA의 가장 큰 차이점이다. 이런 점에서 DHA가 뇌의 신경세포 소실로 뇌가 위축되는 알츠하이머병을 개선하는 데 도움이 될 것으로 기대하고 이에 관한 연구가 진행되고 있다.

DHA와 EPA의 효능을 비교하면 LDL콜레스테롤을 감소시키는 효과는 DHA가 더 높고, 중성지방을 감소시키거나 혈전 형성을 막는 효과는 EPA가 더 높다. DHA는 지방이 많은 생선에 풍부하게 들어 있다. 지방은 쉽게 산화되므로 신선할 때 먹어야 하며 항산화 작용을 하는 채소와 함께 먹는 것이 좋다.

●● EPA · DHA가 풍부한 생선

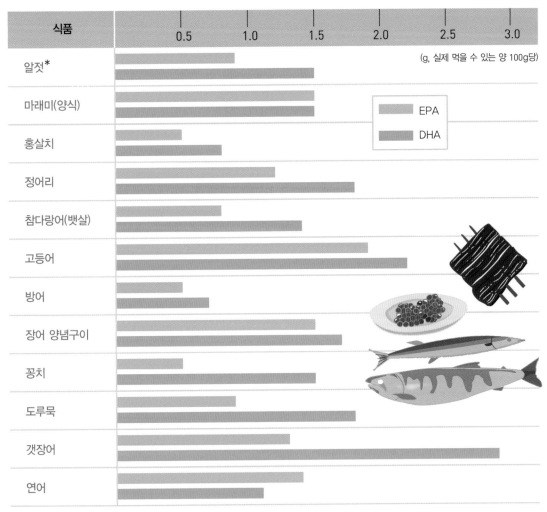

(g, 실제 먹을 수 있는 양 100g당)

식품	
알젓*	
마래미(양식)	
홍살치	
정어리	
참다랑어(뱃살)	
고등어	
방어	
장어 양념구이	
꽁치	
도루묵	
갯장어	
연어	

범례: ■ EPA   ■ DHA

눈금: 0.5 1.0 1.5 2.0 2.5 3.0

* 연어 · 송어 등의 알을 난소막에 싸인 상태로 소금에 절인 것

[자료 인용] 일본과학기술청 자원조사회 편, 『일본 식품 지용성 성분표』

다중불포화지방산

혈중 콜레스테롤을 줄이고
혈전 형성을 막는다

다중불포화지방산은 혈중 콜레스테롤을 감소시키고 혈전의 형성을 막아 혈액의 흐름을 좋게 한다. 이런 작용이 고혈압을 예방·치료하는 데 큰 도움이 되는 것으로 밝혀졌다. 특히 감마리놀렌산과 알파리놀렌산이 효과가 뛰어나다.

감마리놀렌산은 혈압과 혈당치를 조절하여 고혈압과 당뇨병을 예방한다. 또 혈중 콜레스테롤 수치를 낮추고 혈소판의 응집을 억제하여 혈액을 맑게 유지한다. 혈관을 확장하여 혈액의 흐름을 원활하게 하기 때문에 동맥경화증이나 심근경색증 등을 예방하는 효과가 뛰어나다.

감마리놀렌산은 원래 몸속에서 합성되는 지방산이지만 유아의 몸속에서는 합성되지 않는다. 또 마흔을 넘으면 합성 능력이 급속히 떨어지기 때문에 노년기에는 결핍되기 쉽다. 그 밖에 식생활이 불규칙하고 알코올이나 동물성 지방을 지나치게 섭취하거나 스트레스를 많이 받으면 합성이 잘되지 않는 것으로 알려져 있다.

감마리놀렌산과 달리 알파리놀렌산은 몸속에서 합성되지 않는 필수지방산이다. 알파리놀렌산은 혈액을 맑게 하고 혈전의 형성을 막아준다. 또 혈소판의 응집을 억제하여 혈관을 유연하게 하고 혈관을 확장하는 작용을 한다. 따라서 혈압이 높은 사람은 음식을 만들 때 차조기기름, 들기름, 아마인유같이 알파리놀렌산이 풍부한 기름을 사용하는 것이 좋다.

다중불포화지방산을 효과적으로 섭취하는 법

지방의 주요 구성 성분은 지방산으로 약 40가지가 있다. 이들 지방산이 어떤 비율로 포함되어 있느냐에 따라 지방의 영양가와 기능이 달라진다.

지방산은 구조의 차이에 따라 포화지방산과 불포화지방산으로 나뉜다. 포화지방산은 육류의 비계나 버터, 돼지기름과 같이 실온에서 하얗게 굳는 고체 지질인 지방에 들어 있다. 포화지방산을 과다 섭취하면 건강에 해로운 LDL콜레스테롤이 늘어나 동맥경화증으로 이어질 수 있다. 불포화지방산은 참기름, 옥수수기름, 홍화기름과 같이 실온에서 액체 지질인 기름에 들어 있다.

●●● **지방산의 분류**

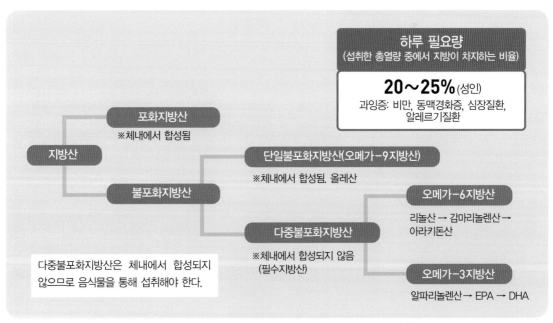

[자료 인용] 主婦と生活社 編(2006), からだに効く栄養成分バイブル, 主婦と生活社

불포화지방산은 다시 이중결합의 수에 따라 단일불포화지방산과 다중불포화
지방산으로 나뉜다. 올리브유에 풍부한 올레산은 대표적인 단일불포화지방산으
로 LDL콜레스테롤을 줄여준다. 다중불포화지방산에는 리놀산, 감마리놀렌산, 알
파리놀렌산 등이 있다. 지방은 열량이 높기 때문에 건강에 유익한 종류라도 너무
많이 섭취하면 안 된다.

●● **리놀산이 풍부한 식품**

식품(1인 1회 섭취량)		리놀산의 함량	2	4	6	8	10
홍화기름	13g(홍화 1큰술)	9.4g					
해바라기기름	13g(1큰술)	8.6g					
면실유	13g(1큰술)	7.0g					
옥수수기름	13g(1큰술)	6.1g					

●● **감마리놀렌산이 풍부한 식품**

식품(1인 1회 섭취량)		감마리놀렌산의 함량	0.1	0.2	0.3
물에 데친 미역	10g(염장 1인분)	0.4mg			
다시마	건조한 것 2g	0.3mg			
도로로 다시마*	2g(국물요리 1인분)	0.08mg			
다시마채**	3g(1인분)	0.06mg			

●● **아라키돈산이 풍부한 식품**

식품(1인 1회 섭취량)		아라키돈산의 함량	50	100	150
돼지 간	50g(간 부추 볶음 1인분)	150.5mg			
대하	60g(1마리)	34.8mg			
전복	135g(껍데기 포함 1개)	17.6mg			
마른 톳	10g(1인분)	8.8mg			

●● **알파리놀렌산이 풍부한 식품**

식품(1인 1회 섭취량)		알파리놀렌산의 함량	0.2	0.4	0.6	0.8	1.0
가다랑어 통조림	80g(작은 것 1개)	1.0mg					
호두	8g(1개)	0.7mg					
소프트 마가린	14g(1큰술)	0.3mg					
대두	13g(1큰술)	0.2mg					

[자료 인용] 五明紀春·長谷川恭子 編(1993), アミノ酸&脂肪酸組成表, 女子栄養大学出版部

* 식초에 절여 부드럽게 만든 다시마의 절단면을 가지런히 겹친 다음 표면을 얄팍하게 깎아낸 것
** 다시마를 삶은 후 가늘게 썰어 네모난 틀에 펼쳐 말린 것

루틴

모세혈관을 강화하고 혈관의 탄력을 회복시킨다

루틴(rutin)은 플라보노이드 화합물로 비타민P(감귤류 색소인 플라본류를 총칭하는 화합물)의 일종이다. 루틴에는 모세혈관을 강화하는 효능이 있어 출혈성 질환이나 뇌졸중, 잇몸 출혈 등을 예방하는 데 도움이 된다. 또 탄력을 잃어 찢어지기 쉬운 혈관의 탄력을 회복시켜 혈액의 흐름을 원활하게 한다. 루틴은 혈압을 낮추는 작용도 하기 때문에 심장질환이나 고혈압 등 혈액순환과 관련된 질환을 치료하는 데 효과가 있다.

그 밖에도 췌장에 작용하여 장애를 일으키는 물질의 활동을 약화하고 인슐린의 분비를 촉진하여 당뇨병을 예방한다. 또 뇌세포의 산화를 막아 활성화하는 기능이 있기 때문에 노인성 치매를 막는 데도 도움이 될 것으로 본다.

루틴과 단백질이 풍부한 타타리메밀

루틴은 메밀의 대표적인 기능성 물질이다. 메밀 중에서도 타타리메밀(쓴 메밀)

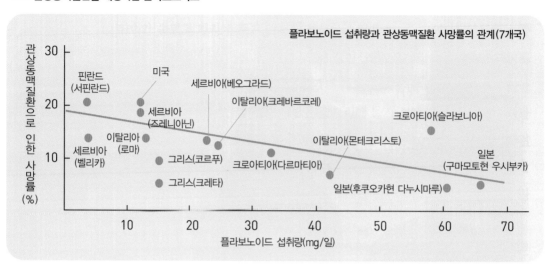

[자료 인용] 齋藤嘉美(2001), タマネギはガン·心血管病·ぜんそく·骨粗鬆症にも有栄, ペガサス

의 루틴 함량은 일반 메밀의 100배가 넘는다. 타타리메밀은 중국 내몽고 부근에 있는 원난성 산악지대에서 재배되는데, 그 지역은 고혈압이나 뇌졸중 발생률이 매우 낮다고 한다.

타타리메밀에는 루틴뿐만 아니라 단백질도 풍부하다. 그중에 체내 소화효소로 잘 분해되지 않고 식이섬유와 유사한 생리 기능을 하는 단백질(resistantprotein)이 있어 주목을 받고 있다. 이 단백질은 몸속의 과도한 콜레스테롤이나 포도당과 결합하여 이를 몸 밖으로 내보내서 혈액을 맑게 만든다.

루틴을 효과적으로 섭취하는 법

루틴은 메밀씨 바깥쪽의 검은 부분에 많기 때문에 도정한 흰 메밀보다는 겉껍질을 덜 벗긴 검은 메밀을 먹는 것이 좋다. 루틴은 수용성이라 메밀국수 삶은 물에도 녹아 있으므로 그 물도 꼭 챙겨 마시도록 한다. 또 루틴에는 비타민C의 흡수를 돕는 효능도 있어 루틴을 함유한 음식을 먹을 때는 비타민C가 들어 있는 과일과 함께 먹으면 좋다.

●● 루틴이 풍부한 식품과 식물

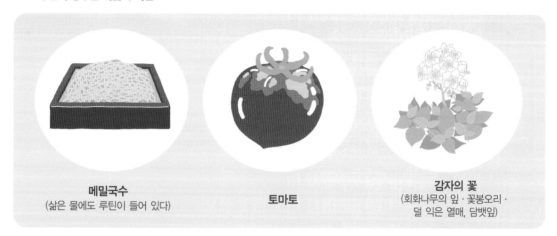

메밀국수
(삶은 물에도 루틴이 들어 있다)

토마토

감자의 꽃
(회화나무의 잎·꽃봉오리·
덜 익은 열매, 담뱃잎)

●● 루틴을 효과적으로 섭취하는 법

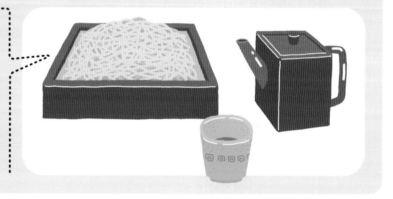

루틴은 물에 녹는 성질이 있다. 메밀국수 삶은 물에도 루틴이 들어 있으므로 그 물도 꼭 마시도록 한다. 루틴은 비타민C의 흡수를 도우므로 귤이나 오렌지 같은 감귤류, 딸기, 채소 등 비타민C가 풍부한 식품과 함께 먹으면 좋다.

●● 비타민P를 효과적으로 섭취하는 법

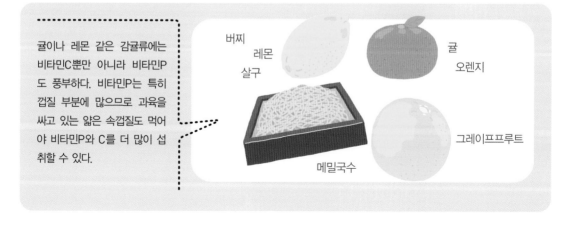

귤이나 레몬 같은 감귤류에는 비타민C뿐만 아니라 비타민P도 풍부하다. 비타민P는 특히 껍질 부분에 많으므로 과육을 싸고 있는 얇은 속껍질도 먹어야 비타민P와 C를 더 많이 섭취할 수 있다.

버찌
레몬
살구
귤
오렌지
그레이프프루트
메밀국수

일러두기

- 레시피에는 요리 1인분의 영양가(열량, 단백질 · 칼륨 등의 함유량)를 표시했다.
- 염분량은 조미료나 가공식품에 함유된 식염상당량*이며, 식품 자체에 함유된 나트륨의 양은 포함하지 않았다.
- 재료의 무게는 껍데기나 뼈, 씨를 제외한 실제 먹을 수 있는 양으로 표시했다.
- 1컵은 200㎖, 1큰술은 15㎖, 1작은술은 5㎖이다.
- '소금 조금'은 0.3~0.5g, '소금 아주 조금'은 0.2g 이하다.
- 조리 과정에서 나오는 전자레인지의 가열 시간은 500W를 기준으로 한다.

＊ 나트륨 함량에 2.54를 곱한 수치

Part 6

먹는 것만 바꿔도 혈압이 낮아진다 2

혈압을 낮추는
식사요법

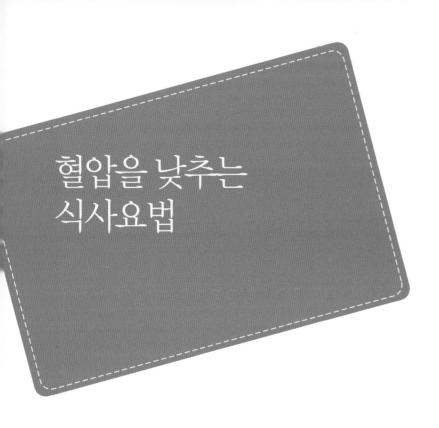

혈압을 낮추는
식사요법

고혈압으로 진단을 받았다면 우선 생활습관을 살펴보고 잘못된 부분을 적극적으로 바로잡아야 한다. 특히 식습관을 철저하게 따져서 혈압을 높이는 요인들을 줄이거나 없애야 한다. 이를 체계적이고 구체적으로 실천할 수 있는 방법이 '고혈압 식사요법'이다. 이는 고혈압의 신속한 회복과 재발을 막는 치료법의 하나이므로 충분한 효과를 얻으려면 다음 사항을 꼭 지켜야 한다.

01 염분 섭취를 하루 6g 미만으로 줄인다

고혈압 식사요법에서 맨 먼저 지켜야 할 것은 염분 섭취를 줄이는 일이다. 염분을 과다 섭취하면 혈관벽의 세포에 나트륨이 지나치게 늘어나고 이를 충분히 배설하지 못하면 혈액의 수분량이 증가해 혈압이 오르게 된다.

일본고혈압학회의 「고혈압 치료 지침」에서는 하루에 섭취하는 식염(염화나트륨)의 양을 6g 미만으로 줄일 것을 권한다. 이 6g은 조리나 가공 과정에서 넣는 소금뿐만 아니라 고기나 생선, 달걀 등의 식품 자체에 들어 있는 나트륨까지 포함한 양이다.

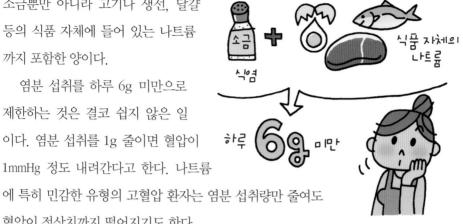

염분 섭취를 하루 6g 미만으로 제한하는 것은 결코 쉽지 않은 일이다. 염분 섭취를 1g 줄이면 혈압이 1mmHg 정도 내려간다고 한다. 나트륨에 특히 민감한 유형의 고혈압 환자는 염분 섭취량만 줄여도 혈압이 정상치까지 떨어지기도 한다.

저염식을 꾸준히 실천하려면 짠 음식은 줄이되 식사의 즐거움은 줄이지 말아야 한다. 시간이 좀 걸리더라도 싱거운 맛에 서서히 익숙해지도록 처음에는 목표하는 염분 섭취량을 하루 10g 정도로 잡고 차근차근 단계적으로 염분을 줄여나간다.

02 영양을 고루 갖춘 식사를 한다

고혈압 식사요법에서는 적절한 열량 섭취를 위해 영양의 균형에도 신경을 써야 한다. 3대 영양소인 탄수화물, 단백질, 지방은 건강을 유지하기 위해 반드시 필요하다. 이 3대 영양소를 지나치거나 모자라지 않게 섭취하는 것이 고혈압 식사요법의 기본이다. 그 밖에 3대 영양소를 에너지로 바꾸는 데 관여하는 비타민과 미네랄, 그리고 콜레스테롤 배출을 촉진하는 식이섬유도 충분히 섭취해야 한다. 그러려면 무엇보다 평소에 영양을 고루 갖춘 식사를 하는 것이 중요하다.

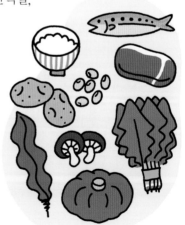

03 채소와 과일을 적극적으로 먹는다

채소에는 혈압 저하 효과가 있는 칼륨과 칼슘, 마그네슘, 식이섬유 등이 풍부하다. 과일에는 나트륨의 배설을 촉진하는 칼륨이 많다. 칼륨은 자율신경의 기능을 바로잡고 교감신경의 흥분을 억제한다. 또 말초혈관을 확장하여 혈압을 낮춘다. 특히 사과에 함유된 칼륨은 혈압 상승의 원인이 되는 노르아드레날린과 레닌의 분비를 억제한다.

이처럼 채소와 과일은 고혈압을 치료하는 데 효과적인 작용을 하므로 적극적으로 먹어야 한다. 하루에 채소는 350g, 과일은 200g 정도를 먹는 것이 좋다. 그러나 신장 질환이 있을 때 채소나 과일을 많이 먹으면 고칼륨혈증이 일어날 수 있으므로 주의해야 한다. 또 당뇨병을 함께 앓고 있다면 과일로 인해 섭취 열량이 크게 늘어나지 않도록 먹는 양을 조절한다.

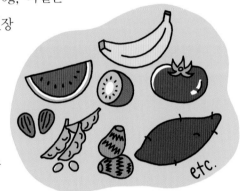

04 콜레스테롤이나 포화지방산이 많은 음식을 삼간다

연어알 같은 생선의 알이나 달걀, 간 등에는 콜레스테롤이 많다. 버터나 돼지기름, 비계가 많은 육류 등에는 포화지방산이 많다. 콜레스테롤과 포화지방산이 많은 음식을 자주 먹으면 혈중 콜레스테롤과 중성지방이 늘어난다. 여기에 스트레스, 비타민 부족, 흡연으로 인한 유해물질 등이 더해지면 몸속에 활성산소가 늘어나 동맥경화증이 촉진되고 고혈압도 악화된다. 이를 막으려면 평소에 콜레스테롤이나 포화지방산이 많

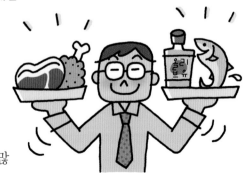

은 음식을 삼가고 지방을 섭취할 때도 포화지방산과 불포화지방산(생선이나 식물성 기름 등)이 균형을 이루게 해야 한다.

05 과식하지 않는다

비만도 고혈압의 원인 중 하나다. 비만한 사람은 살만 빼도 혈압이 안정되는 경우가 있다. 고혈압과 비만을 치료하는 데는 염분 섭취량을 제한하는 것도 중요하지만 기본은 역시 너무 많이 먹지 않는 것이다. 섭취 열량이 소비 열량보다 많으면 남은 열량은 체지방이 되어 비만으로 이어지고 결국 고혈압을 일으킨다.

평소에 간식을 즐기고 배가 부를 때까지 먹는 습관이 있다면 지금부터라도 섭취량을 적정 수준까지 줄이는 노력을 하자.

이때 주의할 것은 좋아하는 음식을 한 번에 줄이려고 무리하지 않는 것이다. 스트레스 때문에 오히려 혈압이 더 높아질 수 있으므로 견딜 수 있는 범위 내에서 조금씩 줄여나간다.

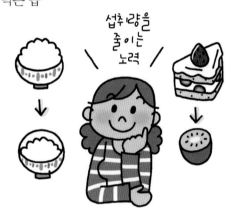

섭취량을 줄이는 노력

'저염식'에 효과적으로 적응하는 법

고혈압 식사요법에서는 염분 제한이 필수다. 그러나 싱거운 맛에 익숙해지기도 전에 갑자기 하루 세끼를 저염식으로 바꾸면 자칫 식사 자체가 스트레스가 될 수 있다. 순하고 연한 맛에 입맛을 길들이면서 무리 없이 저염식을 지속하려면 식품의 선택이나 조리 과정, 식단 구성 등에서 쉽게 실천할 수 있는 몇 가지 요령을 알아두고 이를 적절하게 활용하는 지혜가 필요하다.

01 신선한 제철 재료를 이용한다

맛과 향이 좋은 신선한 제철 재료를 이용하면 재료 고유의 맛이 두드러져 음식의 간이 좀 약하더라도 맛있게 느껴진다. 특히 제철에 나는 채소는 비닐하우스에서 재배하거나 수입한 농산물보다 영양도 풍부하므로 적극 이용하도록 한다.

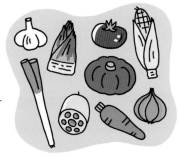

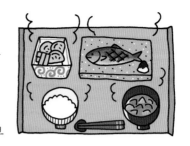

02 손수 만들어 바로 먹는다

정성껏 만든 음식이라도 만들고 한참 지나서 먹으면 제 맛을 느끼기 어렵다. 특히 찌개나 조림은 따뜻할 때 먹어야 양념이 순해도 맛이 있다. 만들어 파는 반찬이나 도시락은 식어도 맛이 나도록 대개 처음부터 짜고 진하게 만든다. 수고롭기는 하지만 손수 만들어 바로 먹으면 맛도 좋고 염분 섭취도 줄일 수 있다.

03 한두 가지 메뉴만 저염식으로 바꿔 총 염분량을 줄인다

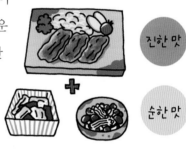

평소 즐겨 먹던 음식을 모두 싱겁게 만들면 맛이 완전히 달라져서 먹기가 쉽지 않다. 이럴 때는 싱거운 맛에 차츰 익숙해지도록 식사에서 한두 가지 메뉴만 소금이 적게 들어간 저염식으로 바꾸는 것이 좋다. 짠맛을 느낄 수 있는 음식이 한 가지라도 있으면 나머지 음식들이 좀 싱겁더라도 그런대로 만족하게 되기 때문이다.

예를 들어 돼지고기 생강조림에는 간장이나 소금을 어느 정도 사용하고, 함께 내는 배추 미역 초무침은 아예 소금을 넣지 않고 만드는 것이다. 여기에 맛이 깊고 풍미가 있는 버섯 와인찜 같은 음식을 곁들여 내면 여러 가지 맛을 함께 즐길 수 있어 맛이 싱겁고 밋밋해도 크게 거슬리지 않는다.

아침 식사를 예로 들어보자. 식단은 밥과 미소된장국, 연어 자반구이, 배추절임으로 구성되어 있다. 각 메뉴의 염분량은 204쪽 그림에 표시되어 있다. 이를 모두 더하면 아침 식사에서 섭취하는 총 염분량은 4.05g이나 된다. 한 끼 식사로 섭취하는 염분량이 '고혈압 개선을 위한 하루 염분 섭취량(6g)'의 절반이 넘는 것이다.

여기서 두 가지 메뉴를 저염식으로 바꾸어보자. 미소된장국은 건더기를 듬뿍 넣고 맛국물의 풍미를 살려 싱겁게 만든다. 또 배추절임 대신 간장이 조금만 들어

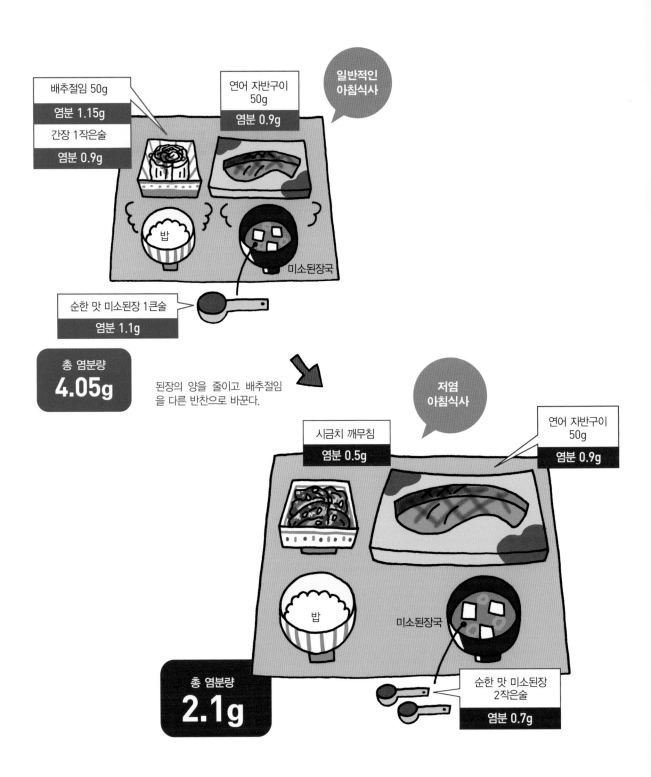

204

간 시금치 깨무침을 올린다. 이렇게 하면 총 염분량은 2.1g이 되어 처음 식단의
절반 정도로 줄어든다.

04 반찬은 1인분씩 담아낸다

가족이 함께 식탁에 둘러앉아 식사를 할 때는 찌개나
반찬을 큰 그릇 하나에 담아 먹을 때가 많다. 그런데
이렇게 먹다 보면 자신이 얼마나 먹었는지 양을 가
늠하기 어려워 과식하기가 쉽다. 번거롭더라도 반
찬을 가족 수대로 1인분씩 담아내면 먹는 양도 알 수
있고 영양의 균형도 파악하기 쉽다. 또 작은 접시 등에
음식을 나누어 차려내면 가짓수가 많아 보이므로 시각적인 만족감이 커져서 부족
한 맛을 대신할 수 있다.

05 저염 조미료를 활용한다

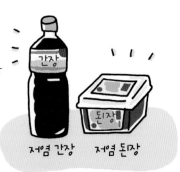

음식을 만들 때는 시판 저염 된장이나 저염 간장을
이용한다. 늘 사용하는 일반 된장이나 간장, 소금의
양을 줄이는 것보다 맛의 차이가 덜 나고 조리
과정도 다르지 않아 간편하게 염분 섭취를 줄일
수 있다.

06 신맛이나 향신료를 적절히 이용한다

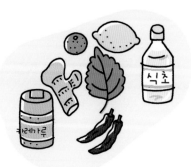

샐러드나 무침에 레몬이나 유자 같은 감귤류
나 식초를 사용해서 신맛을 강조하면 부족한 짠
맛을 보충할 수 있다. 또 카레 가루나 고추·고추

냉이 등의 향신료, 생강이나 푸른차조기 등의 향신 채소나 허브를 넣으면 그 향과 자극이 단조로운 맛에 변화를 준다. 또 깨나 호두 등으로 고소함을 더해주면 음식에 풍미가 강해지고 맛도 한결 깊어지기 때문에 싱거운 줄 모르고 맛있게 먹을 수 있다.

07 양념장은 마지막에 재료 겉에 바르거나 버무린다

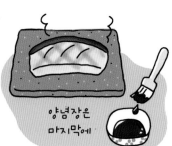

같은 양의 염분을 사용한다면 재료에 간이 배게 하는 것보다 처음 혀에 닿았을 때 짠맛이 느껴지게 조리하는 것이 더 큰 만족감을 줄 수 있다. 따라서 간장 양념은 맨 마지막에 하는 것이 좋다. 생선이나 육류로 간장구이를 할 때도 밑간을 하는 대신 그 분량의 염분까지 포함한 간장 소스를 재료 겉에 바르거나 버무려서 마무리한다.

08 가공식품을 피한다

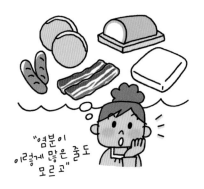

짠맛이 강하지 않은 듯해도 가공식품에는 생각보다 훨씬 많은 양의 염분이 들어 있다. 햄, 소시지, 베이컨 같은 육류 가공식품이나 어묵 제품을 조리할 때는 푸짐해 보이도록 되도록 얇게 썰어서 사용량을 줄인다.

09 고소한 맛과 먹음직스러운 색이 나는 '구이'를 이용한다

맛에는 여러 가지가 있지만 재료를 구웠을 때 나는 고소함도 일품이다. 특히 석쇠에 구우면 불필요한 수분과 기름이 빠지면서 재료의 맛이 강해진다. 생선 껍질의 바삭함, 채소 고유의 단맛, 먹음직스러운 구이 자국이 있으면 소금 없이도 충분히 맛있게 느껴진다. 석쇠 대신 그릴이나 오븐토스터 등을 이용해도 마찬가지 효과를 얻을 수 있다. '구이'로 얻을 수 있는 다양한 효과를 저염식에 활용해보자.

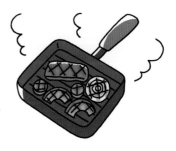

10 국물요리에는 건더기를 듬뿍 넣는다

국물요리는 싱거우면 아무래도 제맛이 나지 않는다. 그래서 무심코 소금을 더 넣게 되므로 주의해야 한다. 또 아무리 싱거워도 국물을 많이 마시면 그만큼 염분 섭취가 늘어난다. 그래서 국물요리에는 건더기를 듬뿍 넣는 것이 좋다. 된장국에도 건더기가 많으면 짠 국물을 덜 먹게 되므로 염분 섭취를 줄이는 데 도움이 된다. 이때 저염 된장을 사용하면 더 효과적이다.

11 영양을 고루 갖춘 한식 상차림이 좋다

고혈압 식사요법으로 열량과 염분을 적절하게 섭취해도 영양이 균형을 이루지 못하면 원하는 효과를 얻기 어렵다. 편식하지 않고 다양한 영양소를 고루 섭취하는 것이 고혈압 식사요법의 기본이기 때문이다. 영양이 균형을 이룬 식사란 탄수화물, 단백질, 지방의 3대 영양소에 비타민과 미네랄을 더한 5대 영양소를 고루 그리고 적당량 섭취하는 것이다.

이런 식사로는 한식만한 것이 없다. 한식의 기본 상차림은 탄수화물을 공급하는 주식, 단백질을 공급하는 주요리, 비타민과 미네랄을 공급하는 채소류로 만든 반찬들, 그 밖에 국이나 찌개로 이루어져 있다. 이 상차림을 기본으로 하여 채소와 과일의 칼륨, 어패류의 타우린, 등 푸른 생선의 EPA · DHA, 식이섬유 등 혈압을 낮추는 영양소를 충분히 섭취할 수 있는 다양한 메뉴로 구성한다.

자주 먹는 음식의 '염분량' 체크하기

음식에 함유된 염분량을 알면 염분 섭취를 더욱 효과적으로 줄일 수 있다. 고혈압 식사요법을 시작하기 전에 먼저 평소에 자주 먹는 음식이나 식품에 염분이 얼마나 많이 들어 있는지 알아보자.

01 식품에 숨어 있는 염분에 주의한다

가정에서 할 수 있는 고혈압 치료의 기본은 염분을 적게 섭취하는 것이다. 이를 위해 음식을 조리할 때 넣는 소금·된장·간장의 양을 줄이거나 조리법과 식단을 바꾸는 등 애를 쓰지만 한 가지 간과하기 쉬운 것이 있다.

바로 식품 자체에 함유된 염분량이다. 같은 100g이라도 바지락에는 염분이 2.2g, 가자미에는 0.3g 들어 있다. '고혈압 개선을 위한 하루 염분 섭취량(6g)'에는 조리에 사용하는 소금이나 간장의 염분뿐만 아니라 재료 자체의 염분도 포함돼 있다는 사실을 알아야 한다. 염분이 많은 재료를 쓰면 그만큼 조리에 사용하는 조미료의 양을 줄여야 하고, 외식할 때는 되도록 염분이 적은 재료로 만든 메뉴를 골라야 한다. 이처럼 식품에 숨어 있는 염분에 주의하지 않으면 저염식의 효과를 제대로 얻을 수 없다.

02 가공식품에 함유된 염분량에 주의한다

가공식품은 제조 과정에서 염분을 많이 사용하기 때문에 자연식품에 비해 염분 함량이 높다. 빵과 우동 같은 면류를 예로 들자. 식빵 한 장(60g)에는 염분이 0.78g, 삶은 우동면 1인분(약 250~300g)에는 0.75~0.98g 들어 있다. 특히 어묵 제품과 햄·소시지 같은 육류 가공식품에는 의외로 염분량이 많다. 먹기 편하고 맛도 좋다고 해서 많이 먹으면 잠깐 새에 '고혈압 개선을 위한 하루 염분 섭취량(6g)'을 훌쩍 넘게 되므로 주의해야 한다(210~214쪽 참조).

가공식품은 우리 식생활에서 이미 큰 비중을 차지하고 있기 때문에 전혀 사용하지 않을 수는 없다. 따라서 가공식품을 고르거나 먹을 때는 맛보다는 먼저 염분량부터 따지고, 가공식품을 조리할 때는 간을 약하게 하고 양념의 염분도 줄여야 한다. 부족한 짠맛 대신 신맛을 강조하거나 식품의 풍미를 살리는 방법으로 지혜롭게 염분 섭취를 줄인다.

03 즐겨 먹는 식품의 염분량에 주의한다

평소에 별생각 없이 먹는 생선이나 육류의 가공식품, 절임식품, 간장조림, 빵이나 면류 등에는 생각보다 훨씬 많은 양의 염분이 들어 있다. 무심코 한두 개만 더 먹어도 염분 섭취량이 크게 늘어날 수 있으므로 주의해야 한다.

●● **농·축·수산물에 함유된 염분량**(실제 먹을 수 있는 양 100g 당)

식품	염분량(g)	1회 섭취량
● **어패류**		
바지락	2.2	바지락살 10개(30g), 껍질째 1컵(170g)
정어리	0.3	1마리(약 50g)
굴	1.3	껍질 제거한 것 1개(8~10g)
문어(삶은 것)	0.6	다리(중간 것) 1개(약 150g)
가리비 패주	0.3	1개(50~70g)
마른오징어	0.8	1마리(250~300g)
가자미	0.3	중간 것 1마리(약 200g)
홍다리얼룩새우	0.4	중간 것 1마리(약 50g)
보리멸	0.3	중간 것 1마리(약 40g)
광어	0.1	회 1인분(40g)
벤자리	0.4	중간 것 1마리(약 140g)
전갱이	0.3	중간 것 1마리(약 100g)
연어	0.2	1토막(약 50~80g)
게르치	0.2	중간 것 1토막(약 80g)
고등어	0.4	1토막(약 80g)
꽁치	0.3	중간 것 1마리(120~140g)
방어	0.1	1토막(80~100g)
참다랑어(붉은살)	0.1	회 1인분(80~100g)
참다랑어(뱃살)	0.2	회 1인분(80~100g)
● **해조류**		
마른 미역	16.8	약 3g
마른 다시마	7.1	10×10cm 1장(10g)
마른 톳	3.6	1작은술(약 5g)
● **육류 · 달걀 · 우유**		
달걀(전란)	0.4	중간 것 1개(약 50g)
돼지고기 뒷다릿살	0.1	
돼지고기 삼겹살	0.1	
돼지고기 어깻살(대형종 · 비계 있는 것)	0.1	
돼지고기 등심살(대형종 · 비계 있는 것)	0.1	구이용 1장(약 150g)
쇠고기 뒷다릿살(피하지방 없는 것)	0.1	
쇠고기 양지(비계 있는 것)	0.1	
쇠고기 안심살	0.1	
닭고기 다릿살(성계* · 껍질 붙은 것)	0.1	1장(약 300g)
가공유(저지방)	0.2	
일반 우유	0.1	

* 알을 낳을 수 있을 정도로 다 자란 닭

[자료 인용] 문부과학성 편, 『일본 식품 표준 성분표』(제5차 개정증보판)

●● **가공식품에 함유된 염분량**

절임 식품

보존 기간이 길수록 염분 함량이 높다. 소금에 절인 것보다 조미액에 절인 것이 염분 함량이 낮다.

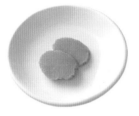

단무지(무를 말린 후에 절인 것 10g)
염분 **0.3g** / **3kcal**

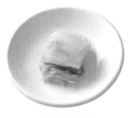

배추소금절임(30g)
염분 **0.7g** / **5kcal**

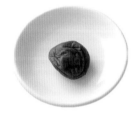

매실장아찌 큰 것 1개(15g, 씨 제거한 양 12g)
염분 **2.7g** / **4kcal**

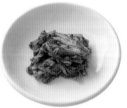

배추김치(30g)
염분 **0.7g** / **14kcal**

어패류 염장식품

염분뿐만 아니라 콜레스테롤 함량도 높은 것이 많다.

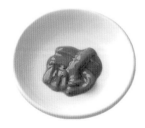

오징어젓*(20g)
염분 **1.4g** / **23kcal**

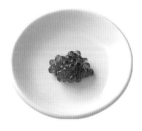

연어알젓(12g)
염분 **0.3g** / **33kcal**

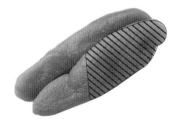

대구알젓 $\frac{1}{4}$개(15g)
염분 **0.7g** / **21kcal**

＊ 오징어 살을 내장으로 버무려 소금을 넣고 숙성시켜 만드는 일본의 젓갈

간장
조림

염분 함량(5~8%)이 간장 등의 조미료와 비슷할 정도로 높다. 한 끼에 10g 이상은 먹지 않는다.

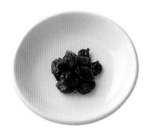

바지락조림(10g)
염분 **0.7g** / **23kcal**

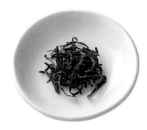

다시마조림(10g)
염분 **1.8g** / **11kcal**

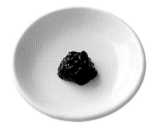

김조림(10g)
염분 **0.6g** / **8kcal**

어묵

단맛이 있어 혀에 닿았을 때는 짜게 느껴지지 않지만 실제로는 염분이 많다. 간장에 찍어 먹지 말고 고추냉이나 생강을 곁들여 그대로 먹는 것이 좋다.

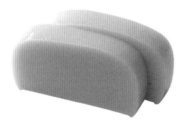

찐 어묵*(25g)
염분 **0.6g** / **24kcal**

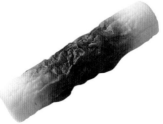

구운 어묵**1개(32g)
염분 **0.7g** / **39kcal**

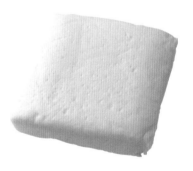

마 어묵*** (100g)
염분 **1.5g** / **94kcal**

* 으깬 생선 살을 조미하여 직사각형 나무판에 반달 모양으로 쌓아 찐 것
** 으깬 생선 살을 꼬치 등에 감아 구운 것
*** 으깬 생선 살에 마 간 것을 섞고 조미하여 삶은 것

건어물 반건조한 것이 염분이 적은 편이다. 간장, 조미술, 설탕, 청주 등으로 만든 조미액에 담갔다가 말린 것은 혀로 느끼는 것보다 염분이 많고 열량도 높다.

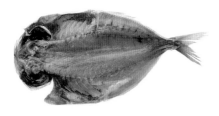

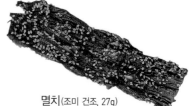

멸치(조미 건조, 27g)
염분 **0.8g** / **92kcal**

전갱이 자반(1마리 80g, 머리·뼈 등을 제외한 양 52g)
염분 **0.9g** / **87kcal**

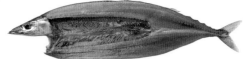

꽁치 자반(1마리 150g, 머리·뼈 등을 제외한 양 105g)
염분 **1.4g** / **274kcal**

유제품 칼슘이 들어 있는 치즈는 혈압 저하 효과가 있으므로 소량을 요리에 사용한다.

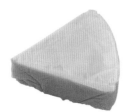

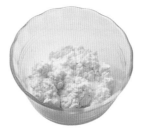

프로세스치즈(20g)
염분 **0.6g** / **68kcal**

코티지치즈(30g)
염분 **0.3g** / **32kcal**

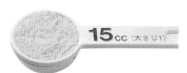

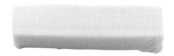

파르메산치즈(6g)
염분 **0.2g** / **29kcal**

고다치즈(20g)
염분 **0.4g** / **76kcal**

빵 단맛이 있어 짠맛이 잘 느껴지지 않기 때문에 염분량에 더 주의해야 한다.

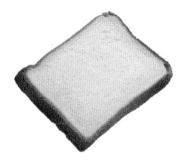

식빵 1장(60g)
염분 **0.8g** / **158kcal**

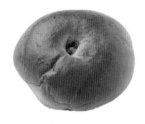

단팥빵 1개(50g)
염분 **0.4g** / **140kcal**

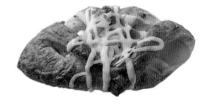

대니시 1개(50g)
염분 **0.6g** / **198kcal**

 면류 시판되는 삶은 면보다 건면에 염분이 더 많다. 면류는 삶으면 염분이 크게 감소한다.

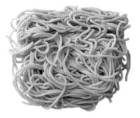

삶은 메밀국수 1사리(170g)
염분 **0g** / **224kcal**

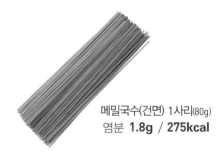

메밀국수(건면) 1사리(80g)
염분 **1.8g** / **275kcal**

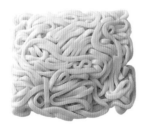

삶은 우동 1사리(240g)
염분 **0.7g** / **252kcal**

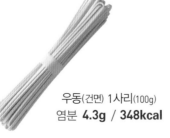

우동(건면) 1사리(100g)
염분 **4.3g** / **348kcal**

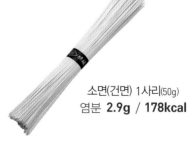

소면(건면) 1사리(50g)
염분 **2.9g** / **178kcal**

담백하고 맛있는 저염식 맛내기 비법

고혈압 식사요법에 익숙해지고 이를 통해 충분한 효과를 얻으려면 어느 정도 시간이 필요하다. 매끼 참고 먹어야 하는 맛없는 식사로는 오래가지 못한다. 염분을 줄이는 조리법과 순하고 담백해서 더 맛있는 저염식 맛내기 비법을 알아두자.

01 감칠맛 나는 재료로 맛국물을 진하게 우려낸다

저염식에서 국이나 찌개에 사용하는 맛국물은 진하게 우려내는 것이 좋다. 다시마나 가다랑어포 등 감칠맛 내는 천연 재료를 사용해 고유의 맛을 살리면 간장이나 된장을 좀 줄여도 맛있다. 특히 표고버섯이나 다시마, 말린 조갯살 등은 혈압을 낮추는 영양소가 풍부하므로 국의 건더기로도 자주 사용하도록 한다. 우려낸 국물은 냉장 보관하면 3일 정도 보존할 수 있다. 또 얼음 틀에 부어 얼리면 필요할 때마다 조금씩 쓸 수 있어 편리하다.

시판 국물이나 고형 육수는 사용하기는 편해도 염분 함량이 높아 좋지 않다. 가정에서 직접 만든 맛국물은 100㎖에 염분 함량이 0.1g이지만 인스턴트 맛국물은 약 0.3g(분말 육수 1작은술에 염분 1.2g)이나 된다.

맛국물 내기

기본 맛국물

재료(4컵 분량)

물 5컵, 가다랑어포 20g, 다시마 10g

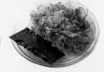

이렇게 만드세요

❶ 물에 다시마를 넣고 약한 불에서 가열하다 끓기 직전에 다시마를 건져낸다. 여기에 가다랑어포를 넣고 위에 떠오르는 거품을 걷어낸다. 끓기 시작하면 불을 끄고 3~4분간 그대로 두었다가 체에 거른다.

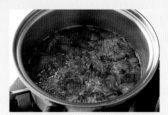

된장국용 맛국물

재료(4컵 분량)

물 5컵, 멸치 20g(머리와 내장을 제거한 양), 다시마 10g

이렇게 만드세요

❶ 멸치는 머리를 떼고 길게 반으로 갈라 검은 내장을 제거한다.

❷ 분량의 물에 하룻밤 담갔다가 그대로 체에 걸러 사용해도 된다. 끓여서 국물을 내는 경우에는 물에 담가두는 시간을 조금 줄인다.

❸ 냄비에 ❷의 멸치와 불린 물, 다시마를 넣고 약한 불에서 가열하다 끓기 직전에 다시마를 건져낸다. 위에 떠오르는 거품을 걷어내고 1~2분간 더 끓인다.

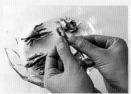 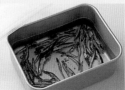 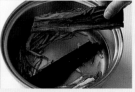

무침용 맛국물

이렇게 만드세요

❶ 나물이나 초무침 등에 사용하는 소량의 맛국물을 만들 때는 무침용 가다랑어포를 이용하면 편리하다. 기본 맛국물보다 풍미는 좀 떨어지지만 맹물을 사용하는 것보다는 훨씬 더 맛있다. 무침용 가다랑어포 1팩에 따뜻한 물 $\frac{1}{2}$컵을 붓고 식을 때까지 두었다가 차 거름망 등으로 걸러서 사용한다.

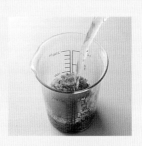

02 국물요리에는 채소와 해조류를 건더기로 넣는다

시금치, 쑥갓, 감자류 등에 풍부한 칼륨은 염분이 체내로 흡수되는 것을 막아주고 미역, 우엉, 곤약 등에 많은 식이섬유는 염분을 몸 밖으로 내보내는 작용을 한다. 국물요리에 이런 채소와 해조류를 듬뿍 넣어 먹으면 염분 걱정을 조금은 덜 수 있다(218쪽 참조).

국물요리를 아무리 싱겁게 만들어도 국물을 많이 마시면 자연히 염분 섭취량이 늘어난다. 따라서 국물요리를 먹을 때는 작은 국그릇에 건더기부터 듬뿍 담고 나서 국물은 조금만 부어서 먹도록 한다. 이때 후추나 연겨자를 조금 넣거나 향기가 좋은 유자 껍질이나 파드득나물, 다진 파 등을 띄워서 이것부터 맛보면 국물 맛이 연해도 크게 거슬리지 않는다.

03 저염 맛간장을 집에서 만들어 쓴다

일반 간장과 맛국물을 섞어서 만드는 '맛간장'은 조금 싱겁지만 맛국물의 감칠맛이 더해져서 깊은 맛이 난다. 맛국물(216~217쪽)과 간장을 같은 비율로 섞어서 병에 담아두고 회를 찍어 먹거나 생선을 구울 때 이용하면 좋다. 또 간장에 레몬 같은 감귤류의 즙을 섞어 써도 된다. 간장이 좀 묽어지기는 해도 향은 약해지

●● **건더기에 따라 국의 염분량이 달라진다** (국 한 그릇(100㎖)의 염분량, 미소된장은 8g 사용)

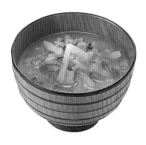

무 미소된장국 (무 30g, 무청 20g)

27kcal 염분 **1.1g**

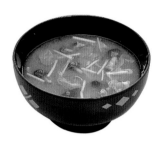

맛버섯 미소된장국 (맛버섯 20g, 경수채 10g)

21kcal 염분 **1.1g**

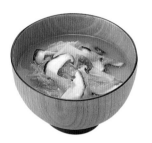

배추 표고버섯 미소된장국

(배추 30g, 생표고버섯 1개)

23kcal 염분 **1.1g**

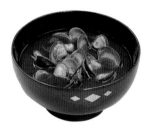

재첩 미소된장국 (재첩 껍데기째 50g)

22kcal 염분 **1.1g**

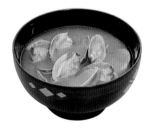

바지락 미소된장국 (바지락 껍데기째 80g)

24kcal 염분 **1.5g**

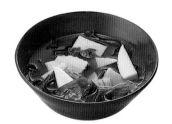

죽순 맑은국

(죽순 삶은 것 30g, 미역 10g, 저염 간장 1g)

13kcal 염분 **1.2g**

지 않기 때문에 맛은 지키고 염분만 줄인 저염 간장을 만들 수 있다.

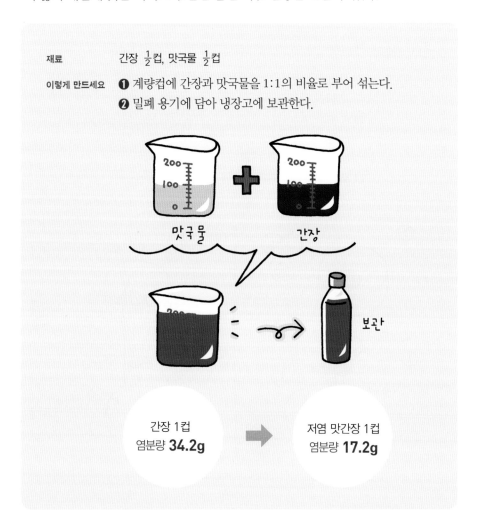

재료   간장 $\frac{1}{2}$컵, 맛국물 $\frac{1}{2}$컵

이렇게 만드세요   ❶ 계량컵에 간장과 맛국물을 1:1의 비율로 부어 섞는다.
      ❷ 밀폐 용기에 담아 냉장고에 보관한다.

맛국물   간장

보관

간장 1컵
염분량 **34.2g**

저염 맛간장 1컵
염분량 **17.2g**

04 무염 마요네즈를 집에서 만들어 쓴다

일반 마요네즈에는 소금이 약 2~2.5g 들어간다. 무염 마요네즈는 이름 그대로 소금이 들어가지 않은 마요네즈다. 합성보존료를 넣지 않기 때문에 먹을 만큼 덜어내어 쓰고, 필요하면 따로 소금을 넣어도 된다. 냉장고에 보관하고, 4~5일 안에 다 쓰도록 한다.

재료	달걀노른자 1개, 식용유 180㎖, 식초·설탕·레몬즙 각 적당량

이렇게 만드세요

❶ 볼을 깨끗이 닦아 물기와 기름기를 제거한 후 달걀노른자를 넣는다.

❷ 거품기로 달걀노른자를 잘 풀어준다. 식초 몇 방울을 떨어뜨리고 다시 잘 섞는다.

❸ 식용유 2~3큰술을 조금씩 흘려 넣는다. 달걀노른자와 식용유가 잘 섞이도록 거품기로 세게 젓는다. 남은 식용유를 넣으면 점점 더 단단해진다.

❹ 맛과 농도를 조절해가며 설탕, 식초, 레몬즙을 넣는다.

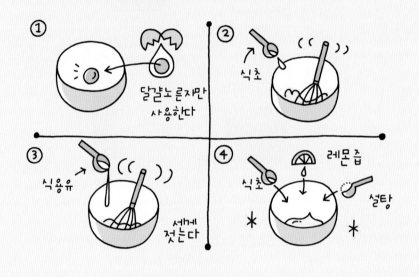

05 염분을 줄이는 생선 조리법

● 굽기 20분 전에 소금을 뿌린다: 생선을 구울 때 보통은 굽기 직전에 소금을 뿌리지만 염분 섭취를 줄이려면 굽기 20분쯤 전에 미리 소금을 뿌려두는 것이 좋다. 그동안 생선에서 수분과 염분이 함께 빠져나오기 때문에 소금을 적

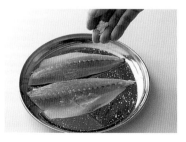

게 뿌려도 감칠맛이 난다.

● 소금을 뿌리지 않고 굽는다: 소금을 뿌리지 않고 그대로 구운 다음 먹기 직전에 저염 간장을 조금 뿌려서 먹는다.

● 감귤류의 즙이나 포도주를 뿌려서 찐다: 생선에 레몬 같은 감귤류의 즙이나 백포도주를 뿌려서 찌면 그 향과 풍미가 부족한 염분을 대신해준다.

● 허브의 풍미를 이용한다: 구운 생선에 허브 다진 것을 올리면 허브의 향이 배어 소금기가 적어도 맛이 있다.

● 기름 + 향 + 감칠맛을 이용한다: 생선에 튀김옷을 얇게 입혀 튀기거나 밀가루를 묻혀 기름에 지져내면 기름의 향과 감칠맛이 더해져서 조금 싱거워도 맛있게 느껴진다.

06 건어물이나 염장식품은 소금기를 빼고 조리한다

자반 등은 볼에 담아 뜨거운 물을 붓고 잠시 두었다가 구우면 염분이 크게 줄어든다. 비슷한 방법으로 마른 멸치도 체에 밭쳐 뜨거운 물을 부어서 소금기를 뺀다. 또 소금에 절인 대구나 연어 등은 넉넉한 양의 물에 살짝 데치거나 묽은 소금물에 담가 염분을 제거한 후에 조리한다.

07 우유는 서양 요리의 소스로 쓴다

우유나 유제품은 영양의 균형을 이루고 혈압을 조절하는 데 도움을 주므로 매일 먹으면 좋다. 특히 우유는 별다른 조리 없이 그대로 마실 수 있어 평소에 부족하기 쉬운 칼슘과 양질의 단백질을 손쉽게 보충할 수 있다. 우유를 그다지 좋아하지 않거나 자주 마시지 못한다면 음식에 넣어 먹는 방법을 생각해보자. 스튜나 크림조림 같은 서양 요리에 우유를 소스로 쓰면 우유의 영양도 얻을 수 있고 음식의 맛도 한결 깊고 진해진다.

08 레몬을 이용해서 부족한 짠맛을 보충한다

레몬은 염분이 없고 노란 색소인 에리오시트린(eriocitrin)과 항산화 작용을 하는 비타민 C가 풍부해 고혈압 치료에 도움이 된다. 맛도 한식과 양식에 다 잘 어울리고 특유의 신맛이 음식의 부족한 짠맛을 채워주기 때문에 특히 저염식에 활용하면 좋다. 레몬을 사용할 때는 풍미를 잃지 않도록 먹기 직전에 잘라 즙을 내서 쓴다.

09 짠맛을 시각적으로 연출한다

혀가 싱거운 맛에 익숙해지기 전까지는 음식이 더 맛깔스럽게 보이게 하는 연출도 필요하다. 재료에 양념을 고루 섞거나 버무리는 대신 전체적으로는 간을 약하게 하고 대신 소스나 양념장을 재료 위에 얹거나 뿌려서 짠맛을 시각적으로 표현하면 싱거운 맛에 대한 불만을 줄일 수 있다.

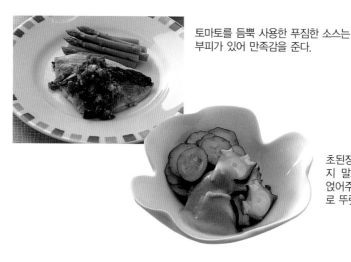

토마토를 듬뿍 사용한 푸짐한 소스는 부피가 있어 만족감을 준다.

초된장으로 재료를 버무리지 말고 마지막에 위에 끼얹어주면 짠맛이 시각적으로 뚜렷하게 느껴진다.

절임식품의 맛은 살리고 염분은 줄이는 요령

채소로 만든 절임식품은 염분이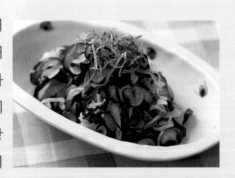
많으므로 고혈압 식사요법을 할 때
는 되도록 먹지 않는 것이 좋다. 하
지만 매끼마다 먹던 반찬을 금세
바꾸기 어렵다면 다음 몇 가지 방
법으로 맛은 살리고 염분만 줄여서
먹도록 한다.

1. 일반적인 절임식품은 혀에 대보아 짠맛이 나지 않을 정도까지 물에 헹궈
   서 소금기를 뺀다. 가볍게 물기를 짜고 유자즙이나 레몬 껍질, 푸른차조
   기 채 썬 것으로 버무린다.

2. 겉절이는 아무리 간을 약하게 하더라도 재료 100g당 소금 $\frac{1}{3}$작은술은 들
   어가야 어느 정도 맛을 낼 수 있다. 채소를 절일 때는 소금을 뿌리고 나서
   맨 위에 소금물을 조금 붓는데, 이때 소금물 대신 청주를 사용하면 감칠
   맛이 나고 염분도 줄일 수 있다.

3. 채소에 소금을 조금만 넣고 유자나 양하, 생강 같은 향신 채소와 함께 절
   이면 특유의 향이 배어 싱거워도 맛이 난다.

4. 염분이 많은 절임식품 대신 배추나 무, 오이에 소금을 조금 뿌리고 채 썬
   푸른차조기나 생강 등을 넣어 무쳐 먹어도 맛있다.

조리법을 고른다

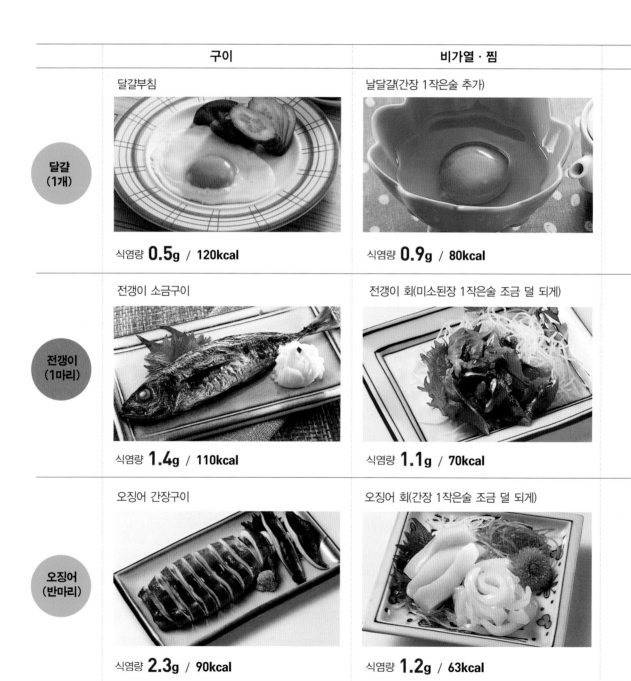

	구이	비가열 · 찜
달걀 (1개)	달걀부침 식염량 **0.5g** / **120kcal**	날달걀(간장 1작은술 추가) 식염량 **0.9g** / **80kcal**
전갱이 (1마리)	전갱이 소금구이 식염량 **1.4g** / **110kcal**	전갱이 회(미소된장 1작은술 조금 덜 되게) 식염량 **1.1g** / **70kcal**
오징어 (반마리)	오징어 간장구이 식염량 **2.3g** / **90kcal**	오징어 회(간장 1작은술 조금 덜 되게) 식염량 **1.2g** / **63kcal**

같은 재료라도 찌거나 굽거나 볶거나 끓이거나 하는 조리법의 차이에 따라 음식의 염분량이 달라진다.
저염식을 만들 때는 소금이나 간장의 양만 조절할 것이 아니라 염분 섭취를 줄일 수 있는 조리법을 고른다.

* 사진은 요리의 보기로 든 것이며, 표시한 양과 열량이 사진과 반드시 일치하는 것은 아니다.

* 표시한 식염의 양과 열량은 곁들이는 재료까지 포함해서 계산한 것이다.

조림 · 무침 · 탕	튀김 · 볶음

멸치 부추 달걀조림

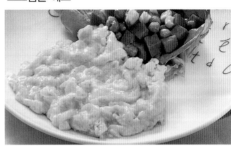

식염량 **2.0g** / **110kcal**

스크램블 에그

식염량 **1.1g** / **200kcal**

전갱이조림

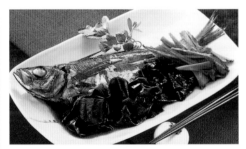

식염량 **1.8g** / **180kcal**

전갱이튀김

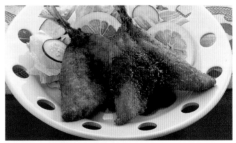

식염량 **1.5g** / **320kcal**

오징어 마리네

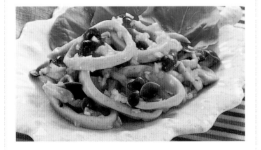

식염량 **1.6g** / **140kcal**

매운 오징어볶음

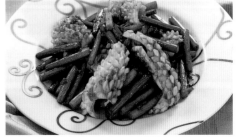

식염량 **2.1g** / **200kcal**

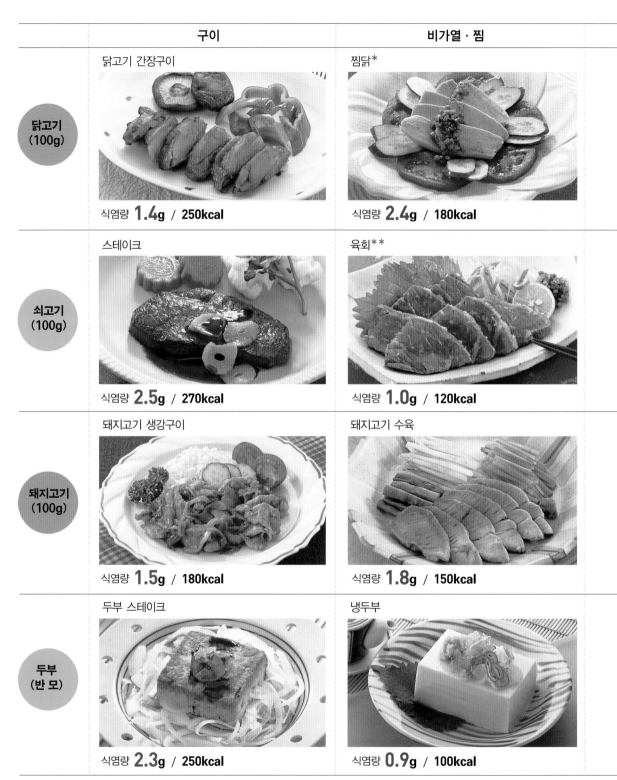

	구이	비가열 · 찜
닭고기 **(100g)**	닭고기 간장구이 식염량 **1.4g** / 250kcal	찜닭* 식염량 **2.4g** / 180kcal
쇠고기 **(100g)**	스테이크 식염량 **2.5g** / 270kcal	육회** 식염량 **1.0g** / 120kcal
돼지고기 **(100g)**	돼지고기 생강구이 식염량 **1.5g** / 180kcal	돼지고기 수육 식염량 **1.8g** / 150kcal
두부 **(반 모)**	두부 스테이크 식염량 **2.3g** / 250kcal	냉두부 식염량 **0.9g** / 100kcal

* 닭고기에 파, 생강, 청주, 물을 넣고 찌듯이 익힌 것
** 쇠고기를 겉만 살짝 구운 후 간장, 청주, 식초 등으로 만든 조미액에 담갔다가 얇게 썬 것

조림 · 무침 · 탕	튀김 · 볶음
닭곰탕	닭튀김
식염량 **2.7g** / **180kcal**	식염량 **1.9g** / **190kcal**
쇠고기 간장조림	햄버그스테이크(소스 없음)
식염량 **2.7g** / **180kcal**	식염량 **1.2g** / **290kcal**
돼지고기 탕수육	돈가스
식염량 **3.8g** / **260kcal**	식염량 **1.7g** / **390kcal**
두부탕(국물용으로 간장 1큰술 조금 덜 되게)	두부튀김*
식염량 **2.1g** / **150kcal**	식염량 **1.8g** / **220kcal**

＊ 물기를 뺀 두부에 녹말가루를 묻혀 튀긴 후 뜨거운 양념 국물을 붓고 고명을 올린 것

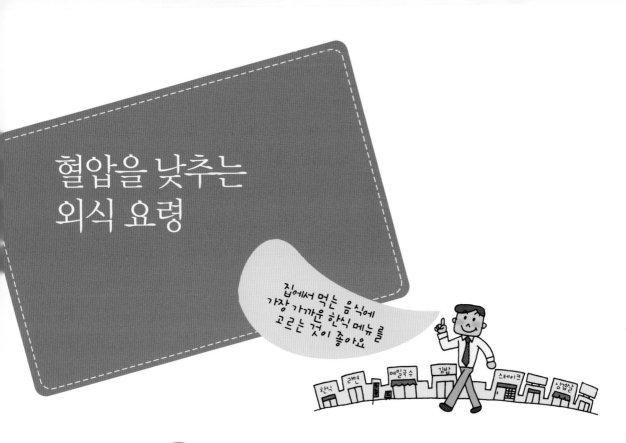

혈압을 낮추는
외식 요령

집에서 먹는 음식에
가장 가까운 한식 메뉴를
고르는 것이 좋아요

01 **건강에 좋은 외식 메뉴를 고른다**

외식할 때는 흔히 뭔가 좀 더 특별한 음식을 고르게 마련이다. 그러나 선택 기준은 역시 '건강' 이어야 한다. 밖에서 식사하는 날이 며칠 계속될 때는 한식 메뉴로 고르되 주요리를 생선에서 육류, 달걀 등으로 매일 바꿔가며 먹고 되도록 생선 요리를 늘린다. 반찬으로 나물이나 무침, 초무침 등이 나오는 메뉴를 골라서 채소와 해조류, 버섯 등을 많이 먹도록 한다. 지금부터 건강에 좋은 외식 메뉴를 골라 염분과 열량을 줄일 수 있는 몇 가지 요령을 알아보자.

● 단골 외식 메뉴의 열량과 염분량을 알아둔다

평소 즐겨 먹는 외식 메뉴의 열량과 염분량을 기억해두면 메뉴를 선택할 때 도움이 된다.

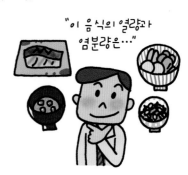

"이 음식의 열량과
염분량은…"

● 일품요리 대신 반찬의 가짓수가 많은 백반을 고른다

　음식의 가짓수가 많으면 자연스럽게 먹는 속도가 느려지기 때문에
빨리 먹는 버릇도 고치고 과식도 막을 수 있다.

● 생선 위주의 메뉴를 고른다

　지방이 많은 육류 위주의 음식 대신 칼슘과 타우린이 풍부한 생
선으로 만든 음식을 고른다. 이때 함께 나오는 절임식품이나 된장국은 다 먹지 않
고 남긴다.

● 덮밥을 먹을 때는 밥을 적게 먹는다

　덮밥 종류는 맛이 진하고 보기보다 밥도 많아 과식
하기 쉬우므로 주의한다.

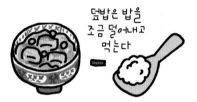

덮밥은 밥을
조금 덜어내고
먹는다

● 튀김을 먹을 때는 튀김옷을 반만 먹는다

튀김이나 돈가스 등 기름에 튀긴 음식은 열량이 높으므로 주의한다.

● 면류는 건더기가 많은 것을 고르고 국물은 남긴다

　우동이나 국수 같은 면류를 먹을 때는 채소가 많이 들어
간 메뉴를 고른다.

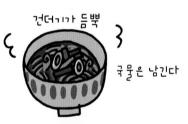

건더기가 듬뿍

국물은 남긴다

● 일품요리에는 나물이나 샐러드 등 채소 음식을 추가한다

　일품요리를 먹을 때는 영양의 균형을 위해 채소가 들어간 음
식이나 토마토 주스 등을 추가한다.

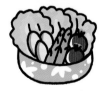

일품요리에는
채소 음식 한 가지 추가!

● 전골요리는 채소, 두부, 생선, 버섯이 많이 들어간 것을 고른다

　여러 가지 재료를 넣어 담백하게 끓인 전골요리는 영양이 고루 들어 있고 열량
도 낮은 편이다. 건더기는 감귤류의 즙으로 묽게 만든 맛간장에 찍어 먹는다.

● 초밥을 먹을 때는 염장식품으로 만든 것은 피하고 한 끼에 열 개 이상 먹지 않는다

초밥은 한 끼에 열 개까지만 먹는다. 연어알이나 청어알 같은 염장식품으로 만든 것은 먹지 않는다. 초밥에 간장을 찍을 때는 뒤집어서 위에 올린 재료에만 살짝 묻혀 먹는다.

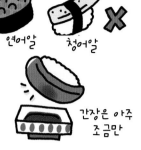

연어알　청어알

간장은 아주 조금만

● 집에서 먹은 음식으로 많이 섭취하지 못한 영양소를 보충할 수 있는 메뉴를 고른다

점심에 맛이 진하고 기름진 음식을 먹었다면 저녁에는 맛이 연하고 담백한 것을 먹어서 염분 섭취를 조절한다. 점심을 주로 밖에서 먹는 사람은 아침과 저녁식사에서 부족한 영양소를 보충할 수 있는 메뉴를 골라 하루 세끼로 얻는 영양이 균형을 이루게 한다.

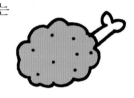

짜고 기름진 음식은 하루에 한 번만

02 염분 섭취를 줄일 수 있는 외식 메뉴 & 피해야 하는 외식 메뉴

밖에서 식사할 때도 염분에 신경을 써야 한다. 음식의 종류는 다양하지만 즐겨 먹는 외식 메뉴는 어느 정도 정해져 있기 마련이다. 그중에서도 혈압에 미치는 영향이 적은 것으로 골라 먹어야 한다. 여기서는 단골 외식 메뉴의 염분량과 열량을 살펴보고, 몇 가지 요령으로 염분을 줄일 수 있는 메뉴와 혈압 조절을 위해 아예 피해야 하는 메뉴에는 어떤 것이 있는지 알아본다.

염분 섭취를 줄일 수 있는 외식 메뉴	피해야 하는 외식 메뉴

일본식 일품 요리

초밥

염분 **3.5g**
열량 **482kcal**

초밥은 다른 반찬 없이 먹을 수 있게 밥에도 소금 간이 되어 있다. 식품 자체에 염분이 있는 새우나 문어, 붕장어 등과 소금이 들어간 달걀말이 등은 간장 없이 그대로 먹도록 한다. 간장에 찍어 먹을 때는 밥 위에 얹은 초밥 재료 쪽에만 살짝 묻혀서 먹는다.

카레 우동

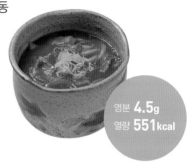

염분 **4.5g**
열량 **551kcal**

국물 있는 면류는 국물의 염분에 주의해야 한다. 국물까지 다 먹으면 염분을 5g이나 섭취하게 되지만 면만 먹으면 염분 섭취를 그 절반으로 줄일 수 있다. 그런데 카레나 녹말물이 들어간 국물은 걸쭉하기 때문에 어쩔 수 없이 국물까지 함께 먹게 되므로 염분 조절이 쉽지 않다. 카레 우동도 그런 면류의 하나이므로 되도록 피하는 것이 좋지만 꼭 먹어야 한다면 절반만 먹도록 한다.

일본식 백반

고등어 된장조림 백반

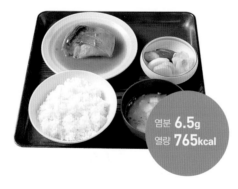

염분 **6.5g**
열량 **765kcal**

생선은 건강에 좋은 식품이지만 생선 간장구이나 조림에는 염분과 당분이 많으므로 먹을 때 주의해야 한다. 조림 국물은 되도록 먹지 말고, 곁들여 나오는 채소절임이나 된장국도 다 먹지 말고 남기도록 한다.

어묵탕 백반

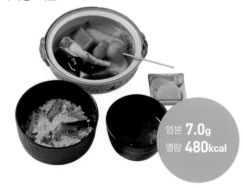

염분 **7.0g**
열량 **480kcal**

어묵탕의 주재료인 어묵에는 1인분에 2g 정도의 염분이 들어 있다. 여기에 일본식 영양밥*과 어묵탕 국물의 염분까지 더하면 채소절임과 된장국을 전혀 먹지 않더라도 염분을 5g이나 섭취하게 된다. 어묵탕에서 그나마 안심하고 먹을 수 있는 것은 다시마와 곤약 정도밖에 없는 셈이다. 혈압을 생각한다면 이런 메뉴는 고르지 않는 것이 좋다.

* 잘게 썬 채소, 생선, 고기 등을 쌀에 섞어 지은 밥

염분 섭취를 줄일 수 있는 외식 메뉴	피해야 하는 외식 메뉴

양식 일품요리

미트소스 스파게티

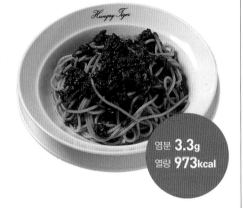

염분 **3.3g**
열량 **973kcal**

파스타는 염분은 많지 않지만 기름으로 버무리기 때문에 열량과 지방 함량이 높다. 파스타를 먹을 때는 비교적 지방이 적고 건더기가 많은 토마토소스로 만든 메뉴를 골라 파스타(1인분 100g)의 $\frac{1}{5}$~$\frac{1}{4}$ 정도를 남기도록 한다.

새우 볶음밥

염분 **2.5g**
열량 **685kcal**

밥으로만 포만감을 주는 메뉴는 영양이 치우치기 쉬우므로 바람직하지 않다. 꼭 먹어야 한다면 재료가 다양하게 들어간 것을 고르고 밥은 $\frac{1}{5}$ 정도 남긴다. 같은 볶음밥이라도 직접 밥을 볶아 만든 것은 염분이 그렇게 많지 않지만 냉동식품을 이용한 것은 염분이 1g 정도 더 많다.

양식 정식

연어구이 정식

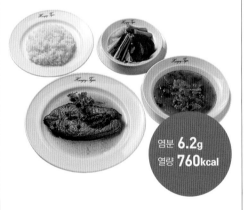

염분 **6.2g**
열량 **760kcal**

영양의 균형을 위해서는 연어를 굽거나 기름에 지진 것에 따뜻한 샐러드가 함께 나오는 것을 고른다. 지방이 많은 소스나 수프는 남기고 샐러드도 드레싱 없이 먹으면 열량과 염분량을 줄일 수 있다.

햄버그스테이크 정식

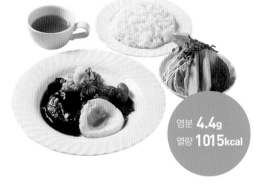

염분 **4.4g**
열량 **1015kcal**

햄버그스테이크는 다진 고기가 100g 정도 들어간 고지방·고열량 음식이다. 햄버그스테이크는 절반 정도만 먹고 곁들여 나온 달걀부침과 수프를 남기면 열량과 지방 섭취를 어느 정도 줄일 수 있다. 그러나 다이어트 중이거나 이상지질혈증의 위험이 있는 사람은 되도록 먹지 않는 것이 좋다.

	염분 섭취를 줄일 수 있는 외식 메뉴	피해야 하는 외식 메뉴
중화요리	채소볶음 백반 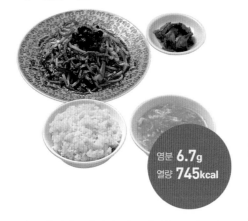 염분 **6.7g** 열량 **745kcal** 채소볶음이나 고추잡채, 간 부추볶음 등에는 채소가 듬뿍 들어 있는 데다 국물이 걸쭉하지 않아 염분 조절을 하기 쉽다. 볶을 때 생긴 국물이나 소스는 되도록 먹지 말고 함께 나온 수프와 자차이 등도 남기면 염분 섭취를 절반으로 줄일 수 있다.	탕수육 정식 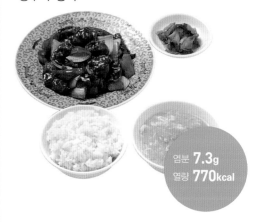 염분 **7.3g** 열량 **770kcal** 탕수육이나 칠리 새우, 난자완스, 마파두부, 팔보채 등은 재료가 걸쭉한 소스에 버무려 있기 때문에 어쩔 수 없이 염분이 많은 소스까지 함께 먹게 된다. 염분 섭취를 줄이려면 돼지고기나 새우 같은 주재료를 남기는 수밖에 없다. 더구나 고기나 어패류 등은 대부분 기름에 튀긴 것이라서 지방이 많고 열량도 높다.

일러두기

- 레시피에는 요리 1인분의 영양가(열량, 단백질·칼륨 등의 함유량)를 표시했다.
- 염분량은 조미료나 가공식품에 함유된 식염상당량*이며, 식품 자체에 함유된 나트륨의 양은 포함하지 않았다.
- 재료의 무게는 껍데기나 뼈, 씨를 제외한 실제 먹을 수 있는 양으로 표시했다.
- 1컵은 200㎖, 1큰술은 15㎖, 1작은술은 5㎖이다.
- '소금 조금'은 0.3〜0.5g, '소금 아주 조금'은 0.2g 이하다.
- 조리 과정에서 나오는 전자레인지의 가열 시간은 500W를 기준으로 한다.

* 나트륨 함량에 2.54를 곱한 수치

Part 7

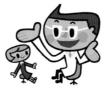

먹는 것만 바꿔도 혈압이 낮아진다 3

혈압을 낮추는
식품 & 레시피

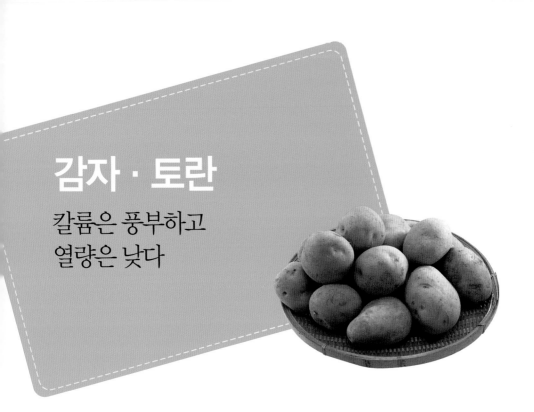

감자 · 토란

칼륨은 풍부하고
열량은 낮다

혈압을 정상으로 유지하고 빈혈을 예방하는 감자

혈압 저하 효과가 있는 식품 중에서도 채소와 과일은 나트륨에 비해 특히 칼륨의 함량이 높은 편이다. 그중 감자는 건강에 유익한 영양소는 많으면서 열량(100g당 76kcal)이 낮아 더욱 좋다. 감자의 가장 큰 특징은 혈압의 상승을 억제하는 칼륨이 풍부하다는 점이다. 칼륨은 신장의 나트륨 배설 기능을 촉진하여 혈압을 정상으로 유지하고 이뇨 작용을 해서 부종을 막아준다.

감자에는 비타민C도 많아 항산화 및 항암 작용을 하고 피부와 혈관, 뼈, 위 점막을 튼튼하게 한다. 동물의 간이나 정어리, 톳, 콩 제품 등 철분이 들어 있는 식품과 함께 먹으면 빈혈 예방에도 도움이 된다.

혈압을 낮추고 정장 작용을 하는 토란

감자와 더불어 토란도 혈압을 낮추는 대표적인 식품이다. 토란의 칼륨 함량은

100g당 무려 640mg으로 감자(410mg)나 고구마(470mg)를 크게 웃돈다. 토란에는 칼륨뿐만 아니라 식이섬유와 칼슘도 들어 있다.

토란의 영양성분 중에서 미끈거리는 점액에 함유된 갈락탄(galactan)과 만난(mannan)이 특히 주목을 받고 있다. 이 두 가지 성분은 위와 장의 내벽을 보호하고 소화를 촉진하여 정장 효과를 내고 변비를 낮게 한다.

●● **감자류의 열량과 칼륨 함량**

종류	100g당 열량	100g당 칼륨의 양
감자	76kcal	410mg
고구마	132kcal	470mg
토란	58kcal	640mg
마	65kcal	430mg
흑토란*	97kcal	630mg
물고구마**	117kcal	290mg

＊ 토란의 하나로 물가에서 재배한다.
＊＊ 수분이 많고 단맛이 적다.

[자료 인용] 문부과학성 편, 『일본 식품 표준 성분표』(제5차 개정증보판)

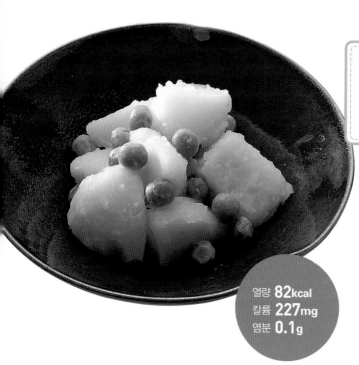

감자의 보슬보슬한 식감을
눈으로도 맛보는
감자 완두콩 버터찜

열량 **82kcal**
칼륨 **227mg**
염분 **0.1g**

재료(2인분)

감자 100g, 완두콩(냉동) 20g, 버터 1작은술, 설탕 1큰술

이렇게 만드세요

❶ 감자는 껍질을 벗기고 한 입 크기로 썰어 물에 5분 정도 담가둔다.

❷ 완두콩은 냉동 상태로 끓는 물에 넣어 삶는다.

❸ 냄비에 물기를 뺀 감자, 버터, 설탕을 넣는다. 재료가 잠길 만큼 물을 붓고 감자가 익을 때까지 중간 불에서 가열한다.

❹ 완두콩을 넣고 물기가 없어질 때까지 감자를 굴려가며 파삭하게 익힌다.

칼륨과 칼슘이 풍부한 쑥갓과
함께 먹는
토란 쑥갓조림

재료(2인분)

토란 4개(200g), 쑥갓 50g, 맛국물 1컵, A(설탕 · 청주 1작은술 씩), 저염 간장 $\frac{1}{2}$큰술, 채 썬 유자 껍질 조금

이렇게 만드세요

❶ 토란은 껍질을 두껍게 벗기고 넉넉한 양의 물에 10분 간 삶은 후 표면의 점액을 물로 씻어낸다.

❷ 냄비에 맛국물과 토란을 넣고 가열한다. 끓으면 A를 넣고 종이뚜껑을 덮어 약한 불에서 10분간 익힌다. 저염 간장을 넣고 15~20분간 조린 후 그릇에 담는다.

❸ 쑥갓은 데친 후 4cm 길이로 썬다. ❷의 조림 국물에 잠시 담가 데친 후 토란 옆에 담고 유자 껍질 썬 것을 위에 뿌린다.

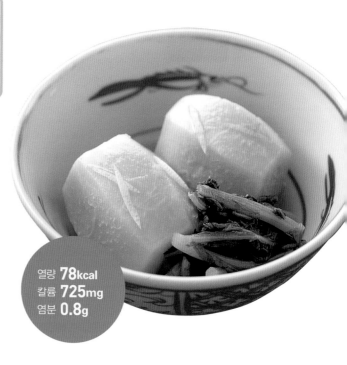

열량 **78kcal**
칼륨 **725mg**
염분 **0.8g**

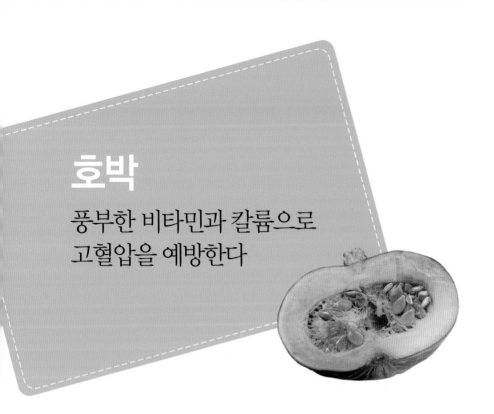

호박

풍부한 비타민과 칼륨으로 고혈압을 예방한다

비타민E의 항산화 작용으로 혈압의 상승을 막는다

녹황색 채소의 으뜸으로 꼽히는 호박에는 '3대 항산화 비타민'으로 불리는 비타민E와 베타카로틴, 비타민C가 풍부하다. 비타민E는 활성산소의 해로부터 신체를 보호하여 고혈압과 동맥경화증 등을 막아준다.

혈중 콜레스테롤은 지방의 막으로 싸여 있는데 이것이 산화되면 과산화지질이 생겨 혈관벽에 달라붙는다. 그로 인해 혈관벽이 딱딱해지고 두꺼워져서 동맥경화증이 생긴다. 이 상태가 더 심해지면 혈액의 흐름이 방해를 받아 혈압이 높아진다. 비타민E는 항산화 작용을 해서 이 같은 활성산소의 해를 막아준다.

비타민과 미네랄, 식이섬유가 풍부하다

호박에는 비타민E 외에도 비타민C · B₁ · B₂ 등의 비타민과 칼륨 · 아연 · 구리 · 망간 등의 미네랄, 식이섬유가 듬뿍 들어 있다. 그중 비타민C는 항산화 작용이 뛰어나다. 비타민B₁과 B₂는 각각 탄수화물과 지방을 에너지로 만드는 데 관여하므로 호박은 비만 예방에도 도움이 된다. 또 풍부한 식이섬유가 콜레스테롤의 배출을 촉진한다.

호박의 영양을 효과적으로 섭취하는 방법

호박은 크게 동양계, 서양계, 페포계 호박으로 나뉜다. 단호박 또는 밤호박이라고 불리는 서양계 호박은 단맛이 있고 식감은 파삭파삭하며 동양계 호박보다 영양가가 높다. 동양계 호박은 점성이 있고 간장과 맛이 잘 어울린다. 페포계 호박은 조숙재배용이나 하우스 촉성재배용으로 주키니호박이라고도 불린다.

호박의 영양성분은 씨가 있는 속과 껍질에 많으므로 속을 다 파내지 말고 어느 정도 남겨서 껍질째 먹는 것이 좋다.

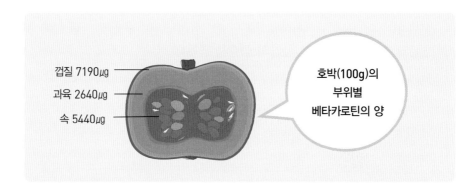

껍질 7190㎍
과육 2640㎍
속 5440㎍

호박(100g)의 부위별 베타카로틴의 양

● ● **서양계 호박과 동양계 호박의 영양소 비교**(실제 먹을 수 있는 양 100g 중)

종류	카로틴	비타민C	비타민E	식이섬유
서양계 호박	4000㎍	43mg	4.9mg	3.5g
동양계 호박	730㎍	16mg	1.8mg	2.8g

[자료 인용] 문부과학성 편, 『일본 식품 표준 성분표』(제5차 개정증보판)

설탕 없이 재료 고유의 단맛을 살린
단호박 단팥조림

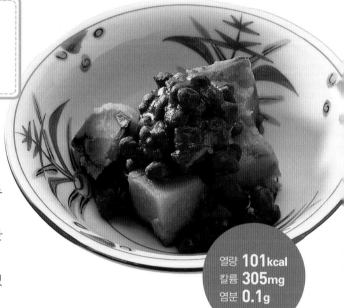

재료(2인분)

단호박 100g, 팥 삶은 것(통조림)* 50g

이렇게 만드세요

❶ 단호박은 껍질을 군데군데 벗기고 한 입 크기로 썬다.

❷ 냄비에 단호박을 넣고 잠길 만큼 물을 부어 강한 불에서 가열한다. 끓어오르면 불을 약하게 줄인다.

❸ 단호박이 80% 정도 익으면 팥을 넣고 물기가 없어질 때까지 약한 불에서 천천히 조린다.

＊ 통조림마다 단맛이 다르므로 기호에 맞춰 사용량을 조절한다.

열량 **101kcal**
칼륨 **305mg**
염분 **0.1g**

●● **고혈압 치료를 돕는 호박의 효능**

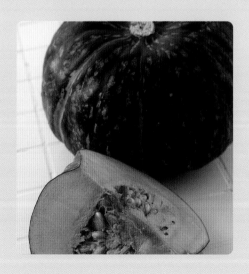

1. 강력한 혈압 상승 작용으로 고혈압을 일으키는 앤지오텐신 II의 체내 생성을 막는다.

2. 풍부한 칼륨이 혈압을 높이는 나트륨 배출을 촉진하여 혈압을 안정시킨다.

3. 풍부한 베타카로틴이 항산화 작용을 해서 신체에 해를 끼치는 활성산소를 제거한다.

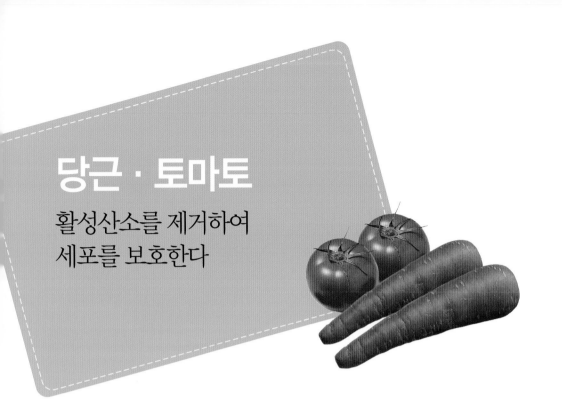

당근 · 토마토
활성산소를 제거하여 세포를 보호한다

건강에 유익한 작용을 하는 베타카로틴이 풍부한 당근

항산화 비타민으로 불리는 베타카로틴은 카로티노이드(carotinoid)라는 색소의 하나다. 베타카로틴은 체내에 흡수되면 비타민A로 바뀌어 점막을 튼튼하게 하고 면역력을 높인다. 이처럼 건강에 유익한 작용을 하는 베타카로틴이 당근 100g에 무려 9100μg나 들어 있다.

당근에 함유된 영양성분 중에서 또 하나 주목할 것이 잎에 풍부한 칼륨과 비타민이다. 그러니 잎은 버리지 말고 기름에 살짝 볶아 요리에 이용하도록 한다. 당근을 기름으로 조리하면 좋은 점이 있다. 당근을 생것으로 먹으면 베타카로틴의 흡수율이 10%밖에 되지 않지만 기름과 함께 먹으면 60~70%까지 높아진다.

리코펜 성분이 항산화 작용을 하는 토마토

토마토가 붉은색을 띠는 것은 카로티노이드의 하나인 리코펜(lycopene)이라는 색소 성분 때문이다. 리코펜은 베타카로틴이나 비타민E 이상으로 항산화력이 강하다고 알려져 있다.

리코펜 외에도 토마토에는 혈액 속에 지나치게 많은 나트륨을 몸 밖으로 내보내는 칼륨, 혈압을 정상으로 유지하고 모세혈관을 튼튼하게 하는 루틴, 아미노산의 대사를 촉진하는 비타민B$_6$ 등이 들어 있다. 토마토에 함유된 시트르산이나 사과산은 위의 염증을 억제해준다. 또 토마토의 신맛은 위염으로 인한 속쓰림과 메스꺼움을 가라앉히고 피로를 풀어준다.

●● 비타민A의 하루 필요량(600㎍)을 공급하는 식품의 양

종류	식품의 양
당근	1/4개
시금치	1/3단
브로콜리	4단
파슬리	6줄기
토마토	6개
그린아스파라거스	40개
피망	26개
차조기 잎	33장
오크라	75개

[자료 인용] 主婦の友社 編(2002), これは効く！食べ物栄養百科, 主婦の友社

●● 저염 향미 기름

중국 음식에서 특히 볶음 요리가 맛있는 이유는 기름 때문이다. 먼저 기름에 마늘이나 생강 같은 향신 채소를 볶아 그 향이 기름에 배게 한다. 이렇게 만든 향미 기름으로 재료를 볶으면 기름의 풍미가 부족한 짠맛을 대신해주기 때문에 염분 섭취를 줄이는 데도 도움이 된다.

향미 기름 만들기 : 대파와 생강을 다져서 병에 담고 재료가 잠길 만큼 기름을 부어 절인다. 이때 채소와 기름을 각각 반씩 사용하면 더 맛있다. 기호에 따라 마늘이나 마른 고추를 넣어도 된다. 냉장고에 두면 2주 정도 보존할 수 있다.

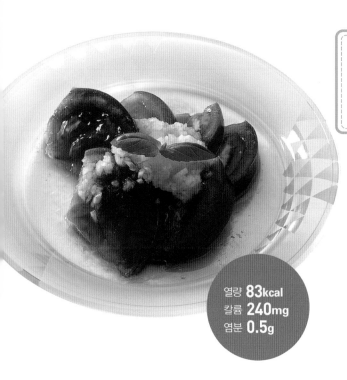

혈전을 예방하는 양파와 함께 먹는
양파 드레싱 토마토 샐러드

재료(2인분)

토마토 200g, 양파 드레싱(양파 40g, 식용유 1큰술, 식초 1큰술 조금 덜 되게, 소금 $\frac{1}{5}$ 작은술)

이렇게 만드세요

❶ 토마토는 한 입 크기로 썰어 그릇에 담아 차게 식힌다.

❷ 양파는 다진 후 물에 헹구어 물기를 짜고 다른 재료와 섞어 드레싱을 만든다.

❸ ❷의 양파 드레싱을 ❶의 토마토에 붓고 바질 잎이 있으면 위에 올린다.

열량 **83kcal**
칼륨 **240mg**
염분 **0.5g**

칼륨을 듬뿍 섭취하는
당근 팽이버섯볶음

재료(2인분)

당근 100g, 피망 60g, 팽이버섯 50g, 향미 기름 $\frac{1}{2}$ 큰술(243쪽 참조), A(간장 · 청주 1작은술씩, 소금 아주 조금, 후추 조금)

이렇게 만드세요

❶ 당근은 얇게 어슷썰기한 뒤에 다시 채 썬다. 피망도 채 썬다. 팽이버섯은 길이를 반 자른다.

❷ 달군 팬에 향미 기름을 두르고 당근, 피망, 팽이버섯을 차례로 볶아 A로 간을 한다.

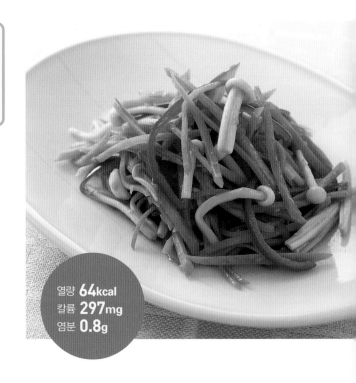

열량 **64kcal**
칼륨 **297mg**
염분 **0.8g**

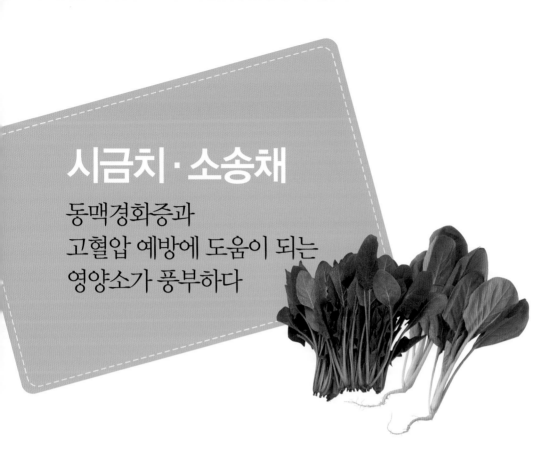

시금치·소송채

동맥경화증과 고혈압 예방에 도움이 되는 영양소가 풍부하다

다양한 미네랄이 균형 있게 들어 있는 시금치

시금치는 영양가가 매우 높은 데다 살짝 데치거나 볶기만 해도 제법 많은 양을 먹을 수 있어 좋다. 시금치의 녹색 색소인 엽록소는 혈중 독소를 해독하여 혈액의 정화를 돕는다. 고기를 먹으면 혈액에 점성이 생기기 쉬운데 시금치와 함께 먹으면 혈액의 흐름이 원활해진다. 시금치의 엽록소는 LDL콜레스테롤의 흡수를 막고 배출을 촉진하므로 고혈압에 흔히 따르는 동맥경화증을 예방하는 데 효과가 있다.

시금치에는 풍부한 양의 철분과 함께 칼륨, 칼슘, 마그네슘, 인 등이 균형 있게 들어 있어 뼈의 형성과 자양 강장, 체력 강화에 도움이 된다.

칼슘과 칼륨이 매우 풍부한 소송채

겨울에 즐겨 먹는 소송채는 시금치에 비해 잘 알려져 있지 않지만 칼륨과 칼슘이 매우 풍부하여 고혈압 예방에 효과적이다. 소송채의 칼륨 함량은 100g당 500mg으로 시금치 다음으로 높다. 칼슘 함량은 채소 중에 으뜸으로 시금치의 세 배가 넘는 170mg이나 된다. 그 밖에도 빈혈을 막는 철분과 세포의 신진대사를 촉진하는 아연 등 미네랄도 많이 들어 있다.

소송채는 떫은맛이 적어 데치지 않고 그대로 볶아도 되고 데치더라도 물에 헹굴 필요가 없어 조리 과정에서 수용성 비타민의 손실이 적다.

● ● ● **철분이 풍부한 식품**

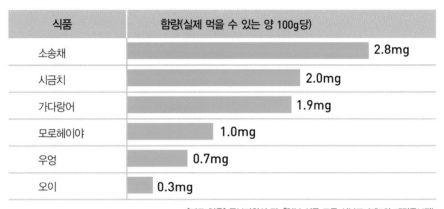

식품	함량(실제 먹을 수 있는 양 100g당)
소송채	2.8mg
시금치	2.0mg
가다랑어	1.9mg
모로헤이야	1.0mg
우엉	0.7mg
오이	0.3mg

[자료 인용] 문부과학성 편, 『일본 식품 표준 성분표』(제5차 개정증보판)

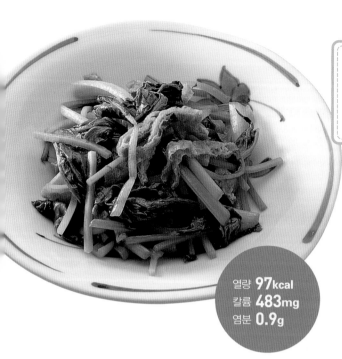

기름에 볶아 칼륨의 손실을 줄이고
식감도 살린
소송채 유부 볶음조림

재료(2인분)

소송채* 160g, 당근 40g, 유부 1장(20g), 식용유 · 청주 · 간장 2작
은술씩

이렇게 만드세요

❶ 소송채는 3cm 길이로 썰고, 당근은 껍질을 벗기고 같은
길이로 채 썬다.

❷ 유부는 끓는 물에 살짝 데쳐 기름기를 빼고 가늘게 썬다.

❸ 달군 냄비에 식용유를 두르고 당근을 넣어 가볍게 볶는
다. 여기에 소송채와 유부를 넣고 함께 볶다가 청주와 간
장을 넣어 맛이 밸 때까지 조린다.

＊ 소송채 대신 떫거나 아린 맛이 적은 경수채나 청경채를 써도 된다.

열량 **97kcal**
칼륨 **483mg**
염분 **0.9g**

칼륨이 풍부한 녹황색 채소와
버섯이 어우러진
시금치 만가닥버섯 나물

재료(2인분)

시금치 140g, 만가닥버섯 50g, 맛국물 조금, A(맛국물 · 간장 $\frac{1}{2}$ 큰
술씩)

이렇게 만드세요

❶ 시금치는 끓는 물에 데친 후 찬물에 헹궈 물기를 꼭 짜
고 3~4cm 길이로 썬다.

❷ 만가닥버섯은 송이를 나누어 맛국물에 살짝 조린다.*

❸ A의 $\frac{1}{3}$ 을 ❶의 시금치와 버무린 후 가볍게 물기를 짠
다. ❷의 만가닥버섯과 함께 그릇에 담고 나머지 A를
끼얹는다.

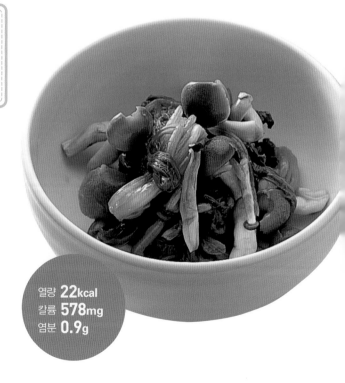

열량 **22kcal**
칼륨 **578mg**
염분 **0.9g**

＊ 맛국물에 A를 넣어 끓인 후 시금치와 만가닥버섯을 넣어 살짝 조려도
맛있다.

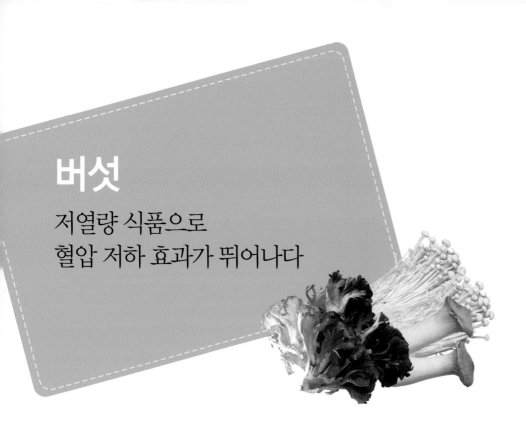

버섯

저열량 식품으로 혈압 저하 효과가 뛰어나다

콜레스테롤을 분해하여 고혈압과 동맥경화증을 예방한다

버섯에는 콜레스테롤 분해 작용을 하는 성분이 있어 고혈압이나 동맥경화증 예방에 효과적이다. 표고버섯에 함유된 에리타데닌(erithadenine)은 혈중 콜레스테롤의 증가를 억제한다. 잿빛만가닥버섯에는 앤지오텐신전환효소의 기능을 억제하여 혈압의 상승을 막는 펩티드 성분이 들어 있어 혈압이 높은 사람에게 좋다. 이 펩티드 성분은 잎새버섯과 느타리버섯에도 들어 있다. 느타릿과 버섯인 새송이버섯에는 칼륨이 많다(100g당 460mg). 새송이버섯은 식감이 좋아 볶음이나 무침 요리에 알맞다.

햇빛에 말린 표고버섯에는 비타민D와 칼륨이 풍부하다

표고버섯에는 버섯 특유의 성분인 에르고스테린(ergosterin)이 많다. 표고버섯을 햇빛에 말리면 칼륨 함량이 크게 늘어나고, 에르고스테린이 비타민D로 바뀐다. 비타민D는 우리 몸에서 칼슘의 흡수를 도우므로 혈압이 높은 사람은 표고버섯을 즐겨 먹는 것이 좋다.

●● 생표고버섯과 마른 표고버섯의 영양가 비교

(실제 먹을 수 있는 양 100g 중)

생표고버섯			마른 표고버섯
2.1μg	비타민D	16.8μg	
0.1mg	비타민B1	0.5mg	
0.19mg	비타민B2	1.40mg	
0.11mg	비타민B6	0.45mg	
3.5g	식이섬유	41.0g	

[자료 인용] 문부과학성 편, 『일본 식품 표준 성분표』(제5차 개정증보판)

●● 표고버섯은 햇빛을 쬐면 영양가가 높아진다

요즘은 버섯을 말릴 때 대개 기계를 이용하기 때문에 마른 표고버섯으로 음식을 만들 때는 조리 직전에 30분 정도 햇빛 아래에 두는 것이 좋다. 그렇게 하면 에르고스테린이 비타민D로 바뀌고 칼륨도 7배 가까이나 증가한다. 에르고스테린은 버섯의 갓 안쪽에 많으므로 뒤집어서 말리도록 한다.

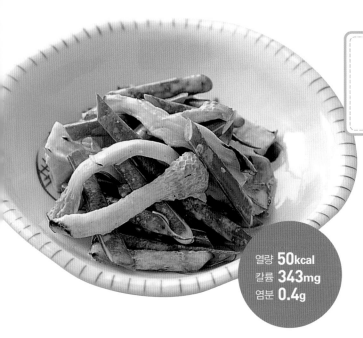

순한 양념으로 재료 고유의 맛을 살린
꼬투리강낭콩 새송이버섯
카레 마요네즈무침

재료(2인분)

꼬투리강낭콩 80g, 새송이버섯 100g, 간장 1작은술, A(마요네
즈 2작은술, 카레가루 조금)

이렇게 만드세요

❶ 꼬투리깅닝콩은 끓는 물에 데친 후 3cm 길이로 어
  슷하게 썬다. 새송이버섯은 굵게 찢어 석쇠에 올려
  구운 후 길이를 반으로 썬다.

❷ ❶의 재료를 먼저 간장으로 버무린 후 물기를 짜고
  다시 A로 버무린다.

열량 **50kcal**
칼륨 **343mg**
염분 **0.4g**

매실장아찌의 염분을 이용해
간을 하고 맛도 낸
팽이버섯 매실육무침

재료(2인분)

팽이버섯 120g, 청주 2작은술, 매실장아찌 큰 것 $\frac{1}{2}$개, A(식초 1
작은술 조금 더 되게, 설탕 $\frac{2}{3}$작은술), 녹말가루 $\frac{2}{3}$작은술

이렇게 만드세요

❶ 팽이버섯은 밑동을 잘라내고 청주를 뿌려 찌듯이 익
  힌다.

❷ 매실장아찌는 씨를 발라내고 과육을 으깨 체에 내린
  다. A와 섞어 약한 불에서 가열하다 끓기 시작하면
  녹말물(녹말가루를 2배 분량의 물에 푼 것)을 넣어 걸쭉
  하게 만든다.

❸ 그릇에 ❶의 팽이버섯을 담고 위에 ❷를 부어준다.

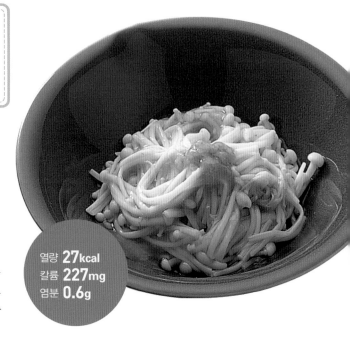

열량 **27kcal**
칼륨 **227mg**
염분 **0.6g**

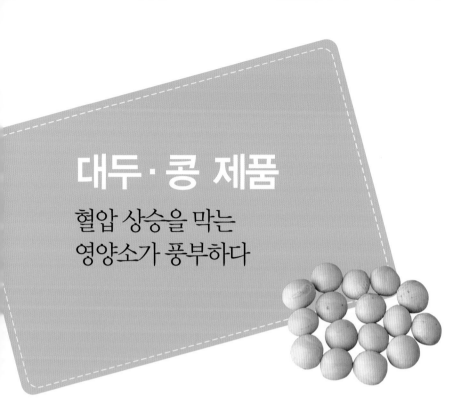

대두·콩 제품

혈압 상승을 막는 영양소가 풍부하다

필수아미노산을 함유한 고단백 저지방 식품

대두에는 단백질과 비타민E, 칼슘, 칼륨, 레시틴 등 혈압의 상승을 막는 영양소가 풍부하다. 대두의 단백질 함량은 약 35%로 어느 콩 제품보다도 높다. 특히 신체에 필요한 아미노산이 고루 들어 있고 육류보다 지방이 적어 건강에 유익하다. 대두 단백질의 50% 가까이를 차지하는 글리시닌(glycinin)이라는 아미노산은 콜레스테롤의 배출을 촉진하고 중성지방과 인슐린의 혈중 농도를 낮추는 작용을 한다.

대두의 이소플라본 성분은 갱년기 증상을 완화하는 데 도움이 된다. 폐경 이후 여성호르몬이 급격히 줄어들면 뼈에서 칼슘이 빠져나가기 쉬운데 이소플라본이 이런 증상을 억제한다.

사포닌이 혈압을 낮추고 콜레스테롤을 줄여준다

대두에는 사포닌이라는 쓴맛 성분이 있다. 사포닌은 혈압을 낮추고 콜레스테롤을 감소시키며 혈액이 잘 굳지 않게 하므로 고혈압 예방에 효과가 있다. 또 체지방의 연소를 촉진하여 비만과 이상지질혈증을 막고 장운동을 활발하게 하여 변비도 예방한다.

대두의 영양이 고스란히 담겨 있고 소화 흡수도 잘되는 두부

두부는 대두의 영양이 그대로 살아 있는 데다 소화 흡수도 잘되는 영양 식품이다. 두부의 주요 성분은 식물성 단백질로 콜레스테롤과 중성지방, 나트륨이 적어 고혈압 환자에게 매우 좋다. 단단한 부침용 두부와 부드러운 찌개용 두부를 비교하면 단백질과 칼슘은 부침용 두부에 더 많고 비타민B1, B2, E는 찌개용 두부에 더 많다.

●● **부침용 두부 · 찌개용 두부 · 콩비지의 영양가 비교**(실제 먹을 수 있는 양 100g 중)

	비타민B1	비타민B2	식이섬유	단백질	칼슘	철분
부침용 두부	0.07mg	0.03mg	0.4g	6.6g	120mg	0.9mg
찌개용 두부	0.10mg	0.04mg	0.3g	4.9g	43mg	0.8mg
콩비지	0.11mg	0.03mg	11.5g	6.1g	81mg	1.3mg

[자료 인용] 문부과학성 편, 『일본 식품 표준 성분표』(제5차 개정증보판)

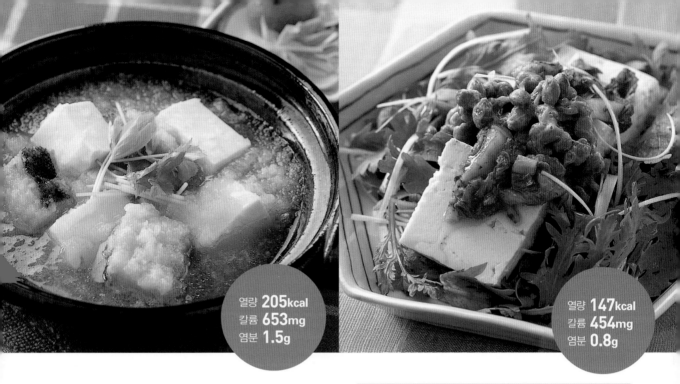

열량 **205**kcal
칼륨 **653**mg
염분 **1.5**g

열량 **147**kcal
칼륨 **454**mg
염분 **0.8**g

담백한 양념으로
두부의 고소한 맛을 살린
두부 대구 무즙찌개

두부 맛과 어울리는
발효식품과 함께 먹는
두부 김치 생청국장

재료(2인분)

두부(찌개용) 200g, 대구(생물) 100g, 무 150g, A(간장 · 생강즙 $\frac{1}{2}$작은술씩), 녹말가루 10g, 식용유 1큰술, B(맛국물 1 $\frac{1}{2}$컵, 저염 간장 2작은술, 조미술 1작은술, 청주 1큰술), 영귤* $\frac{1}{2}$개, 경수채 조금

이렇게 만드세요

❶ 대구는 여섯 조각으로 토막 내고 A에 버무려 5분간 둔다. 물기를 닦고 녹말가루를 묻혀 넉넉한 양의 기름에 튀긴 후 종이타월에 올려 기름을 뺀다.

❷ 무는 강판에 갈아 체에 밭쳐 물기를 뺀다. 두부는 적당한 크기로 깍둑썰기 한다.

❸ 냄비에 B를 넣어 데우다가 ❶의 대구와 ❷의 무, 두부를 넣고 끓인다. 경수채를 위에 올리고 먹기 전에 영귤즙을 뿌린다.

* 유자와 비슷하나 크기가 작다. 과육은 신맛이 강하고 특유의 향이 있다.

재료(2인분)

두부(부침용) 200g, 생청국장 40g, 배추김치 50g, A(소금 아주 조금, 참기름 1작은술), 쑥갓(잎 부분) 40g, 파(흰 부분) 5cm(5g)

이렇게 만드세요

❶ 두부는 체에 밭쳐 천천히 물기를 빼고 먹기 좋은 크기로 썬다.

❷ 김치는 송송 썬다.

❸ 파는 길이로 채 썰어 쑥갓과 함께 찬물에 담갔다가 물기를 빼고 그릇에 담는다.

❹ ❸ 위에 두부를 얹고 김치와 생청국장을 올린 후 A를 뿌려 잘 섞어 먹는다.

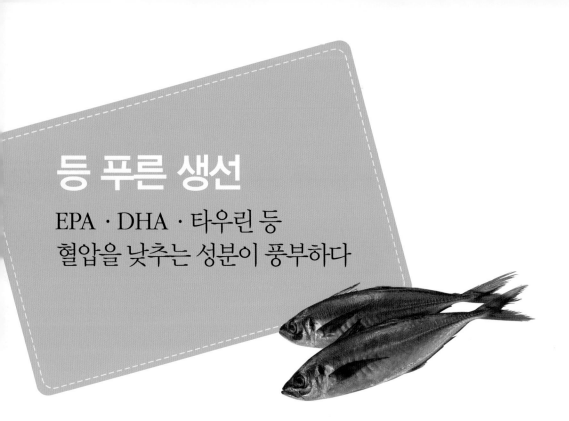

등 푸른 생선

EPA · DHA · 타우린 등
혈압을 낮추는 성분이 풍부하다

불포화지방산이 풍부하다

예부터 "등 푸른 생선을 먹으면 머리가 좋아진다"고 했다. 그 이유는 등 푸른 생선에 뇌 기능을 촉진하는 DHA와 혈액의 흐름을 좋게 하는 EPA 등의 불포화지방산이 많기 때문이다.

고혈압에 좋지 않다고 지방 섭취를 피하는 사람이 많지만 지방을 구성하는 지방산은 우리 몸에 꼭 필요한 영양소다. 그중에서도 EPA는 혈중 콜레스테롤 수치를 낮추므로 동맥경화증과 고혈압을 예방하는 데 효과가 있다. 또 DHA는 뇌세포를 활성화하여 기억력을 높여주므로 노화를 막는 데 도움이 된다.

대표적인 등 푸른 생선

■ 정어리

정어리 100g에는 칼슘이 70mg이나 들어 있다. 게다가 칼슘의 흡수를 촉진하는 비타민D도 풍부하기 때문에 칼슘을 효과적으로 섭취할 수 있다. 정어리에는 인·마그네슘 등 뼈를 만드는 데 반드시 필요한 미네랄도 많아 골다공증을 예방하는 데 큰 도움이 된다.

■ 고등어

고등어의 지방에는 EPA가 12g, DHA가 1.8g이나 들어 있다. EPA는 콜레스테롤과 중성지방을 감소시켜 혈액을 맑게 해준다. 또 DHA는 정신을 안정시키는 효과가 있다고 알려져 있다.

■ 전갱이

전갱이의 담백한 맛의 비결은 감칠맛 성분인 이노신산과 글루탐산, 타우린 등의 아미노산에 있다. 특히 타우린 함량은 고등어나 꽁치보다 더 높다.

●● **전갱이의 비린내를 없애고 소화를 촉진하는 생강**

전갱이는 담백해서 먹기 좋은 생선이지만 회로 먹을 때는 비린내가 거슬린다는 사람이 있다. 이때 생강을 곁들이면 비린내가 나지 않고 소화도 잘된다. 생강은 해독 및 소염 작용도 한다.

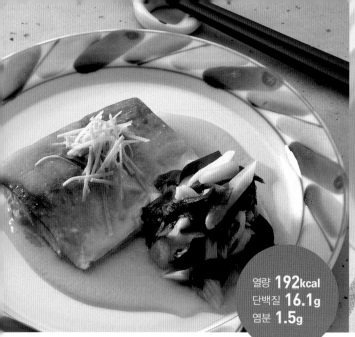

열량 **192**kcal
단백질 **16.1**g
염분 **1.5**g

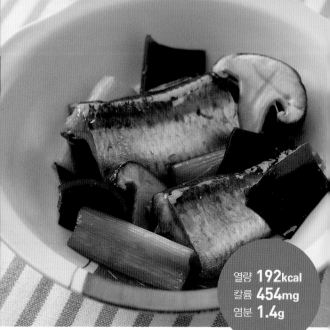

열량 **192**kcal
칼륨 **454**mg
염분 **1.4**g

미소된장을 두 번에 나누어 넣어
깊은 맛을 낸
고등어 된장조림

식초를 넣어 정어리의 기름진 맛을
개운하게 마무리한
정어리 다시마조림

재료(2인분)

고등어 2토막 140g, 생강 1톨, 대파 $\frac{1}{2}$대, 미역(불린 것) 20g, 청주 1$\frac{1}{2}$큰술, 설탕 1작은술, 미소된장 1큰술 조금 더 되게

이렇게 만드세요

❶ 고등어는 껍질 쪽에 십자로 칼집을 넣는다. 생강은 얇게 저며 반은 채 썰고 나머지는 물에 헹군다.

❷ 대파는 큼직하게 썰고 미역은 먹기 좋은 크기로 썬다.

❸ 속이 얕은 냄비에 물을 $\frac{1}{2}$컵 조금 더 되게 붓고 청주, 설탕, 생강 저민 것을 넣어 강한 불에서 가열한다. 끓으면 미소된장의 $\frac{1}{3}$ 분량을 풀어 넣고 고등어를 겹치지 않게 놓는다. 종이뚜껑을 덮어 중간 불에서 7~8분간 조린다.

❹ ❷의 대파와 미역을 냄비 한쪽에 넣고 한소끔 끓인 후 그릇에 옮겨 담는다. 남은 미소된장을 조림 국물로 개어 냄비에 넣고 다시 4~5분간 조린다. 고등어를 그릇에 담아 조림 국물을 끼얹고 생강 채를 위에 올린다.

재료(2인분)

정어리 2마리 120g, 파 1대, 다시마 5×5㎝ 1장, 생표고버섯 2개, 생강 1톨, A(청주 2큰술, 식초 · 간장 · 조미술 각 1큰술 조금 못 되게)

이렇게 만드세요

❶ 정어리는 머리와 꼬리, 내장을 제거하고 반씩 자른다.

❷ 파는 4cm 길이로 썰고, 표고버섯은 길게 반 가른다. 생강은 얇게 썬다.

❸ 다시마는 물 $\frac{2}{3}$컵에 담가 불린 후 한 입 크기로 썬다.

❹ ❸의 다시마 불린 물을 냄비에 붓고 A를 넣는다. 정어리를 바닥에 깔고 ❷와 ❸의 재료를 위에 올린다.

❺ 중간 불에서 가열하다 끓으면 1~2분간 더 익힌 후 불을 약하게 줄인다. 누름뚜껑*을 덮고 국물이 없어질 때까지 조린다.

＊ 적은 양의 조림 국물로 정어리에 맛이 고루 배게 하려면 알루미늄 호일에 구멍을 뚫어 물에 적신 후 위에 덮으면 된다.

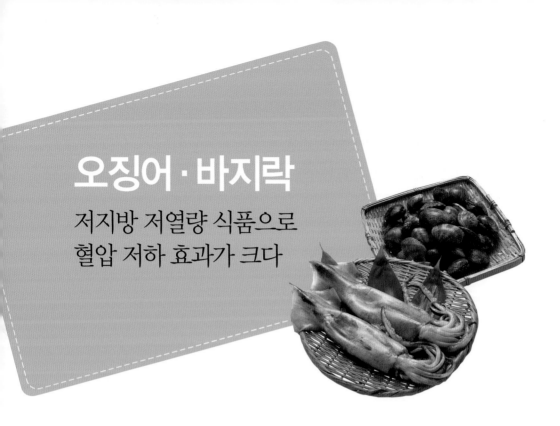

오징어 · 바지락

저지방 저열량 식품으로 혈압 저하 효과가 크다

콜레스테롤과 중성지방을 줄여주는 타우린이 풍부한 오징어

오징어에는 콜레스테롤과 중성지방을 줄여주는 타우린이 풍부하다. 타우린의 이 같은 효능이 잘 알려지기 전에 오징어는 콜레스테롤이 많다는 이유만으로 동맥경화증을 일으킨다는 오해를 받았다. 오징어의 타우린 함량은 어패류 중에서도 최고 수준이다. 타우린은 간에서 독성 물질을 해독하여 배출하므로 간 기능 강화에도 도움이 된다.

타우린 외에도 오징어에는 신진대사를 활발하게 하는 아연, 에너지대사를 촉진하는 니아신, 고혈압 예방에 효과적인 칼륨도 많다. 게다가 지방이 적고 열량은 낮으면서 단백질은 풍부하다. 최근에는 오징어 먹물에 함유된 라이소자임(lysozyme)*이 항암 작용을 하는 것으로 밝혀져 주목을 받고 있다.

* 일종의 가수분해효소

비타민과 미네랄이 풍부한 바지락

바지락은 어류보다 단백질 함량은 낮지만 미네랄이 풍부하고 아미노산의 균형도 뛰어나다. 또 혈압과 콜레스테롤 수치를 낮추는 타우린이 들어 있어 생활습관병을 개선하는 효과가 있다. 바지락은 봄이 되면 타우린을 비롯한 영양 성분이 증가하고 맛도 더 좋아진다.

바지락에는 빈혈을 막고 간 기능을 강화하는 비타민B_{12}가 100g당 52.4μg나 들어 있다. 그 밖에 철, 마그네슘, 니아신, 비타민B_2 · E 등의 영양소와 셀레늄 · 망간 · 크롬 · 아연 등의 미량원소도 들어 있다.

●● **가공법에 따른 바지락의 영양가 비교**(실제 먹을 수 있는 양 100g당)

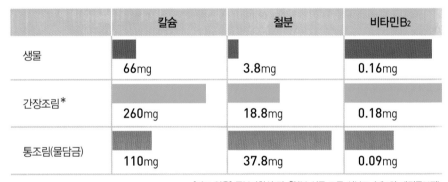

	칼슘	철분	비타민B_2
생물	66mg	3.8mg	0.16mg
간장조림*	260mg	18.8mg	0.18mg
통조림(물담금)	110mg	37.8mg	0.09mg

[자료 인용] 문부과학성 편, 『일본 식품 표준 성분표』(제5차 개정증보판)

* 바지락을 간장과 조미술 등으로 조린 것

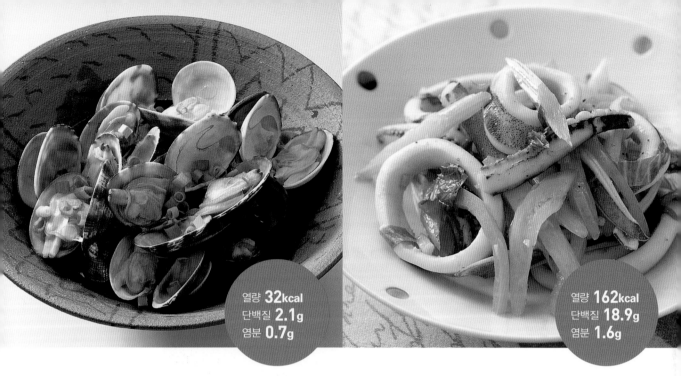

열량 **32kcal**
단백질 **2.1g**
염분 **0.7g**

열량 **162kcal**
단백질 **18.9g**
염분 **1.6g**

하나씩 천천히 먹어 과식을 막는
바지락 포도주찜*

오징어의 풍부한 타우린을
볶음요리로 섭취하는
오징어 셀러리 레몬볶음

재료(2인분)

바지락(껍데기째) 150g, 백포도주 $\frac{1}{4}$컵, 쪽파 2~3줄기, 레몬즙 $\frac{1}{2}$개 분량

이렇게 만드세요

❶ 바지락은 해감을 빼고 껍데기끼리 비벼 깨끗이 씻은 후 물기를 뺀다.

❷ ❶을 내열 용기에 담아 백포도주를 뿌린 후 김이 오른 찜통에 넣어 강한 불에서 3~5분간 찐다.

❸ 그릇에 담고 쪽파 송송 썬 것을 뿌린다. 먹기 전에 레몬즙을 뿌린다.

＊ 주요리로 먹기에는 단백질과 열량이 부족하므로 달걀이나 두부같이 단백질이 풍부한 식품으로 만든 반찬을 한 가지 더 올린다.

재료(2인분)

오징어 200g, 셀러리·노란 피망 50g씩, 다진 마늘 1톨 분량, 올리브유 1큰술, A(레몬즙 1큰술, 저염 간장 1작은술, 소금 아주 조금, 후추 조금)

이렇게 만드세요

❶ 오징어는 다리와 내장을 제거하고 깨끗이 씻는다. 몸통은 5mm 폭으로 둥글게 썰고 다리는 끝 부분을 잘라내고 먹기 좋은 길이로 썬다.

❷ 셀러리는 겉의 질긴 섬유질을 벗겨내고 3mm 폭으로 어슷하게 썬다. 피망은 가로로 3mm 폭으로 썬다.

❸ 팬에 다진 마늘과 올리브유를 넣고 가열한다. 향이 나기 시작하면 오징어를 넣고 강한 불에서 볶다가 색이 변하면 피망, 셀러리를 차례로 넣어 함께 볶는다. A를 섞어 넣고 재빨리 버무린다.

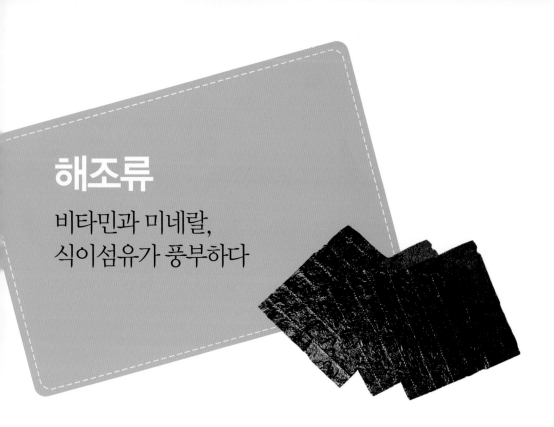

해조류
비타민과 미네랄, 식이섬유가 풍부하다

고혈압 예방을 위해 매일 먹으면 좋다

해조류에는 현대인에게 부족하기 쉬운 칼슘과 철분 등의 미네랄, 비타민, 식이섬유가 풍부하다. 해조류의 점액에는 식이섬유의 하나인 수용성 섬유가 들어 있다. 이 수용성 섬유의 주성분은 후코이단과 알긴산으로 장 속의 콜레스테롤을 흡착하여 변과 함께 배출하는 작용을 한다.

■ 김

김에는 혈압을 낮추는 효과가 있는 칼슘과 칼륨, 마그네슘, 철분 등이 들어 있다. 김에 함유된 펩티드는 앤지오텐신전환효소의 기능을 억제하여 혈압의 상승을 막는다. 김은 베타카로틴 함량도 매우 높아 당근의 약 5배나 된다.

■ 톳

톳 100g에는 칼륨이 4400mg, 칼슘이 1400mg, 철분이 55mg나 들어 있어 바다에 있는 '미네랄의 보고'로 불린다. 또 톳에는 베타카로틴과 비타민B₂, 식이섬유도 풍부하다.

■ 다시마

다시마의 칼륨 함량은 100g당 6100mg으로 식품 중에서 최고 수준이다. 다시마에는 아미노산의 일종인 라미닌(laminin)도 많은데 이 성분은 혈압을 낮추는 작용을 한다. 또 식이섬유인 알긴산이 나트륨의 배설을 촉진하기 때문에 라미닌과 더불어 고혈압 예방에 상승 효과를 낸다.

●● **해조류의 영양 성분을 효과적으로 섭취하는 방법**

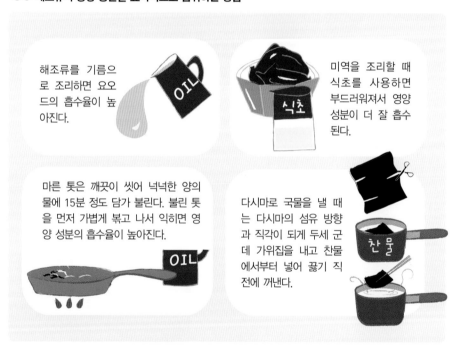

해조류를 기름으로 조리하면 요오드의 흡수율이 높아진다.

미역을 조리할 때 식초를 사용하면 부드러워져서 영양 성분이 더 잘 흡수된다.

마른 톳은 깨끗이 씻어 넉넉한 양의 물에 15분 정도 담가 불린다. 불린 톳을 먼저 가볍게 볶고 나서 익히면 영양 성분의 흡수율이 높아진다.

다시마로 국물을 낼 때는 다시마의 섬유 방향과 직각이 되게 두세 군데 가위집을 내고 찬물에서부터 넣어 끓기 직전에 꺼낸다.

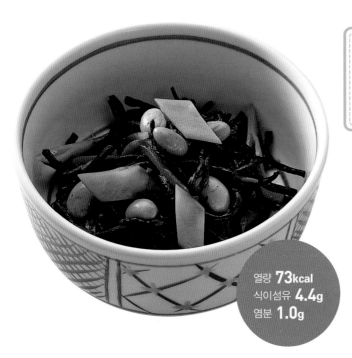

미네랄과 식이섬유가 풍부한
톳 대두조림

재료(2인분)

대두 삶은 것 40g, 마른 톳 12g, 당근 20g, 꼬투리완두콩 10g, 참기름 $\frac{1}{2}$큰술, 맛국물 $\frac{1}{2}$컵, 간장 $\frac{1}{2}$큰술

이렇게 만드세요

❶ 톳은 넉넉한 양의 물에 담가 불리고 긴 것은 먹기 좋은 길이로 썬다.

❷ 당근은 껍질을 벗기고 3cm 길이로 채 썬다. 꼬투리완두콩은 데친 후 어슷하게 썬다.

❸ 달군 냄비에 참기름을 두르고 당근을 넣어 볶는다. 당근에 기름이 돌면 톳과 삶은 대두를 넣어 함께 볶다가 맛국물을 넣는다.

❹ ❸이 끓으면 간장을 넣고 국물이 없어질 때까지 조린다. 마지막에 ❷의 꼬투리완두콩을 위에 올린다.

열량 **73kcal**
식이섬유 **4.4g**
염분 **1.0g**

식이섬유가 풍부한
세 가지 식품으로 만든
우엉 다시마말이

재료(2인분)

다시마 10g, 우엉 20g, 박고지* 2g, A(조미술·간장 $\frac{2}{3}$작은술씩)

이렇게 만드세요

❶ 다시마와 박고지는 각각 물에 담가 불린다.

❷ 우엉은 다시마의 폭에 맞춰 막대 모양으로 썰어 물에 잠시 담갔다가 물기를 뺀다.

❸ 다시마를 펼쳐 우엉을 올리고 돌돌 말아 박고지로 묶는다. 냄비에 넣고 ❶의 다시마 불린 물을 재료가 잠길 만큼 붓는다. A로 간을 하고 약한 불에서 국물이 없어질 때까지 조린다.

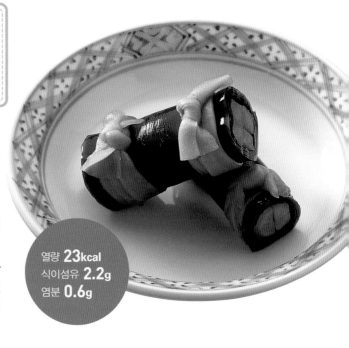

열량 **23kcal**
식이섬유 **2.2g**
염분 **0.6g**

* 여물지 않은 박의 과육을 긴 끈처럼 오려서 말린 것

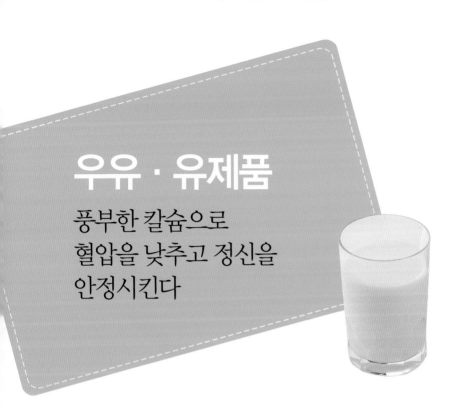

우유 · 유제품

풍부한 칼슘으로 혈압을 낮추고 정신을 안정시킨다

우유와 우유로 만드는 치즈, 요구르트, 버터 같은 유제품에는 질 좋은 단백질과 비타민, 미네랄이 풍부하고, 특히 칼슘은 체내 흡수율이 높다. 우유 · 유제품은 조리하지 않고 그대로 먹거나 마실 수 있어 간편하게 영양을 섭취할 수 있다.

우유

우유는 완전 영양 식품으로 불릴 만큼 양질의 단백질과 지방, 비타민, 미네랄이 골고루 들어 있다. 특히 칼슘 함량이 높아 100g당 110mg이나 된다. 칼슘은 뼈를 튼튼하게 할 뿐만 아니라 혈압을 낮추고 짜증이나 불안, 흥분을 가라앉혀 정신을 안정시키는 작용도 한다.

치즈

치즈는 종류에 따라 영양에 차이가 있지만 공통적으로 양질의 단백질과 칼슘, 비타민A · B$_2$가 풍부하다. 코티지치즈와 리코타치즈는 열량이 낮고 크림치즈와 코티지치즈는 염분이 적다.

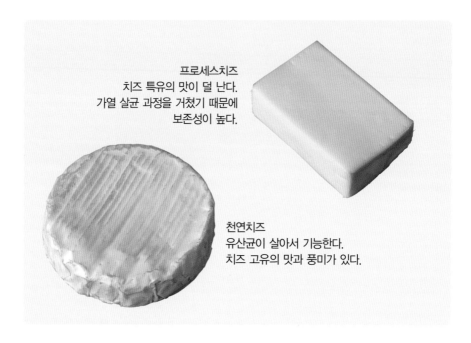

프로세스치즈
치즈 특유의 맛이 덜 난다.
가열 살균 과정을 거쳤기 때문에
보존성이 높다.

천연치즈
유산균이 살아서 기능한다.
치즈 고유의 맛과 풍미가 있다.

요구르트

요구르트에 들어 있는 유산균은 장내 비피더스균 등의 유익균(소화 흡수를 도와 질병에 대한 저항력을 키운다)을 늘리고 몸에 해를 끼치는 유해균의 증식을 억제한다. 또 요구르트는 혈압의 상승을 억제하는 작용도 한다.

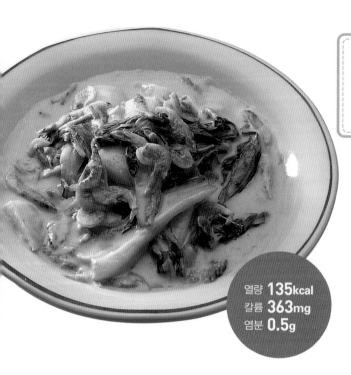

마른새우의 짭조름함에
우유의 풍미를 더한
청경채 마른새우 크림조림

재료(2인분)

청경채 160g, 마른새우 20g, 식용유 2작은술, 청주 $\frac{1}{2}$큰술, 우유 $\frac{3}{4}$컵 조금 덜 되게, 후추 조금, 녹말물(녹말가루 $\frac{1}{2}$큰술, 물 1큰술)

이렇게 만드세요

❶ 청경채의 잎은 큼직하게 썰고 줄기는 2~3등분 한다.

❷ 달군 냄비에 식용유를 두르고 ❶의 청경채 줄기와 마른새우를 볶다가 청주를 넣고 가볍게 찌듯이 익힌다.

❸ 우유와 청경채 잎을 넣고 한소끔 끓인 후 후추를 뿌리고 녹말물을 넣어 걸쭉하게 만든다.

열량 **135kcal**
칼륨 **363mg**
염분 **0.5g**

우유로 마무리한 저염 미소된장국
우유 미소된장국

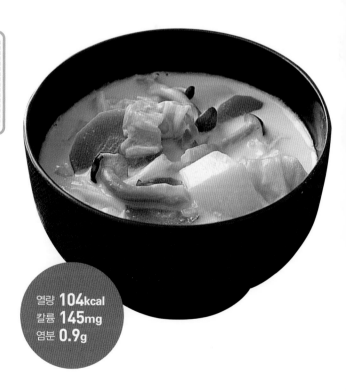

재료(2인분)

순무 100g, 양배추 · 만가닥버섯 50g씩, 당근 30g, 맛국물 1컵, 미소된장 2작은술, 우유 $\frac{3}{4}$컵

이렇게 만드세요

❶ 순무는 적당한 두께로 길이 방향으로 썰고, 양배추는 큼직하게 썬다. 당근은 둥글고 얇게 썬다. 만가닥버섯은 송이를 작게 나눈다.

❷ 맛국물에 먼저 순무와 당근을 넣어 익힌 후 양배추와 만가닥버섯을 넣는다. 끓으면 미소된장을 풀어 넣고 우유를 부어 끓기 직전에 불을 끈다.

열량 **104kcal**
칼륨 **145mg**
염분 **0.9g**

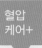 **적당량의 향신료는 혈압에 큰 영향을 주지 않는다**

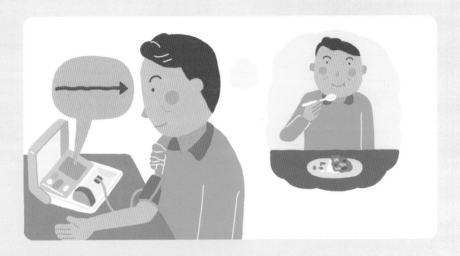

저염식은 아무래도 맛이 밋밋할 때가 많다. 이럴 때 고춧가루나 고추냉이, 겨자, 후추 같은 향신료를 적당히 사용하면 독특한 향이 단조로운 맛에 변화를 주어 음식의 풍미가 깊어진다. 이처럼 향신료는 저염식을 부담 없이 즐기게 하는 고마운 역할을 하지만 그 자극적인 맛이 소금과 마찬가지로 혈압에 영향을 주지 않을까 걱정하는 분도 있다. 그래서 이에 관한 실험 결과를 소개하고자 한다.

일본 도호대학의 아베 타쓰오(阿部達男) 명예교수는 쥐를 이용하여 다음과 같은 실험을 했다. 흰쥐를 두 그룹으로 나누어 위에 튜브를 삽입하고 매일 6가지 향신료(겨자, 고추냉이, 고추, 카레가루, 후추, 생강)를 직접 투여했다. 한 그룹에는 체중 100g당 향신료 0.001g(인간이 보통 먹는 양에 해당)을 투여하고, 나머지 한 그룹에는 0.1g(인간이 보통 먹는 양의 100배에 해당)을 투여하여 한 달 후에 위, 장, 간의 조직에 어떤 영향이 나타났는지 조사했다.

실험 결과 다량의 겨자는 위, 장, 간의 조직에 유해하고, 다량의 고추는 다소 유해한 것으로 나타났다. 그러나 겨자와 고추 모두 인간이 보통 먹는 양 정도라면 무해한 것으로 확인되었다. 한편 고추냉이나 후추, 생강은 다량으로 투여해도 특별한 영향은 없었다. 이 같은 결과로 미루어 향신료를 지나치게 많이 사용하지만 않는다면 내장에 큰 문제가 없다고 할 수 있다.

그렇다면 우리가 궁금한 향신료와 혈압의 관계는 어떠할까? 아베 교수는 고혈압 환자의 허락을 얻어 2주간 매일 점심식사로 카레를 먹게 했다. 이 실험에서도 혈압이나 신장에 향신료가 유의한 영향을 미친다는 결과는 나타나지 않았다. 앞의 실험 결과와 마찬가지로 우리가 보통 먹는 정도의 양이라면 자극이 좀 강한 향신료라도 혈압을 올리거나 신장에 악영향을 미치는 일은 없을 것이다.

향신료를 쓰면서도 내심 불안했다면 지금부터는 안심하고 저염식에 적절하게 활용하도록 하자. 향신료는 부족한 짠맛을 채우고, 싱겁고 밋밋한 맛에 맛깔스러움을 더하며, 위액의 분비를 촉진하여 식욕도 돋운다.

일러두기

- 레시피에는 요리 1인분의 영양가(열량, 단백질 · 칼륨 등의 함유량)를 표시했다.
- 염분량은 조미료나 가공식품에 함유된 식염상당량*이며, 식품 자체에 함유된 나트륨의 양은 포함하지 않았다.
- 재료의 무게는 껍데기나 뼈, 씨를 제외한 실제 먹을 수 있는 양으로 표시했다.
- 1컵은 200㎖, 1큰술은 15㎖, 1작은술은 5㎖이다.
- '소금 조금'은 0.3~0.5g, '소금 아주 조금'은 0.2g 이하다.
- 조리 과정에서 나오는 전자레인지의 가열 시간은 500W를 기준으로 한다.

* 나트륨 함량에 2.54를 곱한 수치

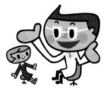

먹는 것만 바꿔도 혈압이 낮아진다 4

혈압을 낮추는
저염식단

〔 염분의 과다섭취를 막기 위한 조미료 계량법 〕

저염식을 할 때는 식재료나 조미료를 정확하게 재서 사용해야 충분한 효과를 얻을 수 있다. 계량스푼에는 작은술(5㎖)과 큰술(15㎖)이 있다. 소금 1작은술은 5g이다. '고혈압 개선을 위한 하루 염분 섭취량(6g)'을 소금으로 환산하면 1작은술 조금 더 되는 양이다.

적은 양은 계량스푼으로 잰다

된장 등을 잴 때는 틈이 생기지 않도록 계량스푼에 잘 눌러 담고 평평하게 깎아서 잰다.

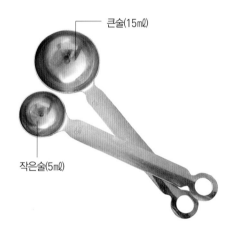

큰술(15㎖)

작은술(5㎖)

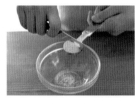

가루를 잴 때는 가볍게 퍼 담고 위를 평평하게 깎아서 잰다.

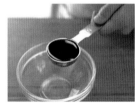

액체를 잴 때는 액체가 계량스푼 가장자리로 약간 올라오도록 담는다.

아주 적은 양은 손으로 잰다

소금 $\frac{1}{5}$ 작은술은 1g이다. 그 이하의 분량은 손으로 잰다. 소금 0.5g은 엄지와 검지, 중지 끝으로 가볍게 잡은 양이다. 소금 0.3g은 엄지와 검지로 가볍게 잡은 양이다.

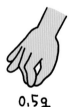

0.5g   0.3g

맛국물이나 물 같은 액체는 계량컵을 이용해서 잰다

계량컵의 용량은 200㎖, 250㎖, 500㎖ 등이 있으나 200㎖짜리가 많이 쓰인다. 계량컵은 산성이나 알칼리성에 강한 내열유리나 스테인리스로 만든 것이 좋다.

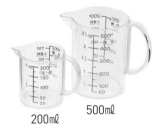

200㎖   500㎖

맛은 지키고 염분만 줄인

저염 반찬

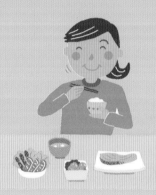

염분을 줄이는 몇 가지 요령을 이용하여
식탁에 자주 오르는 반찬을 '저염 반찬'으로 바꾸는
레시피와 활용법을 소개한다.

저염 쇠고기 감자조림

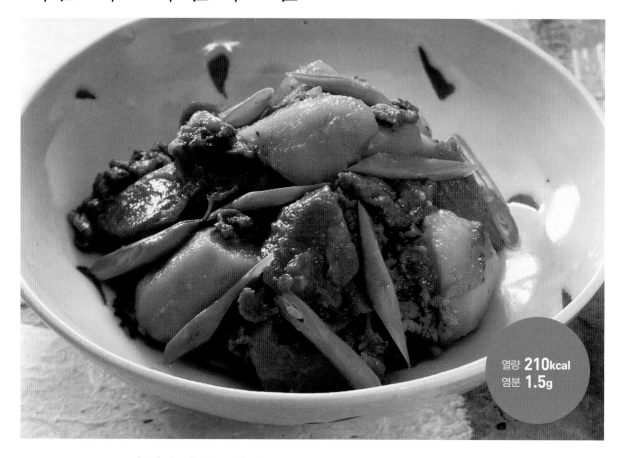

열량 **210kcal**
염분 **1.5g**

'저염' 쇠고기 감자조림 만들기

❶ 감자와 당근은 돌려가며 작은 세모꼴로 썰고 감자는 물에 헹군다. 양파는 길이 방향으로 썬다. 꼬투리강낭콩은 질긴 섬유질을 제거하고 끓는 물에 데친 후 어슷하게 썬다.

❷ 쇠고기는 한 입 크기로 썬다.

❸ 달군 냄비에 기름을 두르고 ❷의 쇠고기를 넣어 강한 불에서 볶는다. 고기의 색이 변하면 ❶의 감자, 당근, 양파를 넣어 함께 볶는다.

❹ ❸에 맛국물을 넣고 강한 불에서 끓인다. 불을 약하게 줄이고 위에 뜨는 거품을 걷어낸 후 설탕을 넣는다. 누름뚜껑을 덮어 감자에 단맛이 배도록 약한 중간 불에서 3~4분간 더 익힌다.

❺ ❹에 조미술과 간장, 다진 생강과 마늘을 넣고 약한 중간 불에서 국물이 없어질 때까지 조린다.

❻ ❺를 그릇에 담고 ❶의 꼬투리강낭콩을 위에 올린다.

일반 조리재료		저염 조리재료	
열량 **210kcal**		열량 **210kcal**	
염분 **2.0g** →		염분 **1.5g**	

재료(1인분) 비교

쇠고기 뒷다릿살(살코기)	40g	쇠고기 뒷다릿살(살코기)	40g
감자	$\frac{3}{4}$개(75g)	감자	$\frac{3}{4}$개(75g)
양파	25g	양파	25g
당근	20g	당근	20g
꼬투리강낭콩	2개	꼬투리강낭콩	2개
맛국물	적당량	다진 생강	조금
설탕	1작은술	다진 마늘	조금
간장	2작은술	맛국물	$\frac{3}{4}$컵
조미술	$\frac{1}{2}$큰술	설탕	1작은술
식물성 기름	$\frac{1}{2}$작은술	간장	$\frac{1}{2}$큰술
		조미술	1작은술
		식물성 기름	$\frac{1}{2}$작은술

'쇠고기 감자조림'의 염분을 줄이는 요령

1. 저염 맛간장을 이용하고 조미술의 양을 줄인다

쇠고기 감자조림의 염분을 줄이려면 간장뿐만 아니라 조미술의 양도 함께 줄여야 한다. 단맛이 강하면 아무래도 짠맛을 더 원하게 되기 때문이다. '일반' 쇠고기 감자조림에서 사용하는 간장 대신 집에서 만든 저염 맛간장(217, 219쪽 참조)이나 시판 맛간장 중에서 염도가 낮은 것을 골라 간장과 같은 양을 사용해도 된다. 집에서 만든 저염 맛간장을 사용하면 염분량을 1.5g에서 0.9g까지 줄일 수 있다.

2. 향신 채소를 이용한다

생강이나 마늘을 조금 넣으면 풍미가 살아나서 싱거워도 맛이 난다.

3. 칼륨이 풍부한 감자와 함께 먹는다

감자에 풍부한 칼륨이 나트륨의 배출을 촉진하므로 감자와 함께 먹으면 염분 흡수를 줄일 수 있다(166~168쪽 참조).

4. 다양한 방법으로 밋밋한 맛에 변화를 준다

- 조림 국물이 줄어들면 카레 가루를 조금 뿌려서 마무리한다.
- 마지막에 검은 후추나 칠미 가루, 고춧가루, 깨 간 것(작은술에 15kcal)을 조금 뿌린다.
- 꼬투리강낭콩 대신 다진 실파를 올린다.

5. 주재료를 바꾼다

쇠고기 뒷다릿살을 다른 부위나 육류로 바꾼다. 아래에 표시한 양을 사용하면 열량은 그대로다. 삼겹살같이 비계가 많은 부위는 열량이 높아 사용량을 줄여야 하지만 대신 지방이 내는 깊고 진한 맛 때문에 싱거워도 맛이 난다.

돼지고기 뒷다릿살(살코기) 50g	돼지고기 삼겹살 20g
쇠고기 양지 15g	

저염 돼지고기 생강구이

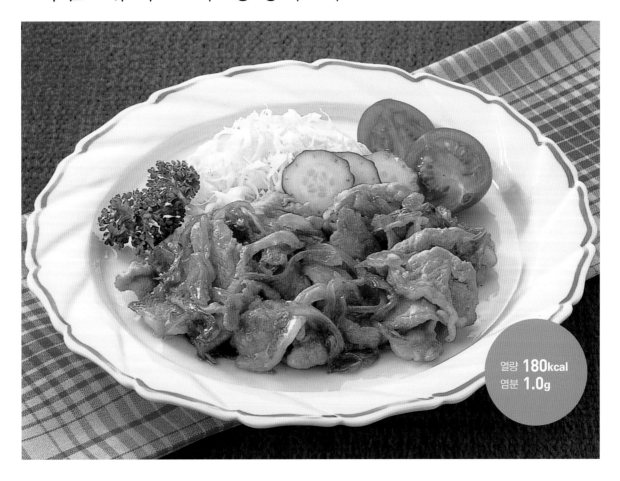

열량 **180kcal**
염분 **1.0g**

'저염' 돼지고기 생강구이 만들기

❶ 양파는 얇게 썬다.

❷ 돼지고기는 길이를 반으로 썬다.

❸ 볼에 A를 넣고 고루 섞어 양념장을 만든 후 ❶과 ❷를 넣어 10분간 재운다.

❹ 곁들여 내는 채소 중에서 양배추는 채 썰고 방울토마토는 반으로 가른다.

❺ 달군 팬에 기름을 두르고 ❸을 넣어 강한 불에서 볶는다. 마지막에 남은 양념장을 넣어 버무린다.

❻ 그릇에 ❺를 담고 ❹와 오이, 파슬리를 곁들여 낸다.

일반 조리재료	저염 조리재료
열량 **170kcal**	열량 **180kcal**
염분 **1.9g** →	염분 **1.0g**

재료(1인분) 비교

돼지고기 뒷다릿살	60g	돼지고기 뒷다릿살	60g
(살코기를 얇게 썬 것)		(살코기를 얇게 썬 것)	
양파	30g	양파	30g
A ┌ 간장	2작은술	A ┌ 간장	1작은술
├ 청주	$\frac{3}{4}$작은술	├ 청주	1작은술
├ 설탕	$\frac{3}{4}$작은술	├ 설탕	$\frac{1}{2}$큰술
└ 생강즙	$\frac{3}{4}$작은술	└ 다진 생강	$\frac{1}{2}$작은술
식물성 기름	1작은술	식물성 기름	1작은술

곁들여 내는 채소

양배추	$\frac{1}{2}$장(30g)	양배추	$\frac{1}{2}$장(30g)
방울토마토	1개	방울토마토	1개
오이(얇게 썬 것)	3장	오이(얇게 썬 것)	3장
파슬리	조금	파슬리	조금

'돼지고기 생강구이'의 염분을 줄이는 요령

1. 가정에서 만든 저염 맛간장을 사용한다

돼지고기 생강구이는 밥과 먹으면 든든하고 만들기도 어렵지 않다. 보통은 생강의 맛과 향을 살려 조금 달면서도 짭짤하게 만들지만 저염 레시피에서는 간장의 양을 반으로 줄여 담백하게 만든다. 간장 대신 가정에서 만든 저염 맛간장(217, 219쪽 참조)이나 시판 맛간장 중에서 염도가 낮은 것을 골라 사용해도 된다.

2. 청주와 설탕의 양을 늘린다

간장의 양을 줄이는 대신 청주의 풍미와 설탕의 단맛으로 싱거운 맛을 보완한다.

3. 양념장에는 생강즙 대신 다진 생강을 넣는다

돼지고기를 재우는 양념장에는 보통 생강즙을 넣지만 저염 레시피에서는 생강의 맛과 향이 더 강해지도록 다진 생강을 넣는다.

4. 노릇하게 바싹 구워서 간장의 고소한 풍미를 강조한다

강한 불에서 노릇하게 구우면 먹음직스럽고 간장이 내는 고소한 풍미가 배가 된다.

5. 다양한 방법으로 밋밋한 맛에 변화를 준다

- 돼지고기를 밑간할 때나 곁들여 내는 채소에 후추를 뿌린다.
- 먹을 때 레몬이나 유자 등의 즙을 뿌리면 기름진 맛이 줄어든다.
- 양념장에 흑초나 발사믹식초를 $\frac{1}{2}$~1작은술 정도 넣는다. 흑초나 발사믹식초는 일반 식초보다 신맛이 부드러운 데다 양념장에 섞어도 색이 연해지지 않아 좋다. 양념장(재료의 A)에서 간장 1작은술의 절반을 흑초나 발사믹식초로 바꾸면 염분량은 1.0g에서 0.5g으로 줄어든다.
- 곁들여 내는 채소는 돼지고기에서 나오는 짭짤한 양념 국물과 함께 먹을 수 있는 양상추나 삶은 아스파라거스, 브로콜리 등으로 바꾸어도 된다.

6. 주재료를 바꾼다

돼지고기 뒷다릿살을 다른 부위나 육류로 바꾼다. 아래의 표시한 양을 사용하면 열량은 그대로다.

돼지고기 등심살 40g   닭고기 다릿살(껍질 포함) 45g

닭고기 가슴살(껍질 포함) 45g

저염 방어 간장구이

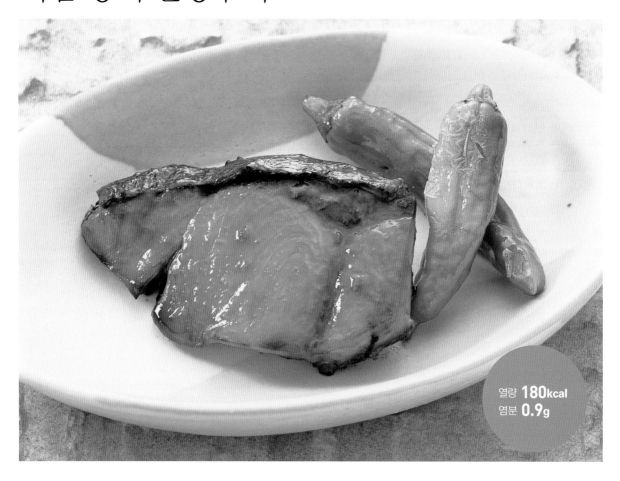

열량 **180kcal**
염분 **0.9g**

'저염' 방어 간장구이 만들기

❶ 방어는 바닥이 평평한 그릇에 담아 A에 버무려 30분 정도 둔다. 방어를 절인 양념장
　은 따로 받아두고 방어의 물기를 닦는다.

❷ 꽈리고추는 이쑤시개로 몇 군데 구멍을 낸다.

❸ 달군 팬에 기름을 두르고 방어를 넣어 중간 불에서 앞뒤로 굽는다. 노릇해지면 뚜껑을
　덮고 약한 불에서 찌듯이 익힌다.

❹ ❸에 ❶의 양념장을 붓고 팬을 흔들어서 방어에 고루 버무린 후 불을 끄고 그릇에
　담는다.

❺ ❹의 팬에 ❷의 꽈리고추를 넣고 재빨리 구운 후 ❹에 곁들인다.

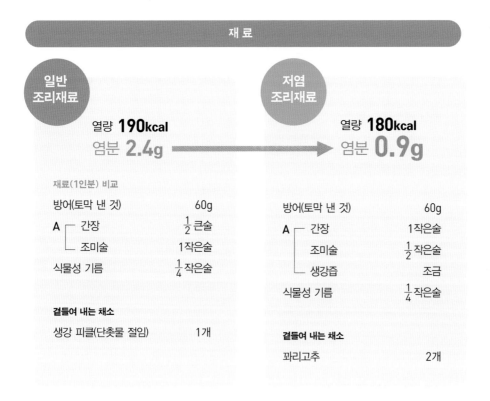

재료

일반 조리재료

열량 **190kcal**

염분 **2.4g**

재료(1인분) 비교

방어(토막 낸 것)		60g
A ┌ 간장		$\frac{1}{2}$ 큰술
└ 조미술		1작은술
식물성 기름		$\frac{1}{4}$ 작은술

곁들여 내는 채소

생강 피클(단촛물 절임)	1개

저염 조리재료

열량 **180kcal**

염분 **0.9g**

방어(토막 낸 것)	60g
A ┌ 간장	1작은술
├ 조미술	$\frac{1}{2}$ 작은술
└ 생강즙	조금
식물성 기름	$\frac{1}{4}$ 작은술

곁들여 내는 채소

꽈리고추	2개

'방어 간장구이'의 염분을 줄이는 요령

1. 신선한 생선을 고른다

생선은 선도가 좋으면 감칠맛이 강하기 때문에 간이 약하거나 양념이 좀 부족해도 맛이 있다.

2. 간장과 조미술의 양을 줄인다

생선이나 고기의 간장구이에 사용하는 양념장은 주로 간장과 조미술로 만들고 기호에 따라 설탕을 조금 넣기도 한다. 달고 짭짤해서 식욕을 돋우지만 간장이 많이 들어가기 때문에 염분량은 2.4g이나 된다. 저염 레시피에서는 '일반' 방어 간장구이에 사용하는 간장 대신 집에서 만든 저염 맛간장(217, 219쪽 참조)이나 시판 맛간장 중에서 염도가 낮은 것을 골라 간장과 같은 양을 사용해도 된다. 집에서 만든 저염 맛간장을 사용하면 염분량을 0.9g에서 0.5g까지 줄일 수 있다. 또 단맛이 강하면 짠맛을 원하게 되므로 양념장에 들어가는 조미술의 양도 줄인다.

2. 향신 채소를 이용한다

방어를 재우는 양념장에 생강을 넣으면 비린내가 가시고 풍미도 강해져 싱거운 맛을 보완할 수 있다.

3. 방어를 노릇하게 바싹 굽는다

노릇하게 바싹 구워내면 먹음직스럽고 맛도 고소해진다.

4. 곁들여 내는 채소를 꽈리고추로 바꾼다

방어 간장구이에는 흔히 단촛물에 절인 생강 피클(1개의 염분량 0.7g)을 곁들여 내지만 저염 레시피에서는 염분이 많은 생강 피클 대신 꽈리고추를 사용한다. 꽈리고추는 방어를 구운 팬에 굽기 때문에 따로 양념을 하지 않아도 된다.

5. 다양한 방법으로 밋밋한 맛에 변화를 준다

- 먹기 직전에 레몬이나 유자 등의 즙을 뿌린다.
- 마지막에 칠미 가루나 고춧가루를 뿌려 매콤한 맛을 낸다.
- 방어에 볶은 깨($\frac{1}{2}$작은술에 10kcal)를 묻혀서 구우면 더 고소하다.
- 꽈리고추 대신 향이 강한 푸른차조기나 양하를 채 썰어 곁들인다.

6. 주재료를 바꾼다

방어를 다른 종류의 생선이나 육류로 바꾼다. 아래에 표시한 양을 사용하면 열량은 그대로다.

삼치 80g 황새치 100g

닭고기 다릿살(껍질 포함) 80g

순하고 담백한
하루 세끼 저염식단

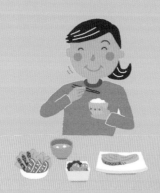

혈압은 식생활의 영향을 크게 받는다.

혈압을 낮추려면 매끼 식사에서

염분은 적게, 영양은 고루, 열량은 적당량 섭취해야 한다.

'고혈압 치료를 위한 하루 염분 섭취량(6g)'을 지키면서 맛있고 만들기도 간편한

저염 메뉴로 구성한 하루 세끼 식단을 소개한다.

하루 섭취 열량 1600kcal · 염분 6g 식단

고기와 생선, 밥의 양을 줄이고 채소의 양을 크게 늘린다. 새콤하거나 매콤한 맛과 향기를 살려 싱거운 맛을 보완한다.

아침 식사

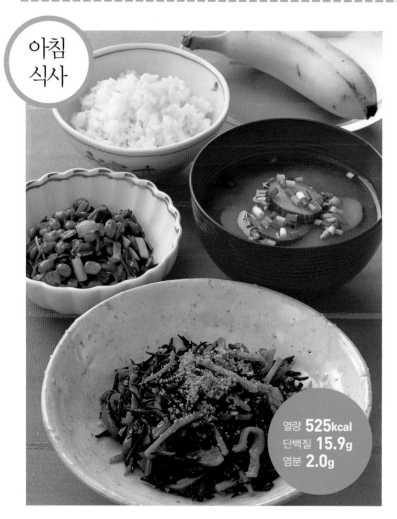

열량 **525kcal**
단백질 **15.9g**
염분 **2.0g**

밥 · 국 · 반찬으로 이루어진 기본 상차림에 항산화 및 혈관 이완 작용을 하는 깨로 만든 음식을 추가한다.

재료(2인분)

부추 생청국장
생청국장 80g, 부추 50g, 간장 $\frac{2}{3}$ 작은술, 연겨자 조금

톳 피망 깨볶음
마른 톳 10g, 피망 100g, 당근 20g, 식용유 1$\frac{1}{2}$작은술, A[시판 국수 장국 (3배 농축) · 청주 2작은술씩], 후추 조금, 깨(간 것) 2작은술

고구마 미소된장국
고구마 120g, 맛국물 1$\frac{1}{2}$ 컵, 미소된장 2작은술 조금 더 되게(14g), 다진 실파 조금

밥 240g

바나나 작은 것 2개(160g)

부추 생청국장

부추는 데친 후 1cm 길이로 썰어 생청국장과 함께 간장에 버무린다. 그릇에 담아 연겨자를 곁들여 낸다.

톳 피망 깨볶음

톳은 물에 불려 물기를 꼭 짜고, 피망과 당근은 가늘게 채 썬다. 재료를 모두 기름에 볶다가 A로 간을 하고 불을 끈 후 후추와 깨를 뿌린다.

고구마 미소된장국

❶ 고구마는 5mm 두께로 썰어 물에 헹군 후 맛국물에 넣어 푹 익힌다.

❷ ❶에 미소된장을 풀어 넣고 그릇에 담아 다진 실파를 뿌린다.

282

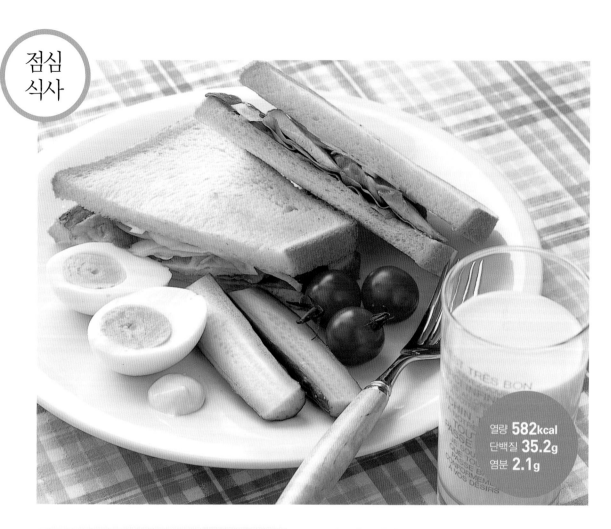

열량 **582**kcal
단백질 **35.2g**
염분 **2.1g**

샌드위치에 생채소를 곁들여 염분 섭취를 줄인다.

재료(2인분)

닭고기 간장구이 샌드위치
닭고기 다릿살(껍질 제거) 120g, **A**(간장·조미술 1
작은술씩, 후추 조금), 식빵(샌드위치용) 4장(144g),
마요네즈 1큰술, 양파 20g, 양상추 4장, 삶은 달걀
(완숙) 2개, 방울토마토 6개(60g), 오이 1개(100g),
마요네즈 1작은술

우유 400㎖

❶ 닭고기는 저며서 펼친 후 달군 팬에 앞뒤로 굽는다.

❷ ❶에 A를 넣어 버무린 후 식으면 얇게 저며 썬다. 양
파는 얇게 썰어 물에 헹군다.

❸ 구운 식빵에 마요네즈를 바르고 양상추, 양파, ❷의
닭고기를 올려 샌드위치를 만든다. 삶은 달걀과 오이
를 먹기 좋은 크기로 썰어 그릇에 담고 방울토마토와
마요네즈, 우유를 곁들여 낸다.

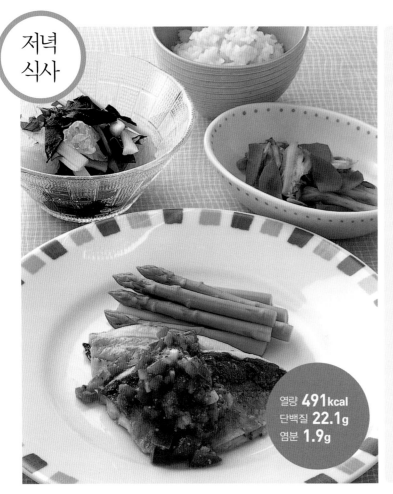

EPA와 타우린이 풍부한 전갱이를 이용한 주 요리에 신맛 나는 채소와 과일을 곁들인다.

재료(2인분)

토마토소스 전갱이 뫼니에르
전갱이 2마리(140g), A(소금 $\frac{1}{4}$ 작은술, 후추 조금), 밀가루 적당량, B(토마토 50g, 다진 양파 2작은술, 홀그레인 머스터드* $\frac{1}{2}$ 작은술, 식초 · 올리브유 1작은술씩, 소금 아주 조금), 식용유 2작은술, 그린아스파라거스 100g, 소금 아주 조금

양배추 당근 카레찜
양배추 100g, 당근 20g, 맛국물 4큰술, 청주 1큰술, 간장 1작은술, 카레 가루 조금

그레이프프루트 미역 초무침
그레이프프루트 · 셀러리 60g씩, 자른 미역 1큰술(4g), C(식초 4작은술, 맛국물 · 설탕 2작은술씩, 소금 아주 조금)

밥 300g

* 겨자씨를 거칠게 부수어 식초와 향신료를 첨가해 만든 머스터드

열량 **491**kcal
단백질 **22.1**g
염분 **1.9**g

토마토소스 전갱이 뫼니에르

❶ 전갱이는 배를 반으로 갈라 가운데 뼈를 발라낸다. A를 앞뒤로 뿌려 10분간 두었다가 물기를 닦아내고 밀가루를 묻힌다.

❷ 토마토는 5mm 크기로 깍둑썰기 하여 B의 다른 재료들과 버무린다.

❸ 아스파라거스는 끓는 물에 소금을 조금 넣고 데친 후 반으로 썰어 그릇에 담는다.

❹ 달군 팬에 기름을 두르고 ❶의 전갱이를 껍질 쪽부터 굽는다. 전갱이에서 기름이 나오면 닦아내면서 앞뒤로 굽는다.

❺ ❹의 전갱이를 그릇에 담고 ❷의 토마토소스를 위에 올린다.

양배추 당근 카레찜

❶ 양배추는 큼직하게 썰고 당근은 껍질을 벗겨 얇게 반달 모양으로 썬다.

❷ ❶을 작은 냄비에 담아 맛국물과 다른 조미료를 함께 넣고 뚜껑을 덮어 중간 불에서 가열한다. 끓으면 불을 약하게 줄이고 원하는 만큼 익힌다.

그레이프프루트 미역 초무침

❶ 그레이프프루트는 얇은 속껍질을 벗기고 과육을 헤쳐놓는다. 과육에서 나온 즙에 C를 섞어 무침장을 만든다.

❷ 셀러리는 겉의 질긴 섬유질을 벗겨내고 4cm 길이로 얇게 썬다. 미역은 물에 담가 불린 후 물기를 짠다.

❸ 그레이프프루트와 ❷를 ❶의 무침장으로 버무린다.

하루 섭취 열량 1700kcal · 염분 6g 식단

세끼 식사를 한식, 양식, 중식으로 바꿔가며 변화를 주었다.
저녁식사에서는 지방 섭취를 줄이기 위해 반찬만 한식으로 마련했다.

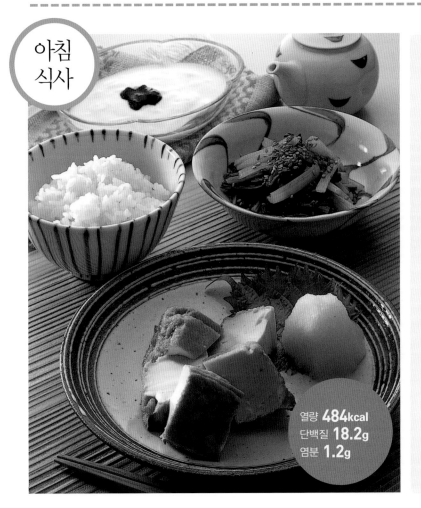

아침
식사

열량 **484kcal**
단백질 **18.2g**
염분 **1.2g**

나물과 구이에 염도가 낮은 맛간장을 사용하여 염분 섭취를 줄인다.

재료(2인분)

튀김두부구이
튀김두부* 160g, 무 100g, 푸른차조기 2장, 맛국물 · 간장 1작은술씩

소송채 나물
소송채 160g, 맛국물 · 간장 각 $\frac{1}{2}$큰술 조금 더 되게, 깨 $\frac{1}{2}$작은술 조금 더 되게

밥 300g

잼 곁들인 요구르트
플레인 요구르트 200㎖, 블루베리잼 2큰술 조금 덜 되게

＊ 두부를 약 2㎝ 두께로 잘라 기름에 튀긴 것

튀김두부구이

❶ 튀김두부는 끓는 물에 살짝 데쳐 기름기를 빼고 물기를 닦는다. 뜨겁게 달군 석쇠에 올려 앞뒤로 바싹 굽는다.

❷ 무는 강판에 갈아 체에 밭쳐 물기를 뺀다.

❸ ❶의 튀김두부를 한 입 크기로 썰어 그릇에 담는다. 그 옆에 푸른차조기를 깔고 위에 ❷의 무를 올린다.

❹ 맛국물과 간장 섞은 것을 무에 부어 적신 후 튀김두부 위에 얹어 함께 먹는다.

소송채 나물

❶ 소송채는 끓는 물에 넣고 색이 선명해질 정도로 데쳐 물기를 짜고 4㎝ 길이로 썬다.

❷ 맛국물과 간장을 섞어 $\frac{1}{3}$ 분량으로 소송채를 버무린 후 가볍게 물기를 짠다. 남은 맛간장으로 다시 버무려 그릇에 담고 깨를 뿌린다.

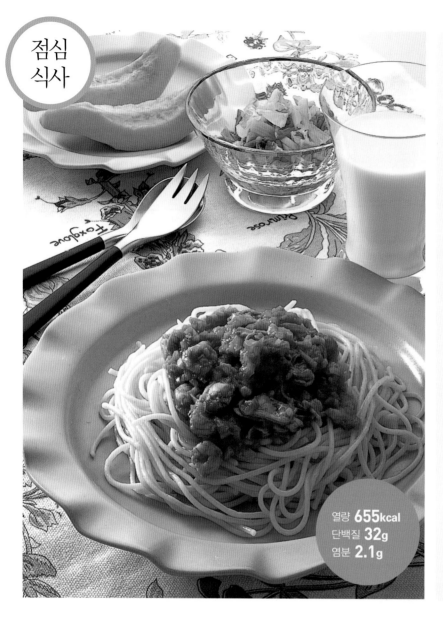

어패류로 만든 스파게티 소스와 기름을 넣지 않은 샐러드드레싱으로 열량을 줄인다.

재료(2인분)

해물 소스 스파게티
스파게티 160g, 버터 2작은술, 해물 소스[모둠 해물(냉동) 180g, 양파 100g, 당근 40g, 다진 마늘 조금, 식용유·백포도주 2작은술씩, 토마토주스(가염) 1컵, 고형 수프 $\frac{1}{2}$개, 후추 조금]

레몬 드레싱 양배추 샐러드
양상추 120g, 레몬즙 1 $\frac{1}{2}$큰술, 소금 조금

우유 400㎖

파파야 160g

열량 **655kcal**
단백질 **32g**
염분 **2.1g**

해물 소스 스파게티

❶ 모둠 해물은 냉장고나 실온에 두어 해동한다.

❷ 양파와 당근은 다진다.

❸ 팬에 식용유를 두르고 마늘을 넣어 가열한다. 향이 나기 시작하면 ❷를 넣어 볶다가 모둠 해물을 넣고 가볍게 볶은 후 백포도주를 넣는다. 토마토주스와 고형 수프, 후추를 넣고 물기가 잦아들 때까지 조린다.

❹ 스파게티는 넉넉한 양의 끓는 물에 삶아 뜨거울 때 버터에 버무린 후 그릇에 담고 ❸의 해물 소스를 붓는다.

레몬 드레싱 양배추 샐러드

양배추는 그대로 데친 후 크게 썰어 소금과 레몬즙으로 버무린다.

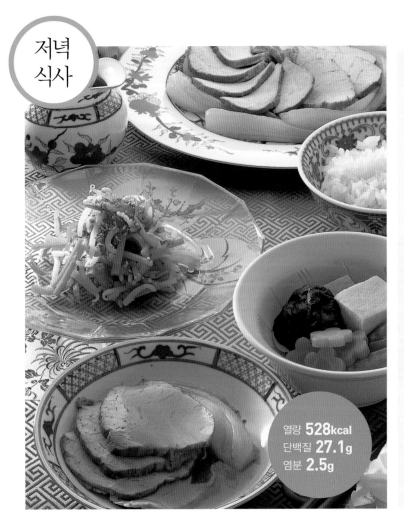

고기에 칼슘과 카로틴이 풍부한 청경채를 곁들이고
채소가 듬뿍 들어간 반찬을 함께 낸다.

재료(2인분)

중국풍 돼지고기찜*

돼지고기 뒷다릿살(덩어리) 160g, 대파 $\frac{1}{2}$대, 생
강 $\frac{1}{4}$톨, 식용유 $\frac{1}{2}$큰술, A(청주 1$\frac{1}{2}$큰술, 간장
2작은술, 설탕 $\frac{1}{4}$작은술, 팔각 조금), 청경채 2
줄기

고야두부 채소조림

고야두부** 1장(14g), 마른 표고버섯 2개, 당근
40g, 맛국물 적당량, B(조미술 2작은술, 간장 1
작은술, 소금 $\frac{1}{5}$작은술), 데친 꼬투리완두콩 6장

삼색 나물

숙주 60g, 당근·피망 20g씩, 파 10g, C(볶은
깨 $\frac{1}{2}$큰술 조금 덜 되게, 간장 1작은술, 식초 2
작은술)

밥 300g

열량 **528kcal**
단백질 **27.1g**
염분 **2.5g**

* 돼지고기찜은 고기를 덩어리째 사용해야 만들기가
쉽다. 고기의 양을 늘리려면 위 분량을 참고로 조미
료의 양도 조절한다. 먹고 남은 것은 국물째 냉장고
에 두면 3~4일간은 보존할 수 있다.

** 두부를 얼렸다가 말린 식품

중국풍 돼지고기찜

❶ 돼지고기는 모양을 잡아 요리용 실로 묶는다.

❷ 대파는 크게 썰고 생강은 으깬다.

❸ 달군 냄비에 기름을 두르고 돼지고기를 넣어 표면을 노
릇하게 굽는다. 여기에 ❷와 A를 넣고 재료가 잠길 만큼
물을 부어 강한 불에서 가열한다. 끓으면 불을 약하게
줄이고 누름뚜껑을 덮어 익힌다.

❹ 조림 국물이 잦아들면 돼지고기를 굴려서 조림 국물에
고루 버무려가며 조린다. 꼬치 등으로 찔러보아 붉은 육
즙이 나오지 않으면 불을 끄고 맛이 배도록 그대로 둔다.

❺ 청경채는 길게 2~4등분하여 끓는 물에 기름을 조금 넣
고 데친 후 체에 밭친다.

❻ 접시에 청경채를 깔고 ❹의 돼지고기를 얇게 썰어 올린

후 조림국물을 붓는다.

고야두부 채소조림

❶ 고야두부와 마른 표고버섯은 각각 물에 불린 후 한 입
크기로 썬다. 당근은 얇게 썰어 꽃 모양으로 다듬는다.

❷ ❶을 냄비에 담고 재료가 잠길 만큼 맛국물과 B를 부어
15~20분간 조린다. 데친 꼬투리완두콩을 마지막에 넣
어 맛이 살짝 배게 한다.

삼색 나물

❶ 숙주는 뿌리를 다듬고, 당근과 피망은 채 썬다.

❷ 끓는 물에 ❶의 당근, 피망, 숙주를 차례대로 넣어 데친
후 식힌다.

❸ 다진 파를 C와 섞어 ❷를 버무린다.

하루 섭취 열량 1800kcal · 염분 6g 식단

아침과 저녁은 담백한 저열량 메뉴로 구성하고, 점심에만 기름진 음식을 먹어 다이어트 효과를 높였다.
조리에 사용하는 소금과 간장을 줄이고 햄과 피클 등 몇 가지 가공식품의 염분을 이용해서 맛을 냈다.

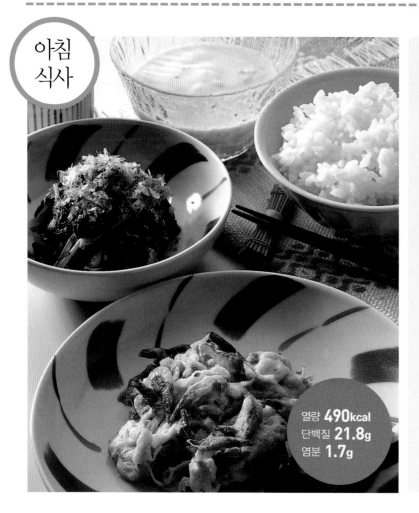

아침
식사

열량 **490kcal**
단백질 **21.8g**
염분 **1.7g**

마른새우의 짭조름함과 감칠맛이 살아
있는 칼륨 풍부한 건강식

재료(2인분)

마른새우 두부 달걀볶음
두부(부침용) 60g, 달걀 2개, 마른새우
10g, 소금 조금, 식용유 2작은술, 미
역(불린 것) 20g, 식초 조금

시금치 나물
시금치 160g, **A**(간장 · 맛국물 2작은
술씩), 가다랑어포 조금

밥 300g

플레인 요구르트 200㎖

마른새우 두부 달걀볶음

❶ 두부는 종이타월에 싸서 내열접시에 담아 전자레인
지에서 30초간 가열하여 물기를 빼고 으깬다.

❷ 볼에 달걀을 풀고 소금을 섞은 후 마른새우와 ❶의
두부를 넣는다.

❸ 달군 팬에 식용유를 두르고 ❷를 부어 크게 저어주면
서 달걀이 반숙 정도로 익을 때까지 볶아 그릇에 담
는다.

❹ 불린 미역은 한 입 크기로 썰어 식초에 버무린 후 ❸
에 곁들인다.

시금치 나물

❶ 시금치는 끓는 물에 데쳐 4cm 길이로 썬다.

❷ A를 섞어 $\frac{1}{3}$ 분량으로 시금치를 버무린 후 가볍게 물
기를 짠다. 남은 분량으로 다시 버무려 그릇에 담고
위에 가다랑어포를 올린다.

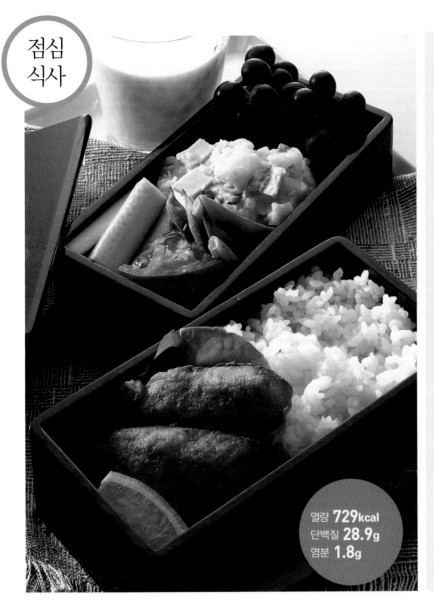

점심
식사

EPA와 DHA가 풍부한 삼치를 기름으로 조리하여 낮의 활동에 필요한 에너지를 공급한다.

재료(2인분)

삼치 카레 뫼니에르
삼치 2토막(140g), 소금 $\frac{1}{5}$ 작은술, 카레 가루 · 밀가루 조금씩, 식용유 2 작은술, 양상추 작은 것 2장

감자 샐러드
감자 1개(100g), 햄 1장(20g), 오이 피클 10g, 마요네즈 1큰술, 후추 조금

모둠 채소
토마토 100g, 오이 $\frac{1}{2}$ 개, 데친 꼬투 리강낭콩 12개, 소금 $\frac{1}{5}$ 작은술

우유 400㎖

밥 300g

포도 2송이(260g)

열량 **729kcal**
단백질 **28.9g**
염분 **1.8g**

삼치 카레 뫼니에르

❶ 삼치는 소금을 뿌려 10분간 두었다가 물기를 닦는다. 반으로 저며 카레 가루와 밀가루를 차례대로 묻힌다.

❷ 달군 팬에 기름을 두르고 ❶을 앞뒤로 노릇하게 굽는다. 도시락에 양상추를 깔고 담는다.

감자 샐러드

❶ 감자는 2~3cm 크기로 깍둑썰기 하여 삶는다. 다 익으면 물을 따라버리고 물기를 날린다.

❷ 햄은 긴 네모꼴로 썰고 오이 피클은 다진다. ❶의 감자와 함께 마요네즈와 후추로 버무린다.

모둠 채소

토마토, 오이, 끓는 물에 데친 꼬투리강낭콩을 먹기 좋은 크기로 썰어 담고 소금을 곁들인다.

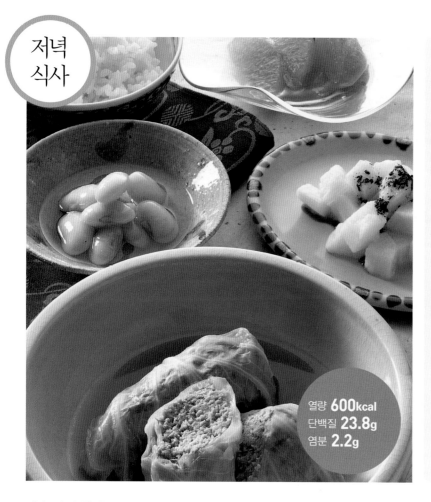

주요리인 돼지고기 양배추말이는 염분을
줄여 담백하게 만들고 초무침을 곁들여
입맛을 돋운다.

재료(2인분)

돼지고기 양배추말이
양배추 큰 것 2장(200g), 양파 40g,
A(돼지고기 뒷다릿살 다짐육 100g, 달
걀 $\frac{1}{2}$개 분량, 빵가루 2큰술, 생강즙
조금), 맛국물 2컵, 청주 2작은술, 소금
조금, 간장 1작은술

마 붉은차조기 초무침
마 160g, 붉은차조기 가루* 1작은술,
식초 2작은술

콩조림
흰 강낭콩(건조) 30g, 설탕 2큰술, 소금
아주 조금

밥 300g

오렌지 1개(200g)

* 매실장아찌를 담글 때 사용한 붉은차조
기를 말려서 가루 낸 것

열량 **600kcal**
단백질 **23.8g**
염분 **2.2g**

돼지고기 양배추말이

❶ 양배추는 심 부분을 도려내고 끓는 물에 잎을 나른하게
데친 후 체에 밭쳐 식힌다.

❷ 양파는 다져서 내열용기에 담아 랩을 씌우지 않고 전
자레인지에서 1분간 가열한 후 식힌다.

❸ 볼에 A를 넣고 끈기가 생길 때까지 잘 치댄다. ❷의 양
파를 넣어 고루 섞은 후 4등분하여 원기둥 모양으로 빚
는다.

❹ ❶의 양배추 잎 한 장을 반으로 잘라 그 위에 ❸의 고기
완자를 올리고 잘 싼다.

❺ 냄비에 ❹를 겹치지 않게 놓고 맛국물을 부어 강한 불
에서 가열한다. 끓으면 중간 불로 줄이고 위에 뜨는 거
품을 걷어낸다. 청주와 소금을 넣고 15~20분간 익힌
후 마지막에 간장으로 간을 한다.

마 붉은차조기 초무침

❶ 마는 껍질을 벗기고 2cm 크기로 깍둑썰기 하여 그릇에
담는다.*

❷ 붉은차조기 가루와 식초를 섞어 ❶에 붓는다.

콩조림

❶ 강낭콩은 부피의 4배 정도 되는 물에 하룻밤 담가 불린다.

❷ ❶을 그대로 냄비에 옮겨 담아 가열한다. 끓으면 불을
약하게 줄이고 푹 익힌다.

❸ 설탕 1큰술을 넣고 10분간 조린 후 소금을 넣고 불을
끈다. 잠시 그대로 두었다가 다시 가열하여 남은 설탕
을 넣고 약한 불에서 5~6분간 조린다.**

* 마는 껍질을 벗겨 비닐 팩에 넣고 방망이로 두들겨 작게 부수어도 된다.

** 콩조림은 만드는 데 시간이 걸리므로 한꺼번에 많이 만들어 밑반찬으
로 먹어도 좋다.

혈압을 낮추는
영양 만점 저녁식사 &
다음 날 점심 도시락

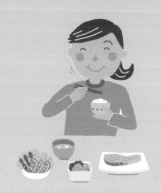

점심식사는 하루 세끼 중 유독 외식이 잦다.
염분이 많고 열량은 높으면서 채소는 부족한 외식 메뉴 대신
손수 만든 도시락으로 혈압을 낮추고 건강을 챙기자.
다음 날 먹을 도시락 메뉴를 염두에 두고 저녁 식단을 짜면
재료를 낭비하지 않고 조리 시간도 줄일 수 있다.

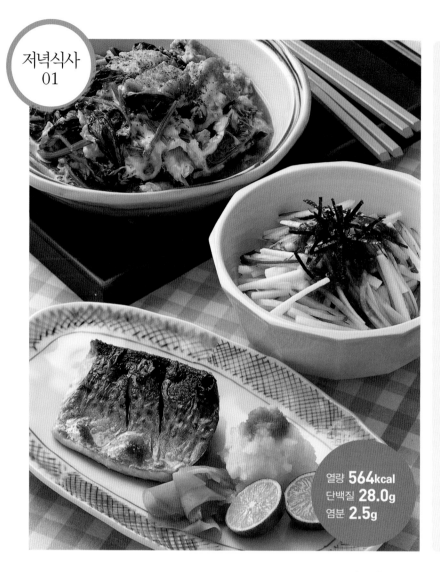

EPA가 풍부한 고등어, 칼륨이 많은 마와 시금치를 저녁과 그다음 날 도시락 반찬으로 먹는다.

재료(2인분)

고등어 소금구이

고등어 2토막(140g), 소금 $\frac{1}{4}$작은술, 청주 $\frac{1}{2}$큰술, 무 100g, 생강 초절임(시판 제품) 10g, 간장 아주 조금, 영귤 2개

시금치 유부 달걀찜

시금치 120g, 유부 20g, 맛국물 $\frac{1}{4}$컵, 간장·청주·조미술 1작은술씩, 달걀 1개, 칠미 가루 조금

마 샐러드

마 100g, 오이·무 50g씩, A(매실육·저염 간장·맛국물·식용유·식초 $\frac{2}{3}$작은술씩), 김 적당량

밥 300g

열량 **564kcal**
단백질 **28.0g**
염분 **2.5g**

고등어 소금구이

❶ 고등어는 앞뒤로 소금을 뿌려 잠시 둔다. 청주를 뿌린 후 달군 석쇠에 올려 바싹 굽는다.

❷ 구운 고등어를 그릇에 담고 강판에 간 무와 생강 초절임, 반으로 자른 영귤을 곁들인다.

❸ 먹기 직전에 무에 간장과 영귤즙을 뿌려 고등어와 함께 먹는다.

시금치 유부 달걀찜

❶ 시금치는 4cm 길이로 썰어 끓는 물에 데친 후 찬물에 헹궈 식힌다. 유부는 체에 밭쳐 뜨거운 물을 끼얹어

기름기를 빼고 긴 네모꼴로 썬다.

❷ 냄비에 맛국물과 유부를 넣고 한소끔 끓인 후 간장, 청주, 조미술를 넣는다. 끓으면 시금치를 넣고, 다시 끓어오르면 달걀 푼 물을 흘려 넣는다. 뚜껑을 덮어 반숙 정도로 익힌 후 그릇에 담고 칠미 가루를 뿌린다.

마 샐러드

❶ 마, 오이, 무를 채 썰어 그릇에 담는다.

❷ A의 재료를 고루 섞어 ❶에 붓고 가늘게 썬 김을 올린다.

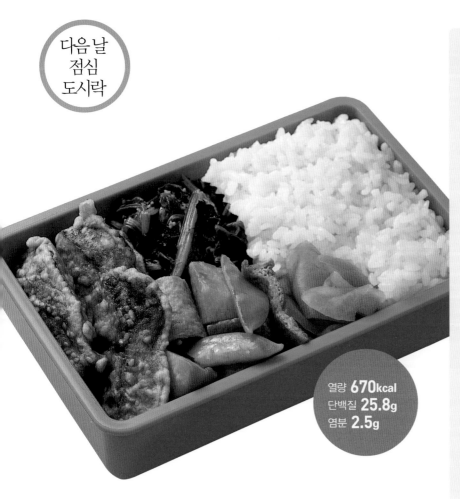

다음날 점심 도시락

재료(1인분)

고등어 겨자튀김

고등어 1토막(70g), A(간장 $\frac{2}{3}$ 작은술, 연겨자 $\frac{1}{2}$ 작은술), 튀김옷(밀가루 1큰술, 녹말가루·깨 $\frac{1}{2}$ 큰술씩, 물 $1\frac{1}{2}$ 큰술), 튀김용 기름 적당량

마 유부조림

유부 10g, 마 50g, 꼬투리완두콩 3장, 식용유 $\frac{1}{2}$ 작은술, B(맛국물 $\frac{1}{4}$ 컵, 간장·청주·설탕 $\frac{2}{3}$ 작은술씩)

시금치 고추냉이무침

시금치 60g, C(간장 $\frac{1}{2}$ 작은술, 고추냉이·구운 김 조금씩)

밥 150g

무 매실식초 절임 5g

열량 **670**kcal
단백질 **25.8g**
염분 **2.5g**

고등어 겨자튀김

❶ **전날 밤:** 고등어는 한 입 크기로 썰고 A에 버무려 냉장고에 둔다.

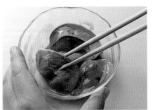

❷ **다음 날 아침:** 튀김옷의 재료를 섞어 고등어에 묻히고 중간 온도의 기름에 바싹 튀긴다.

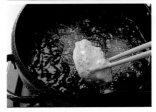

마 유부조림

❶ **전날 밤:** 유부는 저녁식사 때 손질해둔 것을 한 입 크기로 썰어 냉장고에 둔다.

❷ **다음 날 아침:** 마는 한 입 크기로 썰고 꼬투리완두콩은 반 자른다. 유부와 함께 기름에 볶다가 B를 넣어 5~6분간 조린다.

시금치 고추냉이무침

❶ **전날 밤:** 저녁식사를 준비할 때 손질해둔 시금치를 냉장고에 둔다.

❷ **다음 날 아침:** 시금치를 C로 버무린다.

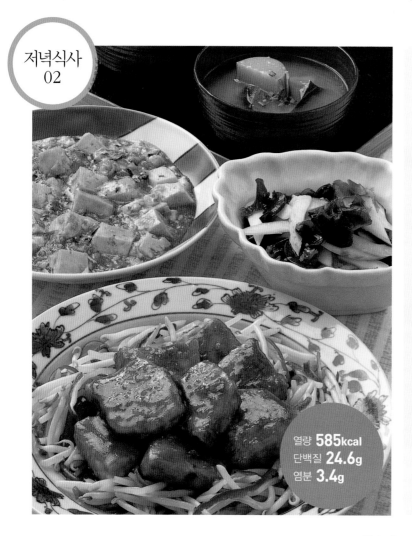

여러 가지 재료로 영양의 균형을 이루면서 기름지
지 않은 담백한 중화요리를 맛본다.

재료(2인분)

청새치 간장구이

청새치 1토막(120g), A(생강즙 조금, 녹말가루
$\frac{1}{2}$작은술), B(굴 기름 1작은술, 간장 · 청주 · 조
미술 1작은술씩), 숙주 120g, 청피망 · 홍피망
15g씩, 식용유 1큰술, C(산초가루 조금, 설탕
$\frac{1}{5}$작은술, 식초 $\frac{1}{2}$작은술)

표고버섯 마파두부

두부(부침용) 150g, 생표고버섯 다진 것 30g,
다진 파 10g, 다진 마늘 $\frac{1}{4}$톨 분량, 두반장 $\frac{1}{2}$
작은술, 식용유 $\frac{1}{2}$큰술, D(물 $\frac{1}{2}$컵, 고형 닭육수
$\frac{1}{4}$작은술, 미소된장 $\frac{1}{2}$작은술, 청주 1큰술, 간장
$\frac{1}{2}$큰술), 녹말물(녹말가루 1작은술, 물 2작은술)

셀러리 목이버섯 중화풍 샐러드

셀러리 40g, 오이 80g, 목이버섯 5장, E(식초 1
작은술, 간장 1작은술, 참기름 · 설탕 $\frac{1}{2}$작은술씩)

고구마 미소된장국

고구마 100g, 맛국물 1.5컵 조금 덜 되게, 미소
된장 $\frac{1}{2}$큰술, 실파 다진 것 조금

밥 240g

열량 **585kcal**
단백질 **24.6g**
염분 **3.4g**

청새치 간장구이

❶ 청새치는 물기를 닦고 한 입 크기보다 조금 크게 썰어
A로 버무린다. 피망은 가늘게 썬다.

❷ 달군 팬에 식용유 $\frac{1}{2}$큰술을 두르고 숙주와 ❶의 피망
을 볶는다. C로 간을 하고 접시에 담는다.

❸ 팬에 식용유 $\frac{1}{2}$큰술을 두르고 ❶의 청새치를 앞뒤로 노
릇하게 굽는다. B를 넣고 강한 불에서 버무려 ❷의 채
소 위에 올린다.

표고버섯 마파두부

❶ 두부는 체에 밭쳐 물기를 빼고 2cm 크기로 깍둑썰기
한다.

❷ 달군 중화팬에 식용유를 두르고 다진 파의 $\frac{1}{2}$분량, 마
늘, 두반장, 표고버섯을 차례대로 넣어 볶는다. D를 넣

고 끓으면 ❶의 두부를 넣는다. 녹말물을 넣어 걸쭉해
지면 남은 다진 파를 넣는다.

셀러리 목이버섯 중화풍 샐러드

❶ 셀러리는 얇게 어슷썰기 한다. 오이는 3㎜ 두께로 어슷
하게 썰고 다시 길이로 가늘게 썬다.

❷ 목이버섯은 물에 불린 후 딱딱한 부분을 잘라내고 끓는
물에 살짝 데친다.

❸ ❶과 ❷를 고루 섞어 E에 버무린다.

고구마 미소된장국

❶ 고구마는 1.5cm 두께로 반달 모양으로 썰어 물에 헹
군다.

❷ 냄비에 맛국물과 고구마를 넣고 뚜껑을 덮어 끓인다.
마지막에 된장을 풀어 넣고 실파 다진 것을 뿌린다.

저녁식사
02

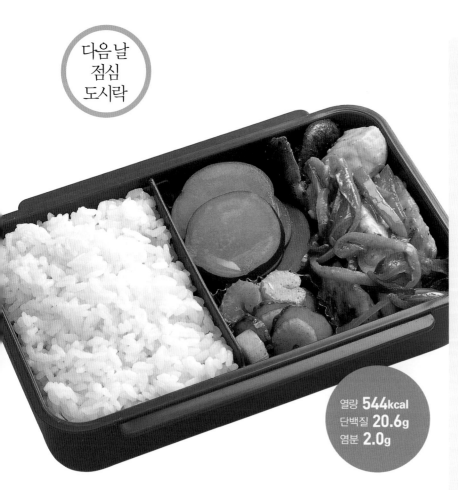

다음 날
점심
도시락

재료(1인분)

청새치 채소 와인조림

청새치 1토막(80g), A(소금 아주 조금, 후추 조금), 밀가루 1작은술, 청피망·홍피망 15g씩, 양파 30g, 올리브유 1$\frac{1}{2}$작은술, B(백포도주 2큰술, 고형 닭육수 $\frac{1}{6}$개, 소금 아주 조금, 후추 조금, 간장 아주 조금)

표고버섯구이

생표고버섯 2개, 올리브유 $\frac{1}{2}$작은술, 소금 아주 조금, 굵은 검은 후추 조금

고구마 오렌지주스 조림

고구마 50g, 오렌지 주스 $\frac{1}{4}$컵, 설탕 1작은술

셀러리 오이 카레 마리네이드

셀러리·오이 20g씩, C(저염 간장·식초·식용유 $\frac{1}{2}$작은술씩, 카레 가루 조금)

밥 120g

열량 **544kcal**
단백질 **20.6g**
염분 **2.0g**

청새치 채소 와인조림

❶ **전날 밤:** 청새치는 한 입 크기로 썰어 A를 뿌린다. 피망과 양파는 가늘게 썬다. 각각 랩에 싸거나 비닐 팩에 담아 냉장고에 둔다.

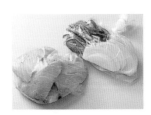

❷ **다음 날 아침:** 달군 팬에 식용유를 두르고 피망과 양파를 볶아 팬 한쪽으로 밀쳐 놓는다. 청새치에 밀가루를 묻혀 팬 한쪽에서 앞뒤로 굽는다. B를 넣고 뚜껑을 덮어 찌듯이 굽는다.

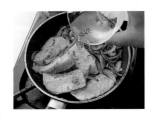

고구마 오렌지주스 조림

❶ **전날 밤:** 고구마는 둥글고 얇게 썰어 물에 헹군다. 물기를 빼고 냄비에 담아 오렌지주스, 설탕, 물 $\frac{1}{2}$컵을 넣어 조린다.

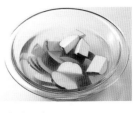

❷ **다음 날 아침:** 데워서 도시락에 담는다.

표고버섯구이

생표고버섯은 기름에 볶아 소금과 후추를 뿌린다.

셀러리 오이 카레 마리네이드

전날 밤에 셀러리와 오이를 송송 썰고 C에 재워 하룻밤 둔다.

꾸준한 '혈압 관리'로 합병증 없는 건강한 삶을 누린다

'혈압 오르는 소식' 중에 반가운 소식은 없다. '혈압 올라가게 만드는 말이나 행동'도 바람직하지 않기는 매한가지다. 혈압은 이제 '혈관벽에 작용하는 혈액의 압력'이란 본뜻보다 '분노'나 '흥분'을 비유적으로 표현할 때 쓰는 일상용어가 되어버렸다. 경제학자들도 흔히 인플레이션을 고혈압, 디플레이션을 저혈압에 비유한다고 한다.

혈압이 충분하지 않으면 혈액이 온몸을 순환할 수 없지만 기준치보다 높거나 낮으면 건강을 해치는 질병이 된다. 고혈압은 이미 국민병으로 자리를 잡았고 그 합병증은 우리나라 전체 사망 원인의 50% 이상을 차지하고 있다. 이 정도라면 혈압이란 말이 왜 일상적으로 쓰이는지 그 사정을 알 만하다. 사실 내 주변만 봐도 그렇다. 10년 넘게 혈압약을 복용하고 있는 가족만도 여럿이다. 그렇다고 유전이라는 굴레에 갇혀 두려움만 키우고 있을 수는 없다. 그보다 훨씬 더 두려운 고혈압 합병증이 찾아오기 전에 혈압을 올리는 잘못된 식습관과 생활습관을 고쳐야 한다.

그러려면 우선 고혈압에 대해 제대로 알아야 한다. 어설픈 지식은 막연한 불안감과 헛된 노력만 불러오기 때문이다. 그래서 이 책에서는 좀 더 효율적이고 적극적으로 혈압을 조절하고 관리할 수 있도록 고혈압의 원인과 증상, 고혈압의 치료 방법과 치료제의 올바른 사용법을 알려준다. 특히 고혈압의 대표적인 합병증에 대해 자세히 설명하고, 평소 주의해야 하는 점과 응급상황에 신속하고 효과적으로 대처하는 방법을 일러준다. 또 생활 속에서 고혈압 위험인자를 줄이거나 없앨 수 있는 구체적인 실천 요령도 소개한다.

고혈압 하면 배 나온 중년 아저씨들이나 노인들에게만 생길 것 같지만 요즘은 젊은 고혈압 환자도 많다. 보건복지부가 지정한 국민고혈압사업단의 인터넷 사이트에 어린이와 청소년을 위해 고혈압 정보를 쉽게 설명한 만화가 있는 걸 보더라도 어릴 적부터 고혈압 예방을 인식하고 바른 식습관과 생활습관을 갖는 것이 얼마나 중요한지 알 수 있다. 사실 한번 굳어진 입맛을 바꾸기란 여간 어렵지 않다. 음식이 아무리 푸짐하고 먹음직스러워도 싱거우면 더 이상 손이 가지 않는 것은 음식의 '간'이 곧 '맛'으로 통하기 때문이다. 혈압은 높은데 짠 맛에 길들여진 입맛을 고치기 어렵다면 이 책에서 소개하는 염분 섭취를 줄이는 다양한 요령과 저염식 레시피를 이용해보자. 맛은 살리고 염분만 줄인 담백한 음식들로 건강한 입맛을 되찾아 혈압을 낮추고 고혈압 합병증도 예방할 수 있다.

이 책에서 말했듯이 고혈압을 무턱대고 경계할 것이 아니라 적당히 어울리고 다스려가며 '혈압 관리'를 평생건강법의 하나로 삼는다면 치명적인 합병증 없이 활기차게 생활할 수 있을 것이다. 이 책의 내용을 날마다 실천하는 작은 노력이 모이면 내 몸 구석구석까지 산소와 영양을 보내주는 고마운 혈액의 세찬 물살과 파도가 가라앉아 '건강'이라는 '내 몸의 강 같은 평화'를 누리게 되지 않을까.

윤 혜 림

요리 찾아보기

옮긴이 _ **윤혜림**

서울대학교 건축학과를 졸업했다. 일본 교토대학에서 건축학 전공으로 공학석사 학위를 받고, 동 대학에서 건축환경공학 전공으로 공학박사 학위를 받았다. 한국표준과학연구원에서 일했고, 지금까지 전공과 관련하여 5권의 책을 내고 7권의 책을 옮겼다.

《간을 살리는 밥상》,《나에게 꼭~ 맞는 면역강화 밥상》,《암 환자를 살리는 항암 보양 식탁》,《콜레스테롤 낮추는 밥상》,《암도 막고 병도 막는 항산화 밥상》,《노화는 세포건조가 원인이다》,《내장지방을 연소하는 근육 만들기》,《근육 만들기》,《세로토닌 뇌 활성법》,《생활 속 독소배출법》,《생활 속 면역 강화법》,《부모가 높여주는 내 아이 면역력》,《면역력을 높이는 생활》,《나를 살리는 피, 늙게 하는 피, 위험한 피》,《마음을 즐겁게 하는 뇌》,《내 몸 안의 숨겨진 비밀, 해부학》,《내 아이에게 대물림되는 엄마의 독성》을 비롯한 건강서와 자기계발서《잠자기 전 5분》,《코핑》, 자녀교육서《엄마의 자격》 등을 번역했다.

좋은 책의 첫 번째 독자로서 누리는 기쁨에 감사하며, 번역을 통해 서로 다른 글을 잇는 다리를 놓아 저자의 지식과 마음을 독자에게 충실히 전달하려 한다.

혈압을 낮추는 밥상

개정판 1쇄 인쇄 │ 2018년 9월 15일
개정판 1쇄 발행 │ 2018년 9월 22일

지은이 │ 주부의벗사
감 수 │ 아타라시 케이치로 · 백태선 · 양현숙
옮긴이 │ 윤혜림
펴낸이 │ 강효림

편 집 │ 곽도경
디자인 │ 채지연
마케팅 │ 김용우

종 이 │ 화인페이퍼
인 쇄 │ 한영문화사

펴낸곳 │ 도서출판 전나무숲 檜林
출판등록 │ 1994년 7월 15일 · 제10-1008호
주 소 │ 03961 서울시 마포구 방울내로 75, 2층
전 화 │ 02-322-7128
팩 스 │ 02-325-0944
홈페이지 │ www.firforest.co.kr
이메일 │ forest@firforest.co.kr

ISBN │ 979-11-88544-13-4 (13510)

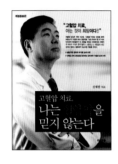

고혈압 치료, 나는 혈압약을 믿지 않는다
혈압을 강제적으로 낮추다 보면 오히려 합병증으로 고생한다!

고혈압 박사 선재광의 '혈압약&고혈압 치료의 진실'을 알리는 책. 혈압약의 종류와 작용 원리, 부작용을 상세히 설명했으며, 혈압약을 끊고 한의학 치료로 고혈압을 극복한 사례들이 다수 수록되어 있다. 이 책을 통해 혈압약의 위험성을 확실히 알고 '혈압약이면 모든 게 해결된다'는 맹신에서 벗어날 수 있다.

선재광 지음 | 352쪽 | 값 17,000원

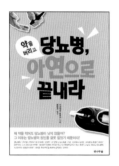

당뇨병, 약을 버리고 아연으로 끝내라
당뇨병과 인슐린 주사, 막연한 체중 감량으로는 결코 당뇨병을 치료할 수 없다!

당뇨병은 누구라도 언제든 걸릴 위험이 있는 질환이다. 당뇨의 원인을 분석하고 영양요법, 특히 아연이 당뇨병 치료에 왜, 어떻게 좋은지를 설명하고 완치환자들의 임상사례들을 제시한다. 또한 균형 있게 섭취해야 효과가 있는 미네랄과 비타민, 당뇨 환자들이 조심해야 할 영양소 등도 자세히 알려준다.

가사하라 도모코 지음 | 배영진 옮김 | 208쪽 | 13,000원

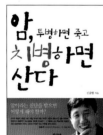

암, 투병하면 죽고 치병하면 산다
시행착오를 통해 탄생한 올바른 암 치병을 위한 로드맵!

저자는 암 진단을 받고 의사의 권유로 수술과 방사선 치료까지 마쳤으나 폐로 전이되고 결국 말기암 선고를 받았다. 그후 산골 마을에서 요양하면서 자신의 몸을 실험실 삼아 다양한 치료법들을 접해보고, 올바른 치료의 길을 모색해왔다. 이 과정에서 깨달은 암 극복의 올바른 시각과 방법, 암 치병을 위한 실천 과제를 담았다.

신갈렙 지음 | 332쪽 | 15,000원

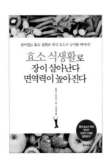

효소 식생활로 장이 살아난다 면역력이 높아진다
살아있는 효소 섭취로 체내 효소의 낭비를 막아라!

'체내 효소의 양은 정해져 있기 때문에 효소를 얼마나 보존하느냐가 건강을 좌우한다'고 강조하면서 나쁜 먹을거리와 오염된 환경, 올바르지 않은 식습관 때문에 갈수록 줄어드는 체내 효소를 어떻게 하면 온존하고 보충할 수 있는지를 상세히 알려준다. 장 건강을 위해 효소 식생활이 얼마나 중요한지 등 장과 면역력에 대해서도 알기 쉽게 설명한다.

츠루미 다카후미 지음 | 김희철 옮김 | 244쪽 | 값 14,000원

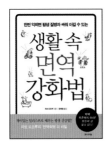

생활 속 면역 강화법
한 번 익히면 평생 질병과 싸워 이길 수 있다!

세계적인 면역학자 아보 도오루의 면역학 이론을 쉽게 풀어쓴 책. 어려운 의학 용어와 복잡한 원리를 일러스트로 쉽고 재미있게 설명하면서 생활 속에서 누구나 실천할 수 있는 면역력 강화법을 제시한다. 특히 '면역력을 높이는 10가지 방법'은 그간 아보 도오루가 제창해온 면역학 이론에서 '핵심 중의 핵심'이라는 평가를 받고 있다.

아보 도오루 지음 | 윤혜림 옮김 | 236쪽 | 값 14,000원

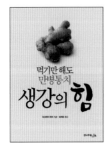

먹기만 해도 만병통치 생강의 힘
초간단 생강 활용법으로 병이 낫는다! 살이 빠진다! 아름다워진다!

현대에는 몸이 차가운 사람이 급증하고 있다. 가장 대표적인 증상이 두통, 어깨결림, 비만, 알레르기, 우울증 등이다. 이러한 증상들은 몸을 덥힘으로써 해소할 수 있는데, 가장 효과적인 것이 바로 생강이다. 생강의 유효 성분과 효능, 생강을 이용한 음식 레시피, 생강 덕분에 건강을 회복한 사람들의 체험담이 가득 실려 있다.

이시하라 유미 지음 | 성백희 옮김 | 192쪽 | 값 12,000원

전나무숲 건강편지 를
매일 아침, e-mail로 만나세요!

전나무숲 건강편지는 매일 아침 유익한 건강 정보를 담아 회원들의 이메일로
배달됩니다. 매일 아침 30초 투자로 하루의 신상 비타민을 톡톡히 챙기세요.
도서출판 전나무숲의 네이버 블로그에는 전나무숲 건강편지 전편이 차곡차곡
정리되어 있어 언제든 필요한 내용을 찾아볼 수 있습니다.

http://blog.naver.com/firforest

 '전나무숲 건강편지'를 메일로 받는 방법 forest@firforest.co.kr로 이름과 이메일 주소를
보내주세요. 다음 날부터 매일 아침 건강편지가 배달됩니다.

유익한 건강 정보,
이젠 쉽고 재미있게 읽으세요!

도서출판 전나무숲의 티스토리에서는 스토리텔링 방식으로 건강 정보를
제공합니다. 누구나 쉽고 재미있게 읽을 수 있도록 구성해, 읽다 보면 자연스럽게
소중한 건강 정보를 얻을 수 있습니다.

http://firforest.tistory.com

전나무숲 www.firforest.co.kr